# 尊厳死と刑法

Death with Dignity and Criminal Law

## 甲斐克則
Katsunori Kai

医事刑法研究第 2 巻
Medicine and Criminal Law Vol.2

成文堂

　　　　　は　し　が　き

　本書『尊厳死と刑法〔医事刑法研究第2巻〕』は，前著『安楽死と刑法〔医事刑法研究第1巻〕』(2003年・成文堂刊) の続編として，尊厳死の問題について私がこれまで約18年間に亘って書いてきた論文に若干の加筆・修正を施して (一部は書き下ろして) まとめたものである。尊厳死の問題は，刑法だけの問題ではなく，家族法等の他の法領域や生命倫理，さらには終末期医療等，様々な問題領域が錯綜する分野であることから，当初，書名を『尊厳死と刑法』とするには躊躇も覚えた。何よりも「尊厳死」という言葉自体，茫洋とした響きをあることを否定できない。しかし，この言葉は，医事法や生命倫理，さらには医学の領域でもある程度市民権を得てきたこともあり，「尊厳死」という言葉を用いても大きな問題はないと判断した。また，現時点での筆者の力量からして，刑法という窓からこの問題にアプローチするほかなく，限界を感じつつも，敢えて書名を『尊厳死と刑法』とした次第である。そして，実際上も，人工延命治療が著しく発達した今日，本書で取り上げた諸外国の例からも明らかなように，この問題は，実は，安楽死の問題以上に人々が直面しやすいものとなっている。

　まず，前著と同様，読者の便宜を図るため，本書の概要ないし趣旨について章毎に簡潔に述べておこう。各章の前後で若干の重複がある点は，予め了解していただきたい。

　序章「尊厳死の意義と問題の所在」は，「安楽死」との異同を含め，「尊厳死」の意義と問題の所在をできるかぎり明確にするため，これまでの研究を下に新たに簡潔に書き下ろしたものである。はじめて「尊厳死」の問題を学ぶ方は，是非とも序章から読んでいただきたい。

　第1章「人工延命措置の差控え・中断の問題について――アメリカの判例分析を契機として――」は，海上保安大学校在職当時，1985年から1987年に

かけてそこの紀要に6回にわたり連載したものであり，本書の中心となるものである。「尊厳死」という言葉がまだ十分定着していなかったこともあり，題目にはその言葉を用いなかったものの，「人間の尊厳」について自分なりに考えはじめた論稿である。海事刑法と同時に医事刑法を確立しようという意気に燃えていたが，駆け出しのころでもあり，また難題でもあったので，不安を抱えながら手探りで大変苦労して書いた記憶がある。アメリカのカレン・クィンラン事件判決をはじめとする多くの判例収集とその分析を行い，しかも死生観を根本まで掘り下げて刑法的観点から論じるという途方もないことを考えたが，目的を十分に果たしているとは言い難い。ただ，基本的視点は，本章における考察によって獲得できたように思われる。あまり目立たない紀要における連載ながら，この論文が現在まで多くの研究者に引用されているのは，ありがたいことである。時代的制約があるとはいえ，本書に収めることで，より多くの人々に読まれることになれば幸いである。今日と異なり，特に外国文献収集には苦労が多い時代であったが，その分，多くの研究者から様々な援助を受けるという幸運に恵まれた。とりわけ神戸大学の丸山英二教授（英米法・医事法）には，アメリカの最新の判例を中心に貴重な文献をいつも提供していただいた（それは，今日まで続いている）。これは，本当にありがたいことであった。また，唄孝一先生（当時は都立大学教授，現在は都立大学名誉教授）には，後述のように，研究内容を含め，研究開始当時から現在に至るまでいつも貴重なアドバイスを賜り，中山研一先生（当時は大阪市立大学教授，現在は京都大学および大阪市立大学名誉教授）と大谷實先生（当時は同志社大学教授，現在は同志社総長）にも，当時から現在に至るまでいつも激励していただいている。さらに，この論文が法律時報60巻13号（1988年）の「学界回顧」において小暮得雄教授・渡部保夫教授らに高く評価されたこと，上田健二教授が法律時報61巻2号（1989年）の「刑事法学の歩み」において詳細に取り上げて論評していただいたこと，宗岡嗣郎教授が私信ながら，この論文をできるだけ早くまとめて単行本として刊行するよう勧めて下さったことは（実際には今日まで延びてしまったが），医事刑法研究を進めるうえで自信になった。

第2章「アメリカ判例法における『尊厳死』論のさらなる展開」は，アメリカ法［1989―1］(1989年）およびアメリカ法［1989―2］(1990年）に掲載した2つのアメリカ判例（ブービア事件判決とブロフィー事件判決）の研究をまとめたものであり，第1章の続編ないし補足として本書に収めた。本章は，延命拒否と自殺との区別，さらには「代行判断」の射程範囲について具体例を通して検討を加えている。私は，日米法学会の会員ではないが，当時，東京大学で開催された同学会において報告の機会を与えられたことは，判例および立法を通じて現実問題に巧みに対応するアメリカ法の研究をするうえで大きな財産となっている。

第3章「末期医療と延命拒否――（西）ドイツおよびアメリカの事例を素材として――」は，ジュリスト945号（1989年）に掲載されたものであり，自己決定権の母国ともいうべきドイツとアメリカにおける具体例および理論を通して「尊厳死」ないし延命拒否の問題についてドイツ法とアメリカ法の比較法的研究を試みたものである。特に，「死ぬ権利」といったような大上段の議論に警鐘を鳴らしつつも，延命拒否と自殺との実質的区別を違法性段階で行うべきことを提唱している。幸いにしてこの論文は，多方面の方々から読まれ，引用していただいている。

第4章「ドイツ法における『尊厳死』論」は，ジュリスト1061号（1995年）の「特集・尊厳死」に掲載されたものであり，第3章で取り上げたドイツの判例・学説以後の「尊厳死」論の展開を詳細にフォローしたものである。医事刑法という観点からは，ドイツの議論に学ぶべき点がなお多い。前著『安楽死と刑法』の第2章「ドイツの『臨死介助』論にみる患者の自己決定権と医師の刑事責任」と併せて読んでいただければ，より理解しやすいと思われる。この「特集」執筆に際しては，唄孝一先生はもとより，当時のジュリスト編集長であった奥貫清氏（現・有斐閣雑誌編集部長）から格別のご配慮を賜った。奥貫氏には，それまでも，法学教室編集長時代から唄先生のご紹介で知り合って以来，様々な執筆の機会を与えていただいたばかりか，毎年のように日本刑法学会と日本医事法学会の際には必ずといってよいほどお会いして

激励やご助言を賜った。雑誌編集者の鏡のような方に早い時期に巡り会えたことは，いま思うと，貴重な財産である。この場をお借りして謝意を表したい。

　第5章「続・ドイツ法における『尊厳死』論——ケンプテン事件判決の検討——」は，第4章以後のドイツの議論動向をフォローすべく，広島法学20巻1号（1996年）に「人工栄養補給中止に関するドイツBGH刑事判決」と題してドイツのケンプテン事件判決について「資料」という形で概要を掲載したものに，改題のうえ大幅加筆を施してまとめたものである。本判決については，「資料」にとどまらず，是非とも本格的に分析・検討を加えたいと思っていただけに，本書にこういう形で収録できたことは，自分なりに納得がいくものである。とりわけ成年後見制度との関係で「尊厳死」の問題を真摯に議論しているドイツの現状を伝えることができたことは，今後の日本の議論展開おいても参考になるのではないかと考えている。

　最後に，終章「尊厳死問題の行方」は，必要な範囲でアメリカ，イギリスおよび日本の議論をフォローすべく書き下ろしたものであるが，本書の分量との関係で論じきれない部分もあり，不十分なものとなった。その意味で，本書は，前著『安楽死と刑法』と同様，完成したものではない。いずれ，安楽死の問題も尊厳死の問題も，ライフワークなるがゆえに，改めて別巻にてまとめ直したいと念じている。

　さて，『安楽死と刑法』と同様，本書も，広島大学大学院生で私の指導を受けている加藤摩耶，竹之下勝司，上原大祐，濱本千恵子の面々に旧稿をパソコン入力していただき，校正については，日山恵美さんに大変お世話になった。特記して謝意を表すると同時に，彼らの今後の研究の進展にも大いに期待したい。

　こうして「医事刑法研究第2巻」として一応完成した本書は，医事法の碩学であられる唄孝一先生から受けた学恩に負うところが大きい。唄先生と初めてお会いしたのは，1977年の11月に熊本で開催された第53回日本刑法学会においてであった。学会の共同研究のテーマが「医療と刑法」であったた

め，唄先生も出席しておられたので，唄先生と旧友であられる恩師の井上祐司先生のご紹介で面識を得て，とりわけカレン・クィンラン事件判決等を中心として，「尊厳死」（当時この言葉を使うことには唄先生は慎重であった）の問題についていろいろとご教示を得た。その熱意溢れる先生の学究としての態度に深く感銘したことを，昨日のことのように思い出す。唄先生も，現在でもしばしばこの初対面のときのことを思い出して話題にしていただいている。以来26年に亘り，医事法の研究面では，とりわけ本書に収録した第3章および第4章にあたるジュリスト特集号の論文執筆や法学教室での医事法関係の原稿執筆のお世話をいただいたほか，日本医事法学会の方でも，とりわけ1997年12月に國學院大学で開催された第27回大会の共同研究「臨床研究」のシンポジウムにおいて，準備段階も含め，様々なご教示を賜り，医事法へのさらなる関心と奥深さを教えていただいた（成果については，年報医事法学13参照）。そして，1998年から若輩の私が日本医事法学会の理事を務めることになって以来，理事会等での仕事をご一緒する機会も増え，唄先生は監事として今日に至るまでなお学会のお世話を真摯にされ，学問発展のためにご自分の研究以外にも多大のエネルギーを使ってこられたのだな，と私自身改めて実感する日々である。しかも，医事法ないし生命倫理関係の催しものにもなお元気に参加されるその謙虚な学究としてのご姿勢には，本当に頭が下がる思いである。また，私的にも，例えば，2001年の4月に芸予地震が広島で起きたときにはいち早く安否を気遣うファクスを送っていただいたり，2002年の2月から3月にかけて私が目の手術をしたときにも暖かい励ましのお便りをいただいたりした。このような次第で，直接の門下生ではない私を公私に亘り育てていただいた唄孝一先生に謹んで本書を捧げたいと思う。2002年の11月に千葉県の市川市であったある研究会の帰途，先生と2人で秋葉原まで同じ電車に乗ることになり，本書を献呈させていただく旨をお話ししたところ，大変喜んでいただいた。折しも先生は，本年，インフォームド・コンセントの法理をはじめとする医事法の長年のご研究に対して，文化功労者に選ばれた。また，来年3月には傘寿を迎えられる。わが事のように嬉しいかぎり

である。唄先生の医事法思想に端を発する水の流れは，本書の根底にも脈々と流れている。この流れを自分なりにさらに発展させることが，唄先生の学恩に報いることであることを改めて自覚したい。

なお，本書の完成を楽しみにしていた父が本年8月31日に突然亡くなった。晩年の8年間ほど人工透析治療に耐えつつも，父らしい尊厳に満ちた最期であった。唄先生も，いつも父のことを気にかけて下さっていた。このような事情もあり，父の霊前にも本書を献じたい。

先に成文堂から公刊した『海上交通犯罪の研究〔海事刑法研究第1巻〕』および『安楽死と刑法〔医事刑法研究第1巻〕』は，いずれも研究書でありながら刊行後数か月で増刷されるという幸運に恵まれた。また，前者については大塚裕史教授による書評（現代刑事法5巻1号）が，後者については町野朔教授による書評（法学教室275号）と佐久間修教授による書評（現代刑事法6巻1号）が寄せられた。いずれも私の研究の意義と課題を的確に指摘された丁重な書評であり，この場をお借りして感謝申し上げたい。いずれにせよ，専門書が幅広い層の読者に読まれることは，研究者として大変にありがたいことである。本書も，法律研究者や法実務家のみならず，生命倫理関係者，医療関係者，法科大学院生，学生，さらにはこの問題に関心のある一般の方々に広く読まれることを期待したい。

最後に，予定より大幅に遅れたにもかかわらず本書刊行に様々なご配慮を賜った成文堂の阿部耕一社長と本郷三好編集部次長に心より御礼申し上げる次第である。

　　2003年初冬　亡き父を偲びつつ

　　　　　　　　　　　　　　　　　　　　　　　甲　斐　克　則

【初出一覧】

序　章　「尊厳死の意義と問題の所在」　書き下ろし
第1章　「人工延命措置の差控え・中断の問題について——アメリカの判例分析を契機として——」海上保安大学校研究報告30巻2号(1985年)，31巻1号(1985年)，31巻2号(1986年)，32巻1号(1986年)，32巻2号(1986年)，33巻1号（1987年）
第2章　「アメリカ判例法における『尊厳死』論のさらなる展開」（2つの判例研究を改題のうえ加筆してまとめた。原題は「Elizabeth Bouvia v. Superior Court of the State of Carifornia for the County of Los Angeles, 225 Cal. Rptr. 297（1986）——精神能力十分な生来の重度脳性麻痺患者の治療拒否権が認められた事例」および「Patricia E. Brophy v. New England Sinai Hospital, Inc., 497 N. E. 2 d 626（1986）——人工栄養補給チューブが付けられた意識喪失状態患者に対して転院もしくは自宅に帰ることが認められた事例」）アメリカ法［1989—1］（1989年）およびアメリカ法［1989—2］（1990年）
第3章　「末期医療と延命拒否——（西）ドイツおよびアメリカの事例を素材として——」ジュリスト945号（1989年）
第4章　「ドイツ法における『尊厳死』論」ジュリスト1061号（1995年）
第5章　「続・ドイツ法における『尊厳死』論——ケンプテン事件判決の検討——」（改題のうえ大幅加筆。原題は「人工栄養補給中止に関するドイツBGH刑事判決」）広島法学20巻1号（1996年）
終　章　「尊厳死問題の行方」　書き下ろし

# 目　次

はしがき

序　章　尊厳死の意義と問題の所在 …………………………………………1

第1章　人工延命措置の差控え・中断の問題について
　　　　──アメリカの判例分析を契機として── ………………………7

　1　序 ………………………………………………………………………7
　2　アメリカの判例概観 …………………………………………………9
　3　アメリカの判例理論分析と刑法上の問題としての再把握 ………25
　4　解決の試み ……………………………………………………………71
　5　結　語 …………………………………………………………………128

第2章　アメリカ判例法における「尊厳死」論のさらなる展開
　　　　………………………………………………………………………177

　1　序 ………………………………………………………………………177
　2　意思決定能力ある患者からの人工栄養補給チューブ
　　　抜去を認めた事例（ブービア事件） ………………………………177
　3　人工栄養補給チューブ抜去を家族の判断で認めた事例
　　　（ブロフィー事件） ……………………………………………………186
　4　結　語 …………………………………………………………………195

第3章　末期医療と延命拒否
　　　　──（西）ドイツおよびアメリカの事例を素材として── ……199

　1　序 ………………………………………………………………………199
　2　（西）ドイツにおける判例の展開 …………………………………200
　3　アメリカにおける判例の展開 ………………………………………204
　4　結　語
　　　　──末期医療における延命拒否の意義と限界 …………………209

## 第4章　ドイツ法における「尊厳死」論 …………………213

1　序 …………………………………………………………213
2　ヴィティヒ事件判決の波紋と学説の対応 ……………214
3　「臨死介助法対案」とそれをめぐる議論
　　――「尊厳死」を中心に―― ………………………216
4　「対案」後の「尊厳死」論 ………………………………220
5　結　語 ……………………………………………………226

## 第5章　続・ドイツ法における「尊厳死」論
　　――ケンプテン事件判決の検討―― ………………233

1　序 …………………………………………………………233
2　事実の概要 ………………………………………………234
3　連邦通常裁判所判決 ……………………………………235
4　本判決の位置づけと若干の検討 ………………………245

## 終　章　尊厳死問題の行方 …………………………………261

1　序 …………………………………………………………261
2　アメリカの最近の動向 …………………………………261
3　イギリスの最近の動向 …………………………………264
4　日本の最近の動向――尊厳死問題の行方―― ………279
5　結　語 ……………………………………………………289

## 序　章

## 尊厳死の意義と問題の所在

**1　尊厳死の意義**　まず最初に，読者の便宜を図るために，本書の基本的スタンスを簡潔に示しておきたい。「尊厳死（death with dignity）」とは，新たな延命技術の開発により患者が医療の客体にされること（「死の管理化」）に抵抗すべく，人工延命治療を拒否し，医師が患者を死にゆくにまかせることを許容することである。「自然死（natural death）」ともいわれる。古くより人は，病気で死期が近づくと，家族，友人あるいは知人たちに看取られながら自宅で自然な形で死を迎えていたが，現在，病気であれ事故であれ大半の人が病院で死を迎えることが多くなった。しかも，本来ならば当然に死亡しているところを人工呼吸器などの高度の人工延命器具の使用により人工的に延命されつつ最期を迎えることもまれでなくなった。そこで，こうした傾向に対抗すべく，自己の生をどう生き，どのように最期を迎えるべきかについては，自らが決定してよいのではないか，という権利意識の高揚の中で，終末期医療においても患者の自己決定権の尊重が叫ばれはじめた。とはいえ，末期状態で意識がなかったり意思決定ができない場合には，自己決定権を行使できない。そこで，健常時にこうした場面を想定したうえで自己の意思表明をして，これを尊重してもらおうという運動が，尊厳死ないし自然死の主張の一環として，アメリカを中心にはじまり，1970年代中葉以降，裁判例や立法化を通じて一定の枠で承認されていったのである（本書第1章）。

　尊厳死の場合，一般的に，患者に意識ないし判断能力がなく（例外はある），本人の真意や肉体的苦痛の存否の確認が困難な点，そして，死期が切迫しているとはかぎらない点で，安楽死と決定的に異なる。また，刑法の出番も，

安楽死と比較すると少ないかもしれない。前著『安楽死と刑法』の序章の小項目で，安楽死については「安楽死と刑法」とし，尊厳死については「尊厳死と法」としたのは，そのような配慮からであった。尊厳死の場合，民事法（とりわけ親族法）と密接な関係が出てこざるをえない。しかし，そのことを配慮しつつも，本書では，やはり刑法的観点に重点が置かれていることを予め了解願いたい。いずれにせよ，安楽死も尊厳死も，「自分の最期をどう生きるか」，ということが本質的問題である。

2 **尊厳死の対象**　尊厳死の対象となる患者の病状は，いわゆる植物状態のほか，白血病，癌，腎不全等，様々であり，治療拒否の対象となるべき人工延命治療の内容も，典型例としての人工呼吸器の使用から，特殊化学療法，人工透析，栄養補給チューブの使用にまで広がっている。中には，栄養分の他に水分まで中止の対象としてよいとする見解もあるが，本人がこれらすべてについて明確に拒否していない以上，例えば「人工延命治療を打ち切ってくれ」とだけ言っていたような場合は，最低限のケアとして，水分だけは補給し続けるべきであると思われる。また，患者の意思が明確な場合と明確でない場合があるので，場合分けして論じる必要がある（本書第1章参照）。

3 **患者の意思が明確な場合**　まず，意思決定能力ある患者が人工呼吸器等の措置を最初から拒否する場合は，医師が患者の希望に即して治療を差し控えて，かりに患者が死亡しても，この行為（不作為）は適法といえる。患者の意思に基づいて死にゆくにまかせることは，消極的安楽死の場合と同様，治療拒否権＝自己決定権の正当な行使といえる。同じことは，すでに開始された人工延命治療を本人の希望で中断する場合にもあてはまる。なぜなら，同じ治療内容について，最初からの治療拒否を認める以上，すでに開始された人工延命治療の拒否を認めないのは，自己決定権尊重の趣旨からして論理一貫しないからである。作為説と不作為説の争いはあるものの，この場合も不作為と解して，患者の治療拒否により作為義務＝生命維持義務が解除され，正当化が導かれる。この場合，生命維持利益に明確に対抗する利益が存在するので，一般的な自殺権の承認とは異なる。

④ 患者の意思が明確でない場合　本人が事前に明確な意思表示をしていなかったり，それが完全に不明確な場合は，代行判断がどこまで許されるかが問題となる。代行判断にも幅がある。まず，患者が事前に明確に口頭または文書等（リビング・ウィルやアドヴァンス・ディレクティヴ）で延命拒否の意思表示をしていた場合，明白かつ説得力ある証拠がある以上，しかるべき代行決定者がそれを尊重して代行判断をしても，本人が直接拒否した場合と同様，正当化可能である。つぎに，患者が日常会話等で「私だったらたぶん延命拒否をするだろうな」などと一般的に述べていたにすぎない場合は，ある程度それに信頼を置くことができるが，それ自体は決定的ではなく，患者の生命保持の負担が生存利益よりも明らかに重いと判断される場合にのみかろうじて正当化可能である。これに対して，患者が事前に何ら意思表示をしていない場合は，近親者，医師，あるいは第三者が延命治療打切りを勝手に判断することは，正当化の枠を超える。せいぜい，個別状況により責任阻却が認められるにすぎない。

⑤ リビング・ウィルの意義と問題性　尊厳死の問題で重要な制度として，アメリカ等で採用されている「リビング・ウィル (living will)」がある。リビング・ウィルとは，一定の判断能力ある成人が，将来末期病状を迎えて判断能力がなくなったときに過剰な（あるいはheroicな）延命措置をとってほしくない旨を，いわば事前に治療拒否の宣言として一定の文書に託しておくものである。それは，「生者の意思」とか「尊厳死の生前遺書」と訳されることもあるが，最近ではカタカナ読みで「リビング・ウィル」と呼ばれることが多い。上述のように，アメリカにおける社会的背景の下で誕生したリビング・ウィル制度の動きは，ドイツやわが国にも影響を及ぼしている（ドイツにつき本書第4章および第5章，日本につき本書終章参照）。もし，リビング・ウィルに法的効力が認められれば，患者の意思に応じて患者を死にゆくにまかす医師は，民事上および刑事上の責任を問われないことになる。そこで問題は，リビング・ウィルに法的効力を認めるべきか，ということになる。

そもそもリビング・ウィルは，1969年にアメリカのルイス・カットナーが

提唱したものであり（*Luis Kutner*, Due Process of Euthanasia：The Living Will. A Proposal. 44 IND. L. J. 539, 550 (1969))，財産の遺言信託を末期医療の場面に類推適用しようとするものであった。そして，患者がいつでもその信託を取り消すことができる点に特徴がある。これは，1970年代になると支持を得はじめ，1976年3月31日にニュージャージー州シュプリーム・コートがカレン・クィンラン事件判決（In re Quinlan, 70 N. J. 10, 355 A. 2 d 647）でプライバシー権を基礎に人工呼吸器撤去を容認したのを契機に，急速にその法的効力を認める気運が高まり，ついに1976年9月30日にカリフォルニア州で世界初の「自然死法（Natural Death Act)」が誕生し，実質上リビング・ウィルが法律の中に取り込まれたのである（本書第1章参照)。他の州もこれに触発され，現在までに40以上の州で，自然死法，尊厳死法ないしリビング・ウィル法が成立している。しかし，その立法形式は，後述のように多様である（本書第1章参照)。

ところで，リビング・ウィルをめぐっては，なおいくつかの問題点がある。第1に，末期患者の病状およびこれに対する治療方法は多様であることから，カリフォルニア州法のように厳格な要件を規定すれば事実上かなりの患者が対象外となり，医師の裁量の幅も相当狭くなり，しかも法的手続が煩雑すぎると，逆に自己決定権の実効性さえ乏しくなる可能性もある。実際のところ，カリフォルニア州では，自然死法ができた後もその枠を超えて人工延命治療拒否を求める事件がいくつか発生し，裁判所で認められている（本書第2章および第3章参照)。第2に，アーカンソー州法のように医師の裁量権限を広く認めすぎると，医師による「濫用危険」ないし「すべりやすい坂道」の懸念が出てくる。また，とりわけ代理人に遺言書作成権限を認めること（例えばデラウェア州法）は，生命処分の「他者決定」に途を開く懸念がある。第3に，より根本的な問題として，リビング・ウィルの文書（指示書）作成段階での意思表明が実際の病床の場面でもなお信憑性を保持しうるか，という問題がある。カリフォルニア州法やオレゴン州法のように，2名の医師から末期状態であるとの診断を下されて後，指示書作成が可能となるまでに14日間の猶予期間が

ある場合，これはかなり信憑性のある意思表明といえよう。しかし，一度指示書が作成されると，5年間の有効期間があるが，これは長すぎる。取り消し条項があるとしても，患者の意思の流動性，無言のプレッシャーで取り消しにくいといった点も考慮する必要がある。とにかく，形式的に事前に文書で意思表明をさせておけば後は事務的に処理しうるというのであれば，それこそ「自己決定権の形骸化」といえよう。

　かくして，リビング・ウィルの安易な立法化は，問題解決に必ずしもなじまないように思われる。とはいえ，延命拒否の意思は，尊重されるべきである。したがって，結局，患者の事前の延命拒否の意思が「合理的疑念を超えた程度」に信憑性をもって確認できる場合には，書式に固執せずとも，現実の意思表明と同視してそれを尊重してよいのではなかろうか（see In re Eichner, 438 N. Y. S. 2 d 266 (1981)；In re Gardner, 534 A. 2 d 947 (1987)）。その意味で，クルーザン事件においてアメリカ連邦最高裁が1990年6月25日，このような趣旨を認める判決を下したことは意義深いといえよう（Cruzan v. Director, Missouri Dept. of Health, 110 S. Ct. 2841 (1990)）。これによって，患者本人の意思の「擬制」ともいうべき「代行判断」を安易に認める傾向に一定の歯止めをかけることができるであろう。そのかぎりで，リビング・ウィルは，重要な参考資料となる。いずれにせよ，問題解決に向けたこのようなアメリカの動向や後述のドイツの動向（ドイツについては本書第3章，第4章および第5章参照）は，わが国の議論においても大いに参考になると思われる。

6　**問題解決への展望**　なお，アメリカの『大統領委員会報告書』(1983年)は，末期医療における自己決定権の尊重を説きつつ，自然死法には消極的であったが，「永続的代理人指名法 (durable power of attorney statute)」には積極的であった。これは，インフォームド・コンセントを与える能力がなくなったときに自分の代わりにヘルスケアを決定する代理人を事前に指名しておく文書を作成することを認める法律であるが（例えば1984年1月1日施行のカリフォルニア州の Durable Power of Attorney for Health Care），こうなると，もはやリビング・ウィルの本来の枠さえはみ出るものであり，ますます問題点が多

くなるように思われる。しかし，高齢化社会の現実を直視すると，事態を放置できない状況になりつつあり，将来的には，このような場合も想定して，ドイツのように，成人についても身上監護権者（世話人）を指名できるような成年後見制度の拡充が望まれる（本書第4章，第5章参照）。

[**参考文献**]（50音順：筆者の論文で『安楽死と刑法』および本書所収のものは除外する）
石原　明『医療と法と生命倫理』（1997・日本評論社）
井田　良「安楽死と尊厳死」現代刑事法2巻7号（2000）81頁以下
上田健二『生命の刑法学』（2002・ミネルヴァ書房）
大谷　實『いのちの法律学［第3版］』（1999・悠々社）
甲斐克則『安楽死と刑法［医事刑法研究第1巻］』（2003・成文堂）
甲斐克則「リビング・ウィル」法学教室124号（1991）6頁以下
甲斐克則「医と法の対話④　尊厳死——法学の立場から——」法学教室131号（1991）64頁以下
加藤久雄『医事刑法入門〔改訂版〕』（1999・東京法令）
黒柳弥寿雄『尊厳死を考える』（1994・岩波書店）
齊藤誠二『刑法における生命の保護［3訂版］』（1992・多賀出版）
特集「尊厳死」ジュリスト1061号（1995）
塚本泰司『医療と法——臨床医のみた法規範——』（1999・尚学社）
中谷瑾子『続・21世紀につなぐ生命倫理と法』（2001・有斐閣）
中山研一『安楽死と尊厳死——その展開状況を追って——』（2000・成文堂）
中山研一＝石原　明『資料に見る尊厳死問題』（1993・日本評論社）
日本尊厳死協会編『尊厳死——充実した生を生きるために——』（1990・講談社）
唄　孝一『生命維持治療の法理と倫理』（1990・有斐閣）
町野　朔「法律問題としての『尊厳死』」森島昭夫＝加藤一郎編『医療と人権』（1984・有斐閣）
町野　朔「違法論としての安楽死・尊厳死——複合的な視点——」現代刑事法2巻6号（2000）37頁以下
町野　朔ほか編『安楽死・尊厳死・末期医療』（1997・信山社）
丸山英二「アメリカにおける生命維持治療拒否権」自由と正義40巻2号（1989）56頁以下
宮野　彬『安楽死から尊厳死へ』（1984・弘文堂）

# 第1章

## 人工延命措置の差控え・中断の問題について
——アメリカの判例分析を契機として——

## 1 序

⒈ 周知のように，生命と法に関する問題は，伝統的な自殺・安楽死問題，堕胎問題のほかに，脳死・臓器移植の問題，人工心肺装置ないし人工栄養補給チューブの使用あるいは特殊化学療法等による人工延命措置の差控え・中断の適否をめぐる問題，さらには人工授精，体外受精，遺伝子診断，遺伝子治療の問題等に見られるように，今日，きわめて多様な現象として，われわれに問題解決を迫っている[1]。人間自身が創り出した近代的な科学・医学技術の前に人間自身が苦悩しているというこの皮肉な現象は，ある意味で人間存在そのもののあり方を根本から問い直す契機ともいえる[2]。そこには，単なる法解釈論で解決するには余りある大問題が数多く横たわっているように思われる。医学，法学，哲学，宗教，倫理，経済学，医療のあり方を含めた社会政策等々，まさに全社会的問題に深く立ち入らなければ，真の問題解決はありえないであろう[3]。生命倫理の「高揚」で，議論は深まりつつあるが，現状では真の問題解決には，なおほど遠い。一方で本質問題を掘り下げると同時に，他方でわれわれが当面なしうることは，これらの問題が具体的当事者により解決を迫られたとき，法律問題としてそれをいかに把握し，いかなる解決可能性を呈示するか，である。

⒉ 先に挙げた諸問題のうち，とりわけ人工延命措置の差控え・中断の問題（いわゆる尊厳死の問題）は，安楽死問題とは形態を異にし[4]，最近ではわれわれ

が直面する可能性の高い問題となっている。第1に，今日の医療体制は，病状の急激な悪化，突発事故発生等の場合，救命のためにとりあえず患者を救急病院に移送し，必要とあれば集中治療室（ICU）で集中治療・濃厚治療が行われる仕組になっている[5]。交通事故多発現象等を考慮するとき，いつこうした事態に国民が巻き込まれるか，予断を許さない。第2に，医学の進歩と共に，高齢化社会はさらに続くであろう。そして，高齢者問題と医療問題とはますます密接不可分な関係となって顕在化してくるものと思われる[6]。第3に，現状においてさえ，いわゆる「植物状態患者」といわれる人々の数が相当数あり[7]，また，レスピレーターまたはベンチレーターと呼ばれる人工延命装置も，それに呼応して新型が次々と開発されている点も，すでに無視できない状況になってきている[8]。いずれにせよ，「よほど奇特な医者を知っていない限り，病人は病院でしか死ねなくなってきたのである。病院で死ぬことになって，日本人の死は一変した。死は管理されることになった[9]」，といえる。

3　人工延命措置の差控え・中断の事案は，わが国で実際に裁判として直接争われたことはない。もっぱらアメリカで「事前に法的判断を求める」形式で争われているにすぎない[10]。しかし，上記のような状況を考慮した場合，生命という重要な法益に関する問題に刑法学の目を向けておくことは，生命と刑法の問題のあり方を根本的に問うにふさわしい契機になりうるものと思われる。

この問題についての刑法上の基本的考察は，すでに別途試みたことがある[11]。そこでは，極限状態にある生命に関して法益保護原則が論者によってどのような形で展開されているかを，法益論の側面から考察し，違法論における結果無価値論の立場からは法益（生命）ないし法益（生命）保護の相対化および治療義務の相対化を拒否すべきであるとの結論を導いた。しかし，事案の具体的解決策は積極的に展開されていない。そこで，本章では，それが机上の議論に終わらないために，まず，アメリカの判例の概観を通じて，いかなる状況下で具体的問題が生じており，いかなる人々がそれに関係しているか

を把握し，つぎに，一連の判例理論の分析を行い，そこから刑法理論上の問題設定の枠組みを抽出し，そして最後に，刑法理論上の考察を通して解決策の方向性を呈示しようと思う。

## 2　アメリカの判例概観

[1] (1) 総　説　　アメリカでは，かの有名なカレン・クィンラン事件以後，類似の事件が相次いで法廷で争われた。それらについては，わが国でもいくつかの紹介・分析がなされている[12]。そこで本章では，先学の研究成果を踏まえて，必要最小限度で代表的な当該判例を概観する。その際，まず，リーディングケースともいうべきカレン・クィンラン事件とサイケヴィッチ事件を取り上げ，事案の原型を確認しておく必要がある。そして，理論的にも両事件が後の事件の理論構成に多大な影響を与えていることを念頭に置く必要がある。

[2] (2) 先例としてのカレン・クィンラン事件とサイケヴィッチ事件　　まず，カレン・クィンラン事件である。1975年4月15日に友人宅で薬物により意識喪失状態になったカレン・クィンラン（当時21歳）は，病院に運ばれたとき，呼吸が中断して酸欠状態に陥り，人工呼吸器（レスピレーター）に接続された。彼女は認識行動を示さず，高次の精神的諸機能は不可逆的に欠如していると診断され，識別機能回復の見込みも少なかったが，いかなる基準に照らしても死んではいなかった。そこで，彼女の養父であるジョセフ・クィンランが，彼女の自然死を承認するため身上後見人に自分を指定してくれるように訴えたのが本件である。

　第1審のニュージャージー州上位裁判所（シュピリア・コート）は，1975年11月10日，レスピレーター撤去の決定は医療上の決定であって司法的決定ではない，として，プライバシー権としての自己決定権およびその代行可能性を否定し，装置撤去が死に直結する以上許容しえないとの判決を下し，申立を却下した[13]。

これに対して、第2審の同州最高裁判所（シュプリーム・コート）は、翌1976年の3月31日、次の理由でジョセフ・クィンランの上訴を認める判決を下した。①レスピレーター撤去はカトリック教義に反しない。②プライバシー権は治療拒否権を含み、精神能力喪失者のために後見人がそれを代行しうる。③患者のプライバシー権と生命維持に関する州の利益とが対抗関係にあり、病状（予後の良・不良）により前者が優越することがある。④裁判所は、医師の基準・慣行等を尊重するが、独自に決定をなしうる。⑤レスピレーター撤去により死が発生しても、民事・刑事の責任を問われない。⑥レスピレーター撤去の決定は、病院の倫理委員会に委ねられるべきである。このようにして、同州最高裁判所は、事実上、レスピレーター撤去を許容したのである[14]。

3　これに対して、サイケヴィッチ事件の場合は、事情が若干異なる。ジョセフ・サイケヴィッチ（当時67歳）は、重度の精神障害者（知能指数10，精神年齢2歳8か月）で、50年以上も施設に収容されていたが、1976年4月19日、不治の病である急性骨髄芽球性白血病と診断された。利用可能な唯一の治療方法は、軽快率30～50％の化学療法であった。しかし、軽快しても、延命は2～3か月で、その化学療法には種々の副作用が伴うという。治療中、身体も著しく拘束される。もし治療を受けなければ、数週ないし数か月後に苦痛が少なくて死亡するという状況であった。そこで、施設の長であるW・E・ジョーンズは、4月26日、検認裁判所(Probate Court)にサイケヴィッチの後見人の任命を認めると同時に、彼の治療に関して必要な権限を有する訴訟のための後見人 (gurdian ad litem) の即時任命を求める申立をした。

　検認裁判所は、5月5日、訴訟のための後見人を任命し、彼が翌日、化学療法を施さないようにとの報告書を提出した。5月13日に審理が行われた結果、検認裁判所は、化学療法を肯定する要素（①化学療法による延命可能性、②このような場合、通常多くの人は、その副作用・失敗の危険にもかかわらず治療の方を選択するであろうこと）と、それを否定する要素（①年齢、②患者の協力の有無、③副作用、④低軽快率、⑤治療による苦痛惹起の確実性、⑥軽快後の生命の質）とを衡量し、後者に優越性を認めて、患者にいかなる治療も施さないように命じたのである。

その後，検認裁判所は，自己のこの結論を確認するため，マサチューセッツ州最高司法裁判所に，検認裁判所がこうした判断を下す管轄権限を有するか，本件の結論は正当であったか，という2つの質問状を提出した。これについて，最高司法裁判所は，7月9日に肯定的回答を出した後，翌年の11月28日にその理由を示した[15]（なお，患者は，1976年9月4日，白血病から気管支肺炎を患って死亡した）。①能力者・無能力者，いずれも延命治療拒否権を有することは，医療倫理および医学界の意見にも合致する。②それはインフォームド・コンセント（informed consent）の法理[16]（事情を十分に知らせたうえで同意を得なければ治療行為の法的責任を問われるという法理）とプライバシー権およびその代行判断（substituted judgment）の法理[17]によって根拠づけられる。③個人的利益たる患者の延命治療拒否権は，それに対抗する州の利益（(i)生命維持，(ii)罪のない第三者の利益擁護，(iii)自殺防止，(iv)医師集団の倫理的統合性の維持）に優越する。このようにして，「生来の精神無能力者の延命治療拒否権」が承認されたのである。

4　以上の2つの先例的判決は，詳細にみると数多くの相違点があり，それらが以後の判例に様々な形で影響を及ぼしている。したがって，ここで，重要な相違点を確認しておく必要がある。

　まず第1に，形態の相違である。カレン・クィンラン事件が，接続しているレスピレーターを遮断・中断するという形態であるのに対して，サイケヴィッチ事件は，特殊な化学療法を最初から差し控えるという形態である。基本的には，この2形態に呼応する形で，以後の事件も展開される。ただし，その中間形態として，人工透析治療のように断続的に行われている治療を中止する形態が存在する。本書では，考察の便宜上，サイケヴィッチ事件のように「最初から特殊治療を差し控える形態」を第1形態，カレン・クィンラン事件のように「継続中のレスピレーターを撤去する中断形態」を第2形態，後述のスプリング事件のように「継続している透析などの治療を中断する形態」を第3形態として扱うことにする[18]。

　第2に，患者自身が，サイケヴィッチ事件のように意識喪失状態ではない

が最初から精神無能力状態にあるのか，カレン・クィンラン事件のようにある時点を境に意識喪失状態ないし無能力状態になるのか，こういう点も結論に影響を及ぼすように思われる。両者を同列に論じることができるであろうか。

　第3に，延命拒否権の行使方法についてみると，カレン・クィンラン事件判決の場合，いわゆる「代行判断（substituted judgment）」の行使基準（カレン・クィンラン事件2審判決では，正確には「推定的判断」という語を用いている）は，同様の状況下なら社会の圧倒的多数がそう選択するであろうという，いわば客観的基準に焦点があてられた。患者自身，一般的日常会話の中で，このような状況下であれば自分も延命治療を拒否するであろう旨を述べていたというが，それが判決でどう現れているかは，把握しがたい。これに対して，サイケヴィッチ事件判決では，患者本人の主観的側面（欲求，必要性）を重視するという，いわば主観的基準に焦点があてられている。しかし，よく考えてみると，サイケヴィッチ事件判決は，真に主観的基準を採用しているとは思われない。患者自身が生来重度の精神障害者である点を考慮すると，主観的側面の尊重とはいえ，そこには「擬制」が入っているものと思われる。第2の点と関係した重要な問題点がここには潜んでいるのではなかろうか[19]。

　最後に，カレン・クィンラン事件判決では，レスピレーター撤去の決定が最終的に病院の倫理委員会に委ねられたのに対し，サイケヴィッチ事件判決では，延命治療実施の可否の決定を裁判所が独自になしうるとしている点に注意しなければならない。複雑なこの種の医療問題に司法的判断がどの程度介入しうるのか，この問題への解答の両極の典型が，ここに見られる[20]。

　以上の重要な相違点のほかに，両事件に共通の，患者のプライバシー権と州の生命維持利益との衡量図式，これらが以後の判決の中に様々な影響を及ぼし，それぞれにタペストリーを形成しているといえよう。このことを念頭に置き，先の分類形態に応じてカレン・クィンラン事件判決とサイケヴィッチ事件判決以後の判例をさらに概観しよう。

[5] (3) その後の判例概観　①第1形態　サイケヴィッチ事件以後，特殊

な治療を最初から差し控えるべきか否かということ(第1形態)をめぐって，2つの判決が対照的な結論を下している。ディナースタイン事件判決とマイヤーズ事件判決がそれである。

まず，ディナースタイン事件判決を取り上げてみよう。シャーリー・ディナースタイン(当時67歳)という女性が，1975年7月に不治の病であるアルツハイマー病と診断され，同年11月にナーシング・ホームに入所した。原因不明の初老性痴呆で脳組織は破壊され，脳機能は衰退し，濃厚なナーシング・ケアに依存している状態である。ところが，1978年2月に強い脳溢血発作に襲われ，左半身が麻痺し，いわゆる植物状態となった。死期を正確に予知することは困難だが，余命はせいぜい1年であり，その間，いつ循環呼吸が停止するかもしれないという状況であった。この状況で，主治医は，循環呼吸が停止した場合，レスピレーター等の蘇生措置を施すべきでないと勧告し，患者の息子(開業医)と娘(入院前患者と同居)がこれに賛同して，医師および病院と共同で，次のような宣言的救済を求めた。裁判所の認許がなくても医師が no-code order, すなわち，「急激に呼吸循環の停止があった時に，普通は病院の中で電話連絡がなされ，すぐチームを組んでその蘇生措置をとれるようになっているのであるが，この患者についてはその必要がない[21]」ということをカルテに記入してもよいか，もし，裁判所の認許が no-code order の効力の法的前提であるならば，その認許を求める，こういう趣旨の決定を裁判所に仰いだのである。

これに対して，マサチューセッツ州控訴裁判所は，1978年6月30日，このような決定は司法的に決定すべき問題ではなく，主治医が医プロフェッションの最高の伝統に即して決定すべきであるとし，事前の司法的承認を不要と宣言した[22]。

[6] ところが，いまひとつのマイヤーズ事件判決では，治療拒否権が否定された。それは，次のような事件である。ケネス・マイヤーズという24歳の未婚の若き受刑者が，刑務所内で慢性糸球体腎炎(chronic glomerulo-nephritis)と尿毒症(uremia)を患ったのであるが，透析治療を拒否したため，矯正局長

が透析治療を強制的に受けさせるための宣言的判決 (declaratory judgment) と暫定的な抑制命令 (tenmporary restraining order) とを申し立てた。これに対して，マサチューセッツ州上位裁判所は，被告の治療拒否が，彼の病気，透析治療の性質ないし効果等とほとんど関係なく，また宗教上の治療拒否とも無関係であり，かつ死の願望もない，むしろ透析治療の継続が刑務所内での自己の立場を不利にすることになるのを恐れた結果から出たものだと判断して，原告に，被告に対する強制治療権能を認めた。もし透析治療を受ければ通常の健康体で生きられる点，そして被告自身腎臓移植の志願者であった点も，治療拒否権を認めなかった背後にある。

　被告も一時的に治療に服したが，しばらくして再び治療拒否のおそれが出てきたので，局長は，改めて強制治療の認許を裁判所に求めた。同州最高司法裁判所も，1979年11月19日，基本的に上記判断を支持した[23]。ただ，治療拒否を認めなかった理由として，「侵襲の程度」は大きいにもかかわらず，サイケヴィッチ事件やディナースタイン事件と異なり，「回復の見込み」が多分にあったことのほかに，「刑務所の秩序維持」という観点が州の利益に組み込まれて利益衡量がなされている点に注意する必要がある。州の利益に多様なものが盛り込まれる危険性が，ここに見られる。

7　このように，第1形態においても，サイケヴィッチ事件が重度の精神障害者，ディナースタイン事件が難病による精神無能力者，そしてマイヤーズ事件がなお通常の精神状態にある者という具合に，それぞれ特殊事情がある。そして，サイケヴィッチ事件およびディナースタイン事件では，本人自身は意思決定無能力状態であるにもかかわらず治療拒否権が認められた（しかも「代行」という形で）のに対して，マイヤーズ事件では本人自身が治療を拒否しているにもかかわらず（受刑者という特殊事情があるにせよ），治療拒否権が否定されている。これをいったいどう解釈すべきであろうか。そこには，精神無能力者の末期医療については容易に第三者の判断で差し控えてよいという発想を垣間見ることができる。治療拒否権を憲法上のプライバシー権として位置づけるのならば，マイヤーズ事件のように本人自身の治療拒否（権）が何故に

認められないのか。「回復の可能性」や「刑務所の秩序維持」という基準だけでは，説明不十分なように思われるし，問題だと思われる。

　また，ディナースタイン事件判決に見られる no-code order の論理にも，大きな問題点がある。これは，次に述べるレスピレーター中断のような問題発生を防止するため，予め医師のカルテにレスピレーター等の延命措置を施さない旨を記入しておこうというものであるが，本人の明確な事前の同意なく，家族と医師ないし病院とで，このような重大な決定をなしうるであろうか。これは，医師の安易な治療放棄に途を開くことになるのではなかろうか。

　ここでは，一応以上の問題提起にとどめて，これらの問題点を意識しつつ，一度レスピレーターが用いられた場合に，その遮断が許されるのかという問題を含む第2形態に移ろう。

⑧　②第2形態　　カレン・クィンラン事件以後，レスピレーター撤去の許容性が争われた事件は，フロリダ州のパールマター事件，ニューヨーク州のアイヒナー事件，デラウェアー州のセバーンズ事件の3つを数える。

　まず，1978年9月，フロリダ州で起きたパールマター事件である。エイヴ・パールマター(当時73歳)は，1977年1月に，不治の病である筋萎縮性側索硬化症（別名ルー・ゲーリック病）と診断された。回復の見込みはなく，通常の生存の期待は，診断時点からわずか2年であった。実質上動くことはできず，また，レスピレーターなしで呼吸することはできないし，話しをするのも著しく困難であった。レスピレーターに頼っても，予後はほとんど期待できない。しかし，患者は，精神能力も法律上の能力もある。彼は，成人の家族の十分な承認を得て，自己の気管からレスピレーターが撤去されることを望んだ。内科医によれば，レスピレーターを撤去すれば，医学上の蓋然性として，1時間以内しか合理的な生は期待できない。患者自身十分にそのことを知っており，現に自らレスピレーターを撤去しようと試みたことがある（ただし，病院の職員が警報に驚いて再び接続した）。

　第1審のトライアル・ジャッジは，患者の嘆願に基づいて，患者は自己のプライバシー権を行使して病院（被告）にとどまってもよいし，立ち去っても

よい，または彼の身体に現在取り付けられているレスピレーターから解放されてよい，そして病院のスタッフは原告の決定を妨げてはならない，という判断を下した。

検察側の控訴に対して，フロリダ州控訴地区裁判所は，1978年9月13日，第1審の判断を肯定した[24]。その際，サイケヴィッチ事件判決において見られた州の利益((i)生命維持，(ii)第三者の利益擁護，(iii)自殺防止，(iv)医師集団の倫理的統合性の維持）と個人のプライバシー権（自己決定権）との利益衡量が行われ，後者に優越性を認めている。上告審である同州最高裁も，1980年1月17日に，第1審および第2審の判断を肯定した[25]。

⑨ 次いで，重要な事件がニューヨーク州で起きた。アイヒナー事件[26]である。66年間の修道士活動から引退した後もなお教会活動に従事していたチャールズ・フォックス（当時83歳）は，1979年10月1日，ヘルニアで入院したが，翌2日，手術完了直前に膊動・呼吸が停止し，いくつかの緊急処置を施され，膊動こそ取り戻したものの，その間の数分間の酸欠により脳に損傷を受けた。フォックスは，自発呼吸ができなくなり，昏睡状態に陥って，レスピレーターに接続された。そこで，フォックスを父と仰ぐ程親密な関係にあったアイヒナー神父が，患者の生前の延命拒否の意思を尊重してこれを実行すべく，ニューヨーク州精神衛生法78条1項に基づいて，レスピレーター撤去権能を有する保佐人として自分を任命してくれるようにと訴えた。

第1審のニューヨーク州高位裁判所スペシャルタームは，患者は医療措置を拒否するコモン・ロー上の権利を有し，また，無能力状態に陥る以前の彼の真摯な意思表明を尊重すべきだとし，もしフォックスに能力があればレスピレーター撤去を指示するであろうとの判断を下して，一定の条件の下でアイヒナー神父の主張を認めた[27]。ここで患者の明確な延命拒否の意思が尊重されたのは，フォックス自身，教団の公式の討論会でカレン・クィンラン事件に関するニュージャージー州教会の見解（レスピレーターの使用は「通常外の手段」となり，その撤去はローマ教皇の見解からも許容されるとする見解）に同調しており，自分がその立場に置かれた場合には「通常外の治療」をして欲しくない

旨を述べていたこと，そして，実際にも，彼自身入院の必要性を知ったとき（入院の2か月前)，この旨を再度繰り返していたこと，これらのことが決定的要因となっている。

　レスピレーター撤去は死に直結するという検察側の控訴に対し，第2審の同州高位裁判所上訴部第2部は，この問題の司法判断が可能だとしたうえで，延命拒否権を憲法上のプライバシー権(代行判断も可能)として位置づけ，その行使に関する利益が州の生命維持利益に優越するとして，レスピレーター撤去の具体的手順を示しつつ，神父側の主張を認めた[28]（なお，フォックスは，第2審判決直前に鬱血性心臓麻痺で死亡した)。

　さらに，1981年3月31日に上告審の判決が下され，同州最高裁は，原審を支持した[29]。その中で注目すべきは，第1に，患者の治療拒否権を必ずしも憲法上のプライバシー権として位置づけていないこと(むしろ第1審に近い)，第2に，本件の場合，フォックスの治療拒否権の意思表明は「明白で説得力のある証拠（clear and convincing evidence)」として重みを持っていると認定されたこと，である。特に第2の点は，患者の現実の意思表明と同等のものと解される。その意味では，本件の患者の延命拒否の意思は，カレン・クィンラン事件やサイケヴィッチ事件のような「擬制」とは異なる。

　⑩　これと前後して，1980年にデラウェアー州でセバーンズ事件が起きた。メアリー・R・セバーンズ（当時55歳）は，自動車運転中，事故に遭い，脳に重傷を受けて脳機能が著しく害されて昏睡状態に陥り，病院でレスピレーターに接続された。入院後，ある程度の身体機能回復(初歩的反射運動等)があり，昏睡状態も入院当初ほど深くなく，数時間であればレスピレーターなしで呼吸可能となった。しかし，完全に撤去して回復する保障はなく，意識喪失状態は依然として続いている。そこで，夫のウィリアム・H・セバーンズが，レスピレーターを撤去するため，自分を彼女の人格後見人に指定してくれるようにとの訴を衡平裁判所（Court of Chancery）に提起した。衡平裁判所は，レスピレーター撤去命令の権能の有無の意味を確認するため，同州最高裁に8つの質問状を提出した。

同州最高裁は，1980年9月23日，その中の2番目の質問，すなわち，衡平裁判所が，求められた救済を認めるための命令において，求められた救済のためのガイドラインを正当化し提供する法律がなければならないか，この質問だけを受理して，次のような判断を下した[30]。①衡平裁判所は，法令上，夫を妻の「人格の後見人」として指定する権能を有する。②人格の後見人を指定するための諸要件の輪郭を示す法令（the Guardianship Statute, 12 Del. C. § 3914）は，生命維持装置を撤去する権能を衡平裁判所に対して与えてもいないし，また，それを禁じてもいない。③夫は，後見人として，妻の憲法上の諸権利を請願する地位にあり，また，生命維持装置の撤去を認める命令を請求することもできる。④衡平裁判所は，もし証拠がそれを是認すれば，生命維持装置の撤去を許容する権能を有するであろう。⑤適切な救済を決定するには，証拠尋問が要求される。

このようにして，同州最高裁は，レスピレーター撤去を許容する可能性を肯定した。ただ，訴訟形態が，後見人の選任申立てであり，かつ衡平裁判所の権能についての確認（certification）にとどまっているため，実質審理はなされていない。とはいえ，夫が妻の代行をなしうることを認めている点で，なお注目に値するといえよう。

11 以上のように，第2形態も，カレン・クィンラン事件，アイヒナー事件，セバーンズ事件のように，患者が意識喪失状態の場合と，パールマター事件のように，意識がある状態の場合がある。レスピレーター撤去の問題は，必ずしも意識喪失状態の患者が対象というわけではないのである。しかも，患者の治療拒否の意思表明の側面をみると，セバーンズ事件のように，患者自身の治療拒否はなく夫がそれをいっさい代行する場合，カレン・クィンラン事件のように，健全な状態での一般的会話の中でかろうじて治療拒否の意思が読みとれる場合，アイヒナー事件のように，公開の討論においても入院直前の会話においても明確に患者が治療拒否を宣言している場合，そしてパールマター事件のように，レスピレーター接続の時点でなお意識があり，その本人が直接にそれ以上の延命治療を拒否している場合，という具合にそれぞ

れ段階がある。結論的にはいずれも治療拒否権が認められているが，そこに問題点はないであろうか。「代行」の問題と絡めて，後で検討を要する。いずれにせよ，レスピレーター撤去の問題においても，患者の病状に種々の段階があること，患者本人の意思の取扱いにも微妙な差があること，こういう側面を配慮すべきものと思われる。

　そして，何よりも第1形態と決定的に異なるのは，すでにレスピレーターという器械によって現存の生命が維持されており，それを遮断するという点である。カレン・クィンラン事件のように，しばらくの間はレスピレーターを取り外してもなお生存するケースもあるが，多くの場合，死に直結する。ここに解決困難な問題がある。このことは，継続的な延命治療を中断するという，次の第3形態にも妥当する。したがって，作為か不作為かという問題も，この点に関するかぎり，重要である。この点を意識したうえで，第3形態を概観しよう。

⑫　③ 第3形態　　この形態は，いわば，第1形態と第2形態の中間形態ともいえる。人工透析治療のように，継続的に治療が行われるので，毎回の治療が重みを持ってくる。この種の事案として争われたのが，マサチューセッツ州のスプリング事件とニューヨーク州のストウラー事件である。前者は人工透析，後者は輸血という具合に，治療方法は異なるが，同一形態としてここに取り上げることが許されるであろう。

　まず，スプリング事件[31]である。アール・N・スプリング（当時77歳）は，腎不全となり，透析治療を開始した。病状が悪化してからは週に3回，そして1回に5時間の透析を行うようになった。しかし，慢性の器質性脳症候群と不可逆の老人性痴呆により錯乱状態に陥り，妻子の分別さえできない状態になった。意識はある。機能的存在に回復することはないにせよ，透析治療を施せば数か月は生きられる。しかし，停止すれば死ぬことになる。治療を継続するか否かについて患者が意思表明した証拠はない。なお，透析処置には強い副作用があり，そのため，患者は看護婦を蹴ったり，透析に抵抗して針を抜くなどの崩壊的行為に出たという。そこで，55年間連れ添った妻のブ

ランチェと息子のロバートが,訴を提起した。

　1978年11月,ロバートは,父親の財産管理人に任命されることを求めた申請書を提出し,翌1979年の1月16日にその任命を受け,同月25日には父親の一時的保護者に任命された。同日,ロバートとブランチェは,患者に延命措置を施さないことの指示を求めた申請書を提出した。検認裁判官は,患者に対する訴訟上の後見人(相手方となる)を任命し,その後見人が2月12日に報告書を提出して審理がなされた。その結果,5月15日,一時的保護者は以後の生命伸長の医療措置を差し控えることができる旨の権限を有するとの判示がなされた(第1次命令)。訴訟上の後見人は,これに対して,控訴裁判所に不服申立請求をした。なお,この間に,検認裁判官は,前の第1次命令を無効にして,「患者の主治医は患者の妻と息子とともに透析処置の継続または終了に関する決定を行わなければならない」という第2次命令を下した。

　第2審のマサチューセッツ州控訴裁判所は,1979年12月21日,この第2次命令を肯定した[32]。その理由は,第1に,本件状況下では患者が透析の終了を願うであろうとの証拠が具備されていた。第2に,この場合,患者の治療拒否権行使(代行可能)の利益が生命保護に関する州の一般的利益に優越する,というものである。特に注意を要するのは,第1の点に関して,8つの事項が考慮されている点である。すなわち,「(1)彼はアクティヴでたくましく独立の生活を営んでいたという事実,(2)彼が肉体的依存と精神的無能力というあわれな状態におちこんだという事実,(3)いっそう痴呆化が進むだけで彼の心身には緩解が期待できないという事実,(4)透析治療は治療の頻度と永続性と不愉快な副作用という点で相当の犠牲を強要するという事実,(5)本人は治療の性質や目的を理解できず,その実施に協力をすることができず,それを信頼して甘受することはないという事実,(6)これまで本人と緊密な関係をもちつづけている妻子が,現在の状況では透析を継続しないことが彼の希望であろうと感じているという事実,(7)透析を行わないことが彼らの希望であるという事実,(8)これらの状況の中で主治医が透析の継続に反対を勧告しているという事実[33]」,以上8つの事項が,患者の治療拒否を推定せしめる要因になっ

ている。唄孝一教授も指摘されるように,「家族の役割」が重視されており,「家族の決定は,本人自身の決定」といえるほどである[34]。

　訴訟上の後見人の上告に対し,上告審の同州最高裁判所は,1980年1月10日,審理を行い,同月14日,「もし能力があれば,彼は延命治療を受けないであろう」という第1審および第2審の認定を肯定したが,サイケヴィッチ事件を考慮して,第2次命令(主治医と妻子に最終決定を委ねた命令)を誤りだと断定して,これを破棄し,検認裁判所に新たな命令を求めて差し戻した。5月13日にその理由が示された[35](なお,4月6日,患者は,動脈硬化症による心臓・呼吸不全で死亡した)。それによれば,まず,結論的に第1審および第2審の判断が肯定されるのは,サイケヴィッチ事件と同様,「代行判断」を採用した利益衡量論(患者のプライバシー権と州の利益との衡量)による。「もし能力があれば,彼は延命治療を受けないであろう」という「代行判断」が肯定される背景には,次の事情が働いている。すなわち,①妻子と患者との親密な信頼関係が存在する。②彼らは患者の最前の利益だけを念じていた。③彼らは患者の希望しそうな態度 (likely attitude) に関して最もよく事情に通じていた。④財政上の考慮が伴う証拠がなかった。このようにして,妻子の「代行判断」が本人の意思と同一視されている。つぎに,最終的決定を主治医および妻子に委ねてはならず司法的決定に委ねるべきだとするのは,明らかに同州のサイケヴィッチ事件の流れをくむものである。しかし,同州のディナースタイン事件控訴審では,医療上の決定を尊重する判決が下されており,サイケヴィッチ事件との矛盾が考えられるが,本件上告審は,そこに矛盾がない,と言う。ここに,なお不明確な点を残す。

[13] さて,最後に,アイヒナー事件と前後して起きた,ニューヨーク州のストウラー事件[36]を概観する。ジョン・ストウラー(当時52歳)は,知能指数が10～20,精神年齢18か月程度であり,5歳の時よりニューヨーク州の施設に収容されていた。ところが,1979年,施設の医師は,彼に血尿のあることを発見し,法律上の後見人である母親の同意を得て検査をしたところ,彼が膀胱癌に罹患していることが判明した。そこで,ロチェスターの病院で放射線

治療が開始され（母親が身上後見人として同意した），6週間後，一応軽快した。しかし，翌1980年の3月，再び血尿がみられ，止血不可能な状態で，しかも膀胱は著しく損傷していた。主治医は，癌末期であると診断した。死は不可避であった。そこで，同年5月，施設の医師は，患者への輸血の許可を母親に求め，彼女はそれに当初同意していた。ところが，母親は，6月19日に輸血の中止を求めた。これに対して，施設の長は，輸血をしなければ患者は数週間以内に死ぬかもしれないと主張し，精神衛生法33・03(b)(4)に基づき，輸血継続権限を求める訴訟を提起した。一方母親は，輸血禁止命令を求めて異議申立をし，当事者として検察官を指名した。裁判所は，訴訟のための後見人を任命するとともに，裁判終結まで暫定的な輸血継続命令を下した。なお，患者自身は，輸血を不愉快に感じ，血尿と血塊のため苦しんだ。もちろん，輸血の目的を理解することはできない。

　第1審のニューヨーク州高位裁判所は，1980年11月10日，輸血は苦痛ばかりを伴い治療効果をもたらさず，患者も抵抗していること，人は自己の身体に何がなされるべきかを決定する権利を有しており，無能力者の場合には代行可能であることを理由として，母親の代行判断（母親も息子の苦痛除去を望み，息子もそれを望んでいると母親は信じている）を尊重し，許可申請の方を却下し，母親の主張を認めた[37]。

　施設の長の控訴に対し，第2審の同州高位裁判所上訴部も，同年11月13日，無能力者の治療拒否権および母親の代行を認めて，第1審判決を肯定した[38]。

　ところが，施設の長の上告に対して，同州最高裁は，1981年3月31日，第1審および第2審の判決を破棄し，自判して，施設の長の訴を認めた[39]。すなわち，①患者は終生無能力状態にあり，治療行為に関する合理的決定能力がないので，別の諸原理によって解決されねばならない。②親または後見人は，幼児に代わって医療処置に同意する権限を有するが，たとえその意図が何であれ，幼児から救命措置の機会を奪うことはできない。親の治療拒否の決定が宗教上の信念のように憲法上の権利に基礎を置くとしても，パレンス・パ

トリエ（parens patriae—保護者としての国）としての州の利益に従わなければならない。③本件で患者の生命を脅かしているのは，治療不可能な膀胱癌と出血死である。輸血は癌を治療しえないが，死の危険を除くことはできるもので，いわば食物と類似したものである。確かに，患者は拒否的態度を示してはいたが，証拠上，輸血は過度の苦痛を伴うものではないし，また，輸血なしでは患者の精神的・身体的能力を日常レベルで維持することはできない（なお，この患者は判決直前に死亡した）。

このようにして，施設の長の輸血許可申請が認められたのである。本件は，施設で長い間生活している重度の精神障害者の事案であり，サイケヴィッチ事件ときわめて類似している。しかし，サイケヴィッチ事件では，施設の長が患者の延命治療の拒否を代行して訴えたのに対して，本件では，その逆であることが興味深い。

14 さて，ここでみた第3形態は，人工透析，輸血を定期的に行っていたのを中断することができるか，という形で争われたものであり，前述のように，第1形態と第2形態の中間形態である。1回毎の治療を断片的にみれば，第1形態と同じであるが，一連の治療の流れに沿ってみると，レスピレーターへの接続と同じく，第2形態にも属しうる。つまり，1回毎の治療によって生命が維持されているともいえるのである。スプリング事件では毎回の人工透析が，ストウラー事件では毎回の輸血が，患者の生命にとって大きな意味を持ってくる。したがって，まだそういう治療が開始されていない第1形態とは，やはり異なるものであるといえよう。また，敢えて第2形態と区別したのは，第2形態は，患者の身体に密接し継続してレスピレーターにより生命が維持されているのに対し，第3形態は，継続的に毎回治療が施されるという点でそれぞれの中断行為が作為形態か不作為形態かの問題が生じてくると思われるからである。生命維持という側面からみると同じであるので，両者を区別する実益はないようにも思えるが，刑法上の問題として考慮する際，区別する方が理解しやすいと思われる。

つぎに，スプリング事件とストウラー事件の理由づけの相違をみると，両

事件とも患者本人の明確な意思表示はない点，まったくの意識喪失状態ではない点で同じだが，スプリング事件では，家族の意見が患者本人の意思と同一視され，その「代行判断」が認められたのに対して，ストウラー事件では，第1審および第2審でこそ母親の「代行判断」が認められたものの，上告審では患者の生命を優先する結果となった。この相違は，重要な論点を提供していると思われる。これまでみてきた一連の判決の中では，マイヤーズ事件を除くと，他はすべて患者の治療拒否権を肯定しているのであるが（「代行判断」を肯定したものも含めて），ストウラー事件判決は，それに再考を促す役割を果たしているといえよう。本当にすべての治療拒否が認められるのか。この問題が重要性を帯びてくるのである。

15 **(4) 小　括**　以上の判例概観から，とりあえず次のことが指摘できる。第1に，延命治療の差控え・中断の形態は，治療方法，患者の病状，精神状態，関係者（家族や医師，その他の代理人等）などによって，多様でありうる。わが国の刑法学上の議論では，あまりにもカレン・クィンラン事件のような典型例だけが論じられてきたように思われる。これまでの判例概観により，さらなる具体的状況が議論の中に盛り込まれることが可能となるであろう。それによって，机上の議論からの脱皮も促進されるものと思われる。第2に，多くの判例理論の中にみられたように，プライバシー権としての治療拒否権（自己決定権）の行使が「代行」ないし「代行判断」という形で，意思決定無能力者にも認められる傾向にある。その問題性については，すでに若干の指摘をしてきたとおりであるが，それをさらに掘り下げる必要がある。これと関連して，第3に，ほとんどの判例が，何らかの形で，（たとえ擬制であれ）患者の意思を考慮している点に着目する必要がある。このことは，患者の意思をまったく無視することはできない，ということを意味する。したがって，患者の意思をどの程度考慮するか，また，いかにして考慮するか，これが重要な問題になってくる。

　以下において，これらの点を中心に，判例理論分析を通して問題点をさらに掘り下げて検討を加え，人工延命措置の差控え・中断の問題を刑法上の問

題として再把握する必要がある。

## 3 アメリカの判例理論分析と刑法上の問題としての再把握

[1] (1) **総 説**　さて，以上の判例概観から看取されるように，人工延命措置の差控え・中断の問題に関しては，アメリカ独自の理論構成がいくつかのパターンとして形成されつつある。ここでは，まず，その主要なものを取り上げて，内外の問題状況を意識しつつ，分析・検討の対象としなければならない[40]。

　第1に，根本問題として，医学的決定と司法的決定との関係を分析し，検討する必要がある。すなわち，医師の裁量ないし医と倫理と法との関係について，判例理論の動向を把握し，内外の具体的状況や理論状況をも加味して，理論的考察を行うことにする。これは，問題対処への基本姿勢を問われるものであり，慎重な考慮を要する。第2に，事案解決の理論的支柱ともなっている，延命拒否の法的根拠としての自己決定権と代行判断の法理について，根本的に検討しなければならない。なぜなら，いわゆる「死ぬ権利」論はこの議論から派生したものであり，後述のように，それは拡大傾向を示しており，重度の先天性障害児を「死なせる権利」の承認へと動きつつあるからである。「尊厳死」にせよ，「死ぬ権利」にせよ，あまりにも概念として大雑把すぎるように思われてならない。それは，むしろ，問題の真の所在を曖昧にする嫌いさえある。そして第3に，この点と関連して，プライバシー権(自己決定権)と州の生命維持利益との衡量図式を解明し，判例理論の中に看取される，生命の「量」と「質」の区別の問題性を考察する必要がある。なぜなら，一見巧妙なこの区別は，実は多くの問題点を含むように思われるからである。さらに第4に，判例理論と，最近のアメリカでの一連の立法化傾向との関係にも言及することにする。また，アメリカ大統領委員会の最近の報告書についても，必要な限度で触れることになるであろう。

　これらの点を分析・検討した後，各事案群を刑法上の問題として再把握し

2 (2) 判例理論分析　① 医学的決定（医師の裁量）と司法的決定との関係

　カレン・クィンラン事件第１審判決で、ミューア判事は、レスピレーター撤去の決定は医療上の決定であって司法的決定ではない、と述べた[41]。また、ディナースタイン事件判決も、上述のいわゆる no-code order の決定は司法的に決定すべき問題ではなく、主治医が医プロフェッションの最高の伝統に則して決定すべきであるとし、事前の司法的承認を不要と宣言した。これに対して、サイケヴィッチ事件判決は、延命治療実施の可否の決定を裁判所が独自になしうるとし、スプリング事件上告審判決も、これに沿って、最終的決定を主治医および妻子に委ねてはならず、司法的決定に委ねるべきだという判断を下した。先の判例概観から、われわれは、このような相対立する２つの基本的立場があることを確認できる。そもそも、医学的決定に対して、法はいかなる形で、また、いかなる範囲で介入することができるのか。逆に、医学的決定は医師の専権事項だから法は医師の裁量領域にいっさい介入すべきでない、というべきか。

　医師の裁量領域に法はいっさい介入すべきでないという立場を採れば、ディナースタイン事件判決のように、no-code order という重大な決定でさえ、医師の判断で（本件では家族の同意もあったが）直接なしうることになる。しかし、これを無条件で肯定するのは、問題である。例えば、社会保障を誇るイギリスでも、最近、オックスフォード市の公立チャーチル病院が、44歳のデレク・セイジという施設暮らしの男性の人工透析を、「彼は知恵遅れで精神分裂病〔当時の呼称〕。透析の基準に合わない」、すなわち「患者の命は透析に値しない」との理由で打ち切り、波紋を投じている[42]。患者は生命線を絶たれ、容態は悪化したが、施設の寮長から連絡を受けたイギリス腎臓病患者協会が治療費を全額負担して、ロンドンの私立病院に入院させ、ひとまずは急場を切り抜けたという。医師の裁量を全面的に容認すると、こうした事態が容易に生じる危険性がある。医師が人間の生命に差異を設ける権限は存在しない、といわねばならない。

また，患者の身体についても同様で，患者の意思を無視して身体の一部を根拠なく切断ないし摘出することは，医師の裁量の範囲を逸脱するものであり，許されないといわねばならない。周知のように，わが国では，民事事件ではあるが，1978年9月29日の札幌ロボトミー事件判決で，精神病患者の承諾を得ないロボトミー手術は医師の裁量を逸脱した違法なものだと判示した[43]。これは，正当な見解と思われる。他方，富士見産婦人科病院事件では，手術の必要のない子宮や卵巣が複数の女性から同意なく摘出されたにもかかわらず，「医師の裁量」という壁を崩せず，浦和地検は，1983年8月19日までに，告訴されていた傷害罪について不起訴処分にした[44]。これは，患者の側から見れば，大きな問題を残した事件といえよう。

今日の医師と患者との，いわば相互不信ともいうべき関係を考慮すると，「医師の裁量」を全面的に肯定することは，患者の人権侵害に対し黙認する結果になりかねない。アメリカでは，1983年10月12日，バーバー事件でカリフォルニア州高裁が，2年前に腹部手術中に呼吸障害を起こし脳機能が停止して植物人間となったクラレンス・ハーバート（当時54歳）という患者の生命維持装置を患者の同意を得て取り外した医師2人に対し，医師の裁量権を大幅に認め，「患者に回復の見込みがなければ医師にはそれ以上の治療義務はない」として，2人に無罪判決を言い渡した[45]。その中で，生命維持装置の役割を，「他の一般的治療法と同様，患者(の回復)の効果があるかどうかで判断すべきである」とし，「治療は単に(植物状態で)患者の延命を図るだけでなく，少しでも回復させるものでなければならず，医師は非効果的治療を続ける義務はない」との判断を示して，しかもその判断をするのは「資格のある医師であれば十分」である，と述べている点に注意しなければならない。基本的に，これは，先のイギリスのデレク・セイジ事件と同様，医師に生命の軽重の判断を委ねる結果になるであろう。それは，「裁量濫用」の危険性があるといわねばならない。

しかし，逆に，「医師の裁量」をいっさい認めず，裁判所がすべて独自の判断をなしうるというのも，事実を規範主義的解釈により変容せしめる危険が

あり，法的に患者の生命の軽重判断を許すという人権侵害(生存の価値なき生命の毀滅への途)の懸念がある。もっとも，サイケヴィッチ事件判決やスプリング事件上告審判決は，必ずしもそう言っているわけではない。むしろ，両事件とも，最終的な決定の場として法廷が選ばれた以上，この要請に答えるという意味合いが看取される[46]。しかし，これとても，すべての事項について裁判所が独自に判断をなしうるという意味であれば，やはり「司法の越権」の危惧が生じるであろう。

かくして，われわれは，医学的決定と司法的決定のいずれにも偏することなく，むしろその調和点ともいうべき基準を考えねばならない。しかし，これはいったい可能であろうか。

[3] この点について興味深い議論をしているのが，(西)ドイツのアルビン・エーザーである。以下，エーザーの議論を参照しつつ，考察を進めることにする。

エーザーによれば，死の限界領域を全面的に医師の自由裁量に委ねるなら，実際上，消極的臨死介助 (passive Sterbehilfe) の領域からの刑法の退却に等しくなる。(西)ドイツ基本法1条および2条の人間の尊厳と生命の保護の規定によれば，法秩序は人間の生命の自由な処分を許容していない。この趣旨を貫徹するには，医師の行為をも一定の基本命題の下に義務づけ，その遵守を監視する必要がある[47]。その則られるべき基準を設定するにあたっては，このような基準の機能を予め明確にしておく必要があるとして，エーザーは，3つの機能を考える[48]。第1は，濫用防止である。刑法は，善意の医師のみならず，治療権を濫用する医師をも予期していなければならない。第2は，医師への指針的機能である。実践では，様々な基準が不統一に採用されており[49]，この不統一は，治療委任からの逸脱を生ぜしめる危険がある。医師が，ある基準に則って行為することができ，それによって同僚との調和を図り，それが法秩序に合致すれば，医師自身の利益にもなる。第3に，患者にとっての信頼の安定化である。医師の判断が一定の基準に則っていること，そしてそれに反すれば一定の法的効果が生まれることを知れば，患者は，医師を信頼し，

自らをその手に委ねるであろう,と。

しかし,死の限界領域においてこのような基準を拘束的に立てることが法技術的に可能であろうか。ここでエーザーは,行政法でいう「行為裁量(Handlungsermessen)」と「判断裁量 (Beurteilungsermessen)」との区別を引き合いに出して議論を進める[50]。すなわち,「行為裁量」とは,それぞれの医師が自らその作為・不作為の内容と程度についての基準自体をも裁量で決定することである。生命に関して,行為裁量は許されない。これは,法的判断として客観的・規範的に決定されるべきである。なぜなら,このような形で生命を医師に委ねることについての基本法上の保護・保障は何ら存在しないからである。これに対して,「判断裁量」とは,規定の基準について,ある特定の事実がその基準に該当するかどうかの具体的判断においては個々の医師の判断に委ねられるべきものであり,法的判断になじまない,と。

エーザーの基準設定の意図は,医師の行為裁量を排除することであって,詳細なカズイスティックな規則のカタログを設けてそのひとつひとつを医師にチェックさせるということではない。医師の裁量は必要不可欠であって,ただ,裁量の濫用が消極的にコントロールされるだけである。その意味では,極端な場合以外は妥当な裁量となる。このエーザーの見解は,先のアメリカの判例の2つの傾向が内包する問題点を克服する,ひとつの指標になりうるように思われる。結局のところ,「裁量濫用」の排除という形でしか,法的判断を下しえないであろう。唄孝一教授が,「法によるチェックと法に対するチェック[51]」を主張されるのも,おそらくわれわれの方向と基本的に同じではないかと思われる。特に刑法の場合,このことは痛感される。他方,大谷實教授は,この種の事案について,「医倫理と関係者の良心にゆだねることこそ最善の策だといえようか」とされ,「医師の『死への介入』に対し,一定の客観的基準を示すことは,立法であれ判決によってであれ,濫用の危険があり,生命の軽視につながるのであって,むしろ個々の事例において医師を含む関係者が,ぎりぎりのところで決断する形にするのが好ましいともいえる[52]」と言われる。すなわち,「法的判断」による「濫用の危険」の方を懸念される。

しかし，それは，医学の現状を容認しすぎる一面的な見方のように思われる。やはり，「法によるチェックと法に対するチェック」の両方が必要だというべきである。

だがしかし，問題は，最終的に何をもって「裁量濫用」と断言しうるか，である。刑法の謙抑性からも，これが問題となる。刑法との関係では，少なくとも「法益の侵害・危殆化」が，重要なメルクマールになる。前述のイギリスの透析患者の例や，わが国の富士見産婦人科病院事件では，前者が生命という法益の危殆化，後者が身体の完全性という法益の侵害をそれぞれ侵しているものと考えられ，いずれも「裁量濫用」というべきである。また，札幌ロボトミー事件なども後者と同様に考えられる。近年，全国の大学病院において，体外受精や臓器移植など先端医療に伴う医の倫理を審議する「倫理委員会[53]」が，ヘルシンキ宣言[54]を意識して設置されつつあることは，それ自体，エーザーの言う「判断裁量」尊重という側面からみて好ましいことかもしれないが，そこに「国民の眼」が入り込む余地を考える必要があると思われるし，法は，その裁量濫用に対して絶えず患者の立場からそれを監視する必要がある。なぜなら，「医の倫理[55]」は，まさに国民・患者自身のものでなければならないからである。国民主権原理は，医療の場でも貫徹されねばならない。科学・医学の進歩が人権と関係するかぎり[56]，国民的合意ないし社会的合意がつねにその基本に置かれるべきである。

このような基本的視点に立脚して，事案を考察していくと，「裁量濫用」，すなわち「法益の侵害・危殆化」を判断するためのメルクマールとして，当然ながら，「患者の意思」が重要なウエイトを持ってくる。カレン・クィンラン事件第2審判決は，一方で裁判所の独自な決定を容認しつつ，他方で医学上の慣行や基準を尊重すべきだとし，最終的にはレスピレーター撤去の決定を病院の倫理委員会に委ねたが，こうした複雑な手順を踏んだのは，やはり裁量濫用という非難を免れるための苦心の理論構成であったように思われる。そして何よりも，患者が意識を喪失していたという状況下で，なおかつ患者の意思を何らかの形で考慮しようとして，「同様の状況下なら社会の圧倒

的多数がそう選択するであろう」という形で，プライバシー権としての自己決定権の推定を行い，それを親が代わりに行使するという理論構成を採ったのである。そして，サイケヴィッチ事件判決では，意思決定能力の十分でない患者に対して患者の本人の主観的側面を重視するという名目で，代行判断の法理が採用された。以後の判例も，多分にその影響を受けている。そこに問題はないか。以下，その分析を試みよう。

[4] ② 延命拒否の法的根拠としての自己決定権と代行判断の法理　　(i) 先のアメリカの判例概観からも明らかなように，大部分の判例が自己決定権としての治療拒否権を認めている。もっとも，その性格については，例えばアイヒナー事件では，控訴審こそ自己決定権＝治療拒否権を憲法上のプライバシー権として位置づけているが，第1審および上告審は，むしろそれをコモン・ロー上の権利として位置づけている。しかし，この区別については，本書では特に立ち入らないことにする。これに対して，ストゥラー事件上告審判決では，「生まれながらにして判断能力を欠く者につき，その者がどのような自己決定をなしたかを探ることは非現実的であるとの理由で，自己決定権を根拠とすることを否定し，………無能力者の後見人の権限および無能力者にとって何が最善の利益(best interests)かを判断する州の後見者＝パレンス・パトリエ(parens patriae)としての権限を根拠として，延命拒否の当否を判断しようと[57]」した。ここでは，パターナリズムが自己決定権の抑制原理として働いている。自己決定権は，そもそも，いかなる範囲で，いかなる形で貫徹されるものであろうか。あるいはそれは，無制限なものであろうか。

　周知のように，アメリカでは，1914年のシュレンドルフ事件 (Schloendorf v. Society of New York Hospital)[58]におけるカードゥゾゥ判決以来，成人の健康な精神を有する者は誰でも自己の身体への干渉を決定する権利を有することが判例法上承認されており，その後も輸血問題や堕胎問題を通じて，自己決定権が憲法上のプライバシー権として定着しつつある[59]。この一連の流れが，人の生死についても自己決定権を承認しようとする動きとなって，先に概観した判例の中に現れているのである。その転機となった重要な判決が，

1973年のロー事件判決(Roe v. Wade)[60]である。本判決によって、堕胎に関する女性の自己決定権が憲法上のプライバシー権として承認された。その根拠は、合衆国憲法修正14条の個人の自由と州活動の制限に求められているが、このプライバシー権自身、やむにやまれぬ州の利益(compelling state interests)によって制約を受ける。すなわち、自己決定権は、懐胎期間に応じて他の利益と衡量され、例えば、胎児が母体外で生存可能になる段階では、胎児の生命保護という利益が女性の自己決定権(堕胎決定権)に優先するという[61]。この点についての詳細は、後で利益衡量図式を解明するときに再度検討することになるが、むしろここでは、判決が、女性の堕胎に関する自己決定権の内容として、「① 自己の身体の処分に関する自己決定権、② 自己の生き方に関する自己決定権、③ 自己の子供を持つか否かを決定する権利[62]」を挙げている点に注意しなければならない。自己の生命の処分については、その内容に盛り込まれていない。また、「胎児」は「人」ではないとされている。したがって、カレン・クィンラン事件第1審判決が、生命に関して、プライバシー権としての自己決定権およびその代行可能性を否定し、レスピレーター撤去が死に直結する以上許容しえないとの判決を下したのは、いわば当然の流れであったといえよう。

　この「枠」を乗り越えたのが、カレン・クィンラン事件第2審判決である。しかし、そこでも、いわゆる「死ぬ権利」という主張が正面から認められているわけではない。「プライバシー権は治療拒否権を含み、精神能力喪失者のために後見人がそれを代行しうる」という命題と「レスピレーター撤去により死が発生しても、民事・刑事の責任を問われない」という命題との結合が、いつの間にか「死ぬ権利」という名で定着しつつあることに注意しなければならない。こうした一般条項的呼称を定着させることは、拡大可能性を孕むだけに、危惧すべきことである。「死ぬ権利」が「死なせる権利」に移行する危険性があることは、多くの論者が指摘するところである。後述のように、現に、アメリカでは、重度の先天性障害児を「死なせる権利」を承認する傾向にある。そこで、この点をさらに掘り下げて検討する必要がある。

⑤ (ii) 確かに，思想としてみた場合，「自己決定権は権力に対するたたかいのなかで20世紀の市民が獲得した思想であ」り，「それは市民的自由の自律性の確認でもある[63]」。しかし，この考えは，すでに19世紀に，イギリスのJ・S・ミルが『自由論』の中で，他人に危害が及ばないかぎり，いかに他人からみて賢明でないと思われる場合でも本人の意思を尊重すべきである[64]，と説いている命題に通じるものがる。もちろん，ミルの当時の社会的・経済的・歴史的な時代状況と現代のそれとでは種々の相違があり，すべてを同一レベルで論じることはできないであろうが，この自律性の原理は，今日でも十分に尊重されなければならない。刑法における「被害者の承諾（同意）」の理論の根拠づけにおいて，「自己決定」という視点が重視されつつあるのも，この表れである[65]。(西)ドイツのアルトゥール・カウフマン，ミヒャエル・マルクス，そしてルドルフ・シュミットらは，これを徹底して，嘱託・同意殺人の不可罰性までも主張しているが，生命という法益の性格からして，そこまで主張するのは，すでに考察したように，妥当でない[66]。この点を一応措くとすれば，個人の自律的意思を犯罪の成否の視点に導入すること自体は，妥当な方向性を示すものといえよう。

　医療問題も例外ではない。「患者の自己決定権を無視する医療のあり方は，総じていえば，患者不在ということに他ならない[67]」。基本的には，「おろかなものも，おろかなりになっとくできる治療をもとめるのが，自己決定権である[68]」，といえる。そのためには，医師と患者とが，対等な関係に立って，相互に情報交換を行い，正確な事実認識に基づいて治療を行うか否かの決定をすべきである。これを実効性あらしめるのが，まさに「説明義務」や「インフォームド・コンセント（informed consent）の法理」にほかならない。ドイツでも，1894年の帝国大審院判決（RGSt. 25, 375）以来，治療行為において「同意原則」が判例上定着し，戦後も1957年の（西）ドイツ連邦通常裁判所判決（BGHSt. 11, 111）によって踏襲され，患者の自己決定権が憲法上保障されている[69]。すなわち，治療侵襲それ自体は，傷害罪の構成要件に該当し，患者の同意または推定的同意によってはじめて正当化される，という理論構成が採ら

れているのである。これは，基本的に妥当と思われる。わが国でも，最近，この見解が有力である[70]。しかし，同意と自己決定（権）との関係は必ずしも明確ではなく，自己決定（権）を意思決定の自由一般という具合に抽象的に把握する立場もなお有力であり（（西）ドイツでは多数説），これによれば，同意のない専断的治療行為は自己決定権の侵害として強要罪ないし監禁罪で処理されることになる[71]。ただ，学説としては，「社会的相当性の理論」や「許された危険の法理」を前面に出した，かつての「同意思想空洞化傾向[72]」には，歯止めがかかりつつあるといえよう。もっとも，わが国では，もっぱら民事事件において「同意原則」が定着しつつあるのが現状であり[73]，アメリカでも，患者の同意のない治療行為はassault and batteryとして民事上の不法行為を問われるのが通常であり[74]，大谷實教授も，専断的治療行為として医師が法上の制裁に服するのは民事責任が原則だとされる[75]。しかし，明確な「裁量濫用」，すなわち法益侵害・危殆化があった場合には，刑事責任を追求しても不都合とは思われない。

　かくして，自己決定権を尊重すべきことは確認できたが，わが国でその法的根拠を求めるとすれば，金澤文雄教授も主張されるように，やはり憲法13条の「個人の尊重」と「自由及び幸福追求の権利」にそれを求めるほかない[76]。その内実は，治療を受けるか否か，どの治療を受けるか，これは患者自身が決定する，ということに尽きる。「自己決定権」の行使が「医師の裁量」と衝突することも考慮する必要があるが[77]，基本的には，患者の意思を無視して治療を強行すれば傷害罪に問われうる，という理論構成を維持すべきである。その意味では，「自己決定権」は，「同意原則」の実効性を担保するものと解すべきである。

　ところが，一般的治療行為と異なり，生の極限状況下の治療では，絶えず生命に危険が及ぶ可能性が高いので，問題はより複雑になる。患者の治療拒否が死に直結したり，あるいはその蓋然性がきわめて高い場合，つねに患者の意思を尊重してよいのか，それは，自殺・自殺幇助，あるいは嘱託・同意殺人とどう関係するのか，こういう問題が生じるからである[78]。患者の自己決

定権は，どこまで貫徹できるのであろうか。一般的・抽象的な形で自己決定権を全面的に肯定すれば，自殺も「権利」ということになる。また，自殺関与，場合によっては，嘱託・同意殺人さえも不可罰となりうる。しかし，その問題性は，すでに別途指摘したとおりである[79]。生命についての一般的な処分権を認めることはできない(刑法202条)。ところが，この議論をそのまま治療行為の領域に持ち込むと，およそ死の危険ないし蓋然性，ましてや死の結果発生が確実な患者の治療拒否の意思は，尊重されないことになる。しかし，町野朔教授も言われるように，「患者の現実的な拒絶意思は，治療行為の合法性の絶対的な限界，『柵』である。患者の自己決定権の刑法上の意義は，まず第一義的にこのような患者の治療拒絶権にある[80]」。だとすれば，治療拒否の結果が死に通じても，許容されなければならないことになる。町野教授は，それゆえに，病者の意思＝自己決定を刑法37条1項の緊急避難の法理に取り込んで，例えば安楽死問題（積極的・殺害型安楽死にも間接的・治療型安楽死にも）においても，利益衡量の選択主体によって正当化判断をされようとするのである[81]。これに対して，福田雅章教授は，個人主義的倫理を基調にした人道的合理主義の立場から，人権論としての自己決定権を前面に出して，殺害による苦痛除去の場合（積極的・殺害型安楽死）にもその正当化を主張される[82]。「治療行為」という枠を超えて，なお病者に自己決定権を認めようとされるのである。その問題性については，すでに指摘した[83]が，その後，福田教授からの入念な再批判もなされているので[84]，その検討も含め，これ以上の詳細な理論的検討は，後に必要な限度で行うことにする。ただ，「治療拒否権」が「自己決定権」の中心であるとすれば，「治療行為」という場を離れて，一般的な形で病者の自己決定権を認めることは，「病者が死を欲したならば殺してもよい」という一般的命題に接近する危険性があり，やはり問題であるように思われる[85]。

6 (iii) 以上の基本的問題点を踏まえて，再びアメリカの判例理論にみられる自己決定権の内実を考察しよう。

まず言えることは，一般的な「死ぬ権利」論を展開しているわけではない，

ということである。本章で取り上げた判例のうち，患者が明確な治療拒否の意思表明をしていたのは，第1形態のマイヤーズ事件，第2形態のパールマター事件，アイヒナー事件(ただし，レスピレーター接続当時は意識喪失状態であり，手術直前の意思からそう判断された)であるが，治療方法がレスピレーターによるものであった後二者については治療拒否権が認められたのに対し，透析治療に関するマイヤーズ事件については，「回復の見込み」が多分にあったことのほかに，「刑務所の秩序維持」という制限枠(対抗利益)により，治療拒否権が認められなかった。

　最近も，生まれつき重度の脳性小児麻痺のために車椅子の生活を強いられているカリフォルニア州のエリザベス・ブービアという女性(26歳)が，餓死を目指して病院の食事を拒否し，「自殺権」を求めて訴えていた裁判で，同州高裁は，1983年12月16日，この女性の訴えを却下し，病院は生命を救うために強制的に食事をとらせることができる，との判決を下した[86]。すなわち，「原告には自らの生命を終わらせる権利が基本的にはある。しかし，生命を尊重する州社会の権利の方がより大きい」というのが，その理由である。

　これに対して，同じカリフォルニア州で起きた事件でも，肺癌など5つの病気に侵された末期症状のウィリアム・バートリングという患者(70歳)が，入院中の病院を相手取って，自分につながれていた生命維持装置の撤去を求めていた訴訟(バートリング事件)では，同州第2地区控訴裁判所は，1984年12月27日，患者本人の意思について，「(植物状態での)生よりも死を望んでいた」と認定し，「判断能力のある末期症状の成人患者が自らの意思で治療を拒否する権利は，憲法上保護されており，医師の治療義務や医療倫理に勝る。その患者の指示に従っても，医師は(刑事罰などから)免責される」との判断を下している[87]。なお，第1審では，バードリング氏の病気は末期であるが，死は差し迫っていないという理由から，治療の差止め請求を却下している。その中で，「病院側は，バートリング氏はその希望に迷いがあると主張した」点にも注意しなければならない。すなわち，「ビデオテープにおさめられたバートリング氏は機械をはずしたいということを示し，そうすれば死ぬであろうこと

も理解していることを示した。しかし，その一方で，生きたいかという問いにうなずいた」，というのである[88]。しかし，控訴審は，途中で患者が腎不全で死亡したとはいえ，第1審判決を覆して，患者の自己決定権を優先したのである。本件での自己決定権の内容は，機械に接続された治療を拒否するというものであって，ただ単に死にたいという内容ではない。むしろ，別の治療法があれば，患者はそちらを選んだかもしれない。だからこそ，「生きたいか」という問いにうなずいたと思われるのである。

　この新しい2つの事件は，意思表明の可能な患者の自己決定権に関するアメリカの判例の動向を占うものではなかろうか。すなわち，末期状態で回復（予後の見込みも含めて）の可能性がほとんどなく，しかも生命維持装置に接続された患者については，バートリング事件のようにその中断が死の結果を招来するとしても治療拒否権を認め，他方，回復の可能性ないし自律的生存の可能性がある患者については，必ずしも治療拒否権，ましてやブービア事件のように自殺権を認めない，こういう傾向にあるといえよう〔後の逆転傾向につき第2章参照〕。もちろん，必然的に「侵襲の程度」も大きい。マイヤーズ事件で治療拒否権が認められず，パールマター事件やアイヒナー事件でそれが認められたのも，こうした脈絡で解釈することができよう。ごく最近，ヴァージニア州で起きたチューン事件も，そのことを示している。すなわち，末期癌のため生命維持装置でなんとか生命を維持していたマーサ・チューンという女性（71歳）が，「尊厳ある死」を選びたいと訴え，同州裁判所は，1985年2月28日，これを認め，同日正午に生命維持装置が外され，患者は午後4時過ぎに死亡したという[89]。一連の流れからは，当然ともいえる判決であると解される。末期癌という病状，生命維持装置による治療（侵襲の大きさ），こういう条件が患者の治療拒絶権の承認に働いていることは明らかである。

　もっとも，こうした治療拒否権が，生命維持装置以外の治療でどの程度考慮の余地があるか，これは微妙な問題である。1982年10月22日，ニューヨーク州で起きたピーター・シンク事件判決[90]は，このことを考えさせる。患者（41歳）は，4年間腎臓を患い，1日おきに人工透析治療を受けてきたが，糖尿病

を併発し，両目の視力を失い，両足も切断された。この前の週に治療を拒否する書面を病院に提出したが，受け入れられないため，弁護士を通じて裁判所に「死への選択」を訴えた。患者は，同月17日から意識喪失状態になったが，病院側，家族，精神分析医，聖職者らが証言して，同州最高裁のアーサー・スパット判事が，22日，「生への望みを持てない病状で，患者は正常な判断力のもとに，苦痛から逃れる道を選んだ」として訴えを認め，病院側に生命維持装置の停止を命じたのである。その結果，患者は，数時間後に死亡した。最終的には生命維持装置の停止という形であったが，患者自身は，それ以前の人工透析を拒否していたのである。しかし，侵襲の程度の大きさといい，予後の見込みのなさといい，これまでの事件とどの程度差異があるか，断言しがたい。ただ，患者が明確に人工透析治療を拒否していたのであるから，この治療拒否権を尊重して，意識喪失状態になる前に透析治療を中止して，死にゆくにまかせたとしても，問題はないと思われる。患者の治療拒否の意思が明確な場合には，治療の種類にそれほど拘泥する必要はない。

　以上のことが成人だけに限定されるか否かは，さらに困難な問題である。この問題のいわば典型例ともいうべき事件が，1978年1月10日，カリフォルニア州で起きている。白血病で苦しみ，死期を悟った7歳の少年（ブラジルの外交官クラウディオ・デ・ムーラ・カストロ夫婦の息子エドアルド）が，録音テープで死の願望を表明し，母親に生命維持装置の酸素ボンベのコックを閉じてもらい死亡した事件が，それである[91]。本件は，裁判にはなっていないが，少年であること以外（レスピレーター撤去とも若干異なるのだが），基本的には先の事案と類似している。一定の理解能力があるかぎり，治療拒否権＝自己決定権を認めるべきものと思われるが，その限界をいかにして画定するかは，難しい。詳細は後述するが，同じことは，精神障害者のように意思決定能力の十分でない患者の場合にもいえる。これは，「代行判断」とどのように関係するのか。意思決定能力のまったくない患者と同様に扱ってよいのか。こうした疑問が当然湧いてくる。以下，「代行判断」の法理を中心にこれらの点を分析・検討する必要がある。

3 アメリカの判例理論分析と刑法上の問題としての再把握  39

7 (iv) カレン・クィンラン事件第2審判決は、同様の状況下なら社会の圧倒的大多数がそう選択するであろうという、いわば客観的な「推定的判断」を用いた。生前の本人の、一般的会話の中での意思表明は、十分な証拠として採用されてはいない。これに対して、サイケヴィッチ事件判決では、「代行判断」の法理が正面に据えられ、患者本人が意思決定能力がない(意識喪失状態ではない点に注意！)にもかかわらず、患者本人の主観的側面(欲求、必要性)を重視するという建前がとられた。しかし、両事件とも、プライバシー権としての自己決定権を誰かが代行行使するという点では共通している。以後の判例をみると、サイケヴィッチ事件判決の影響が強い。特にスプリング事件では、患者が(精神状態が通常ではないにせよ)意識喪失状態ではないにもかかわらず、医師の勧告に従った家族の意見が患者本人の意思と同一視され、「代行判断」が認められた。また、ハーバート事件でも、一応「家族の同意」があったが、前述のように、医師の裁量権が大幅に認められているので、「代行判断」すら、それほど議論されていないように思われる。しかし、輸血拒否をめぐるストウラー事件では、サイケヴィッチ事件同様、精神能力の低い患者について、第1審および第2審こそ母親の「代行判断」を認めたものの、上告審判決は、前述のように、この法理を適用せず、パターナリズムの観点から患者の生命を優先した。上告審判決は、「輸血」というものの性格について再考を迫る判決である。

その後の判例で、治療の種類から「代行判断」を否定したものがある。すなわち、ニュージャージー州高裁は、1983年7月8日、不治の病(脳障害)に罹り食べ物を飲み込むことができない、しかも精神的にも判断力がない、クレア・コンロイという患者(84歳)から人工栄養補給のためのチューブを外すのは、殺人罪を構成し、医療の原則に反するとの判決を下した(ただし、患者は高裁での審理中に自然死したため、判決は実際的な効果を持たない[92])。本件は、唯一の親類が同州地裁に、患者にはカレン・クィンラン事件と同様の憲法上の権利があるとして、人工栄養補給チューブの抜去を求める訴えを起こしたものであり、同地裁は同年2月2日、原告の訴を認める判決を下している。これに

対して，高裁判決は，「昏睡状態でも，脳死でもなく，死期が近づいているわけでもなく，しかも生命維持装置で生命を保たれているわけでもない患者を，水もやらず，飢えさせて苦しみのうちに死なせるべきだとの第１審判決は誤っている」という判断を示し，さらに，生命維持装置の取外しの決定は，「脳死，回復しない昏睡，あるいは植物的状態で医療の継続がなんの医学的利益もないような，治療の見込みがなく死に至る病の患者」に限定すべきだ，と述べている。

「栄養補給の停止は正当化できない」との判断について考察するに，やはり基本看護ともいうべき「栄養補給」停止は，「代行判断」という形でプライバシー権としての自己決定権を「擬制的に」認めるには，一定の「枠組」を超えているとの配慮があったのではないかと解される。ブービア事件の「食事一般」の拒否やストゥラー事件の「輸血」拒否と同様，このコンロイ事件の「栄養補給」停止は，基本看護の部類に属するものと解される。コンロイ事件高裁判決が，少なくとも「代行判断」の無限定な使用に歯止めをかけたものであることは，重要である。なお，本件は上告され，ニュージャージー州最高裁は，後述のように，きわめて注目すべき論理を展開した[93]。

このように，「代行判断」の法理を分析するには，複雑な事情が錯綜している。これまでみてきた一連の判例の中で，この法理がいかなる位置を占めるかを明らかにするため，われわれが先に分類した第１形態から第３形態までの範疇と，患者の意思がいかなる状況にあるかという点を相互に組み合わせて，どのような結論になっているか，検討してみよう。患者の意思は，(a)患者に明確に意思決定能力がある事案，(b)患者に意識はあるが意思決定能力が十分でない事案，(c)患者が意識喪失状態にある事案，に分類することができる。また，第１形態は特殊な治療の最初からの差控え，第２形態はレスピレーター等の生命維持装置の撤去，第３形態は透析装置や輸血等の定期的治療の中止，である。これらを一応図式化すると，〔**別表１**〕のようになる。

この図式から，傾向として次のことが確認される。第１に，(a)の純粋な自己決定権に基づく治療拒否権は，レスピレーターによる治療に関するかぎり，

〔別表１〕

| 形態 | 意思 | 事件名 | 年齢 | 治療方法 | 治療拒否の肯否 |
|---|---|---|---|---|---|
| 第１形態 | (a) | マイヤーズ事件 | 24 | 人工透析 | 否 |
| | (b) | サイケヴィッチ事件 | 67 | 特殊化学療法 | 肯 |
| | (c) | ディナースタイン事件 | 67 | レスピレーター | 肯 |
| 第２形態 | (a) | パールマター事件 | 73 | レスピレーター | 肯 |
| | | バートリング事件 | 70 | レスピレーター | 肯 |
| | | チューン事件 | 71 | レスピレーター | 肯 |
| | (c) | クィンラン事件 | 21 | レスピレーター | 肯 |
| | | アイヒナー事件 | 83 | レスピレーター | 肯 |
| | | セバーンズ事件 | 55 | レスピレーター | 肯 |
| | | シンク事件 | 41 | レスピレーター | 肯 |
| | | ハーバート事件 | 54 | レスピレーター | 肯 |
| 第３形態 | (a) | ブービア事件 | 26 | 食事一般 | 否 |
| | (b) | スプリング事件 | 77 | 人工透析 | 肯 |
| | | ストウラー事件 | 52 | 輸血 | 否 |
| | | コンロイ事件 | 84 | 人工栄養補給 | 否→肯 |

本人の意思を尊重して肯定されているが、前述のように、マイヤーズ事件（人工透析治療の拒否）やブービア事件（食事の一般拒否）のように、回復可能性ないし自律的生存可能性がある場合には、否定され、自己決定権に歯止めがかけられている。

　第２に、「代行判断」が問題となる(b)の事案については、流動的である。第１形態のサイケヴィッチ事件では、特殊化学療法の拒否に関して、患者の後見人の「代行判断」が肯定されたが、第３形態では、人工透析治療に関するスプリング事件でこそ家族の意思によりこれが肯定されたものの、輸血に関するストウラー事件では、パターナリズムの観点から、最近親者たる母親の判断・主張さえ認められていない点に注意しなければならない（ただし第１審および第２審では肯定）。このことは、ストウラー事件上告審判決が、輸血と食事を

同じ性格のものとして把握している点，すなわち，これらは基本看護に属すると考えているのではないかと思われる点からして，少なくとも「代行判断」には適さないということを意味しているように思われる。特にこの(b)の事案は，患者の意思がまったく確認できないわけではないがゆえに，安易な「代行判断」には警戒を要する。とりわけスプリング事件では，「家族の意思」があまりにも前面に出過ぎ，患者本人の「生きる意思」の確認がルーズではなかったかと思われ，何か不明瞭な点が残されたような気がしてならない[94]。家族その他の人の価値判断をそのまま患者の意思に「擬制」して「代行判断」の法理を安易に適用することは，危険である。最近わが国で起きた輸血拒否の事件，すなわち，両親が宗教上の理由から，「生きたい」と欲する10歳のわが子(交通事故で両足骨折の重傷)の願望を無視して輸血を拒否し，医師もそれに従って輸血をせず，その子供が死亡した事件[95]は，必ずしも(b)の事案とはいえないが，両親の判断でさえ患者本人の意思を代弁するとはかぎらないことを示す1例である。また，何よりもこの問題は，重度の精神障害者の人権保障の問題[96]や，重度の先天性障害児を「死なせる権利」の問題[97]とも密接に関係することをつねに念頭におかねばならない。

　第3に，(c)の事案にも，基本的に同様のことがいえる。アイヒナー事件のように，手術直前までレスピレーターによる治療の拒否の意思表明をしていれば，それが「明白で説得力のある証拠」として認定されたように，代理行使されるとはいえ，(a)の事案同様，純粋の自己決定権の問題として考えることができる。シンク事件も，ほぼ同様に解することができる。カレン・クィンラン事件の場合[98]は，一般的日常会話における治療拒否の意思は証拠として十分でない，と判断された。他の事件は，それさえない。それゆえに，事態は深刻である。にもかかわらず，すべての事案がレスピレーターによる特別の治療のためか，結論的にはその撤去が肯定されている。ということは，もちろん，「家族の同意」の存在という事情もさることながら，主観的側面に焦点をあてるとされている擬制的な「代行判断」の法理の背後に，より実質的な背景があるのではないだろうか。それは，単に「特別な治療」という表

面的なものではなく，生命の「量」と「質」との巧妙な使い分け，そしてそれに基づいた利益衡量図式ではないだろうか。これを分析・検討せずしては，「代行判断」の真の評価は下しえないであろう。したがって，われわれは，つぎにこれを行わなければならない。

**8** ③ **生命の「量」と「質」の区別の問題性――利益衡量図式の解明** （i）カレン・クィンラン事件第2審判決において，ニュージャージー州最高裁は，次のような利益衡量図式を設定した。すなわち，「身体的侵襲(bodily invation)の程度が増し，予後がうすくなるにつれて，州の利益は反対に弱まり，個人のプライバシー権が増大する，とわれわれは考える。ついには，個人の権利が州の利益を圧倒する時点が来る[99]」，と。

この利益衡量図式の基本観念は，以後の判例にも大きな影響を及ぼしている。町野教授によれば，「この論理は，胎児の生命の保護について州の有する利益は胎児が成長するに従って大きくなり，胎児が母胎を離れても生存可能な段階（おおむね妊娠6ヶ月）に到達したときは，妊娠を中絶する母親のプライヴァシー権に優越する（中絶を処罰しても憲法違反とはならない）が，妊娠前期（おおむね3ヶ月）までは，胎児の生存可能性は小さいから，母親の中絶する権利が優越するというウェイド判決の論理をあてはめたものである。いいかえると，生存可能性が，生命の保護についての州の利益に影響を持つという命題を，人間の生命の始まりの段階のみならず，その終末にも妥当させたのである[100]」。前述のように[101]，ウェイド判決では，修正14条に基づいた女性の自己決定権＝堕胎決定権（① 自己の身体の処分に関する自己決定権，② 自己の生き方に関する自己決定権，③ 自己の子供をもつか否かを決定する権利）と，やむにやまれぬ州の利益（例えば胎児が母体外で生存可能になる段階での胎児の生命保護）とを比較衡量していたのであるが，カレン・クィンラン事件第2審判決の上記の衡量図式を契機として，一定の「枠」が乗り越えられていくことになる。例えば，アイヒナー事件第2審判決では，胎児の生命と末期状態の患者の生命とを比較しつつ，「胎児は，自然のコースをとるならば，完全に機能する人間に発展する潜在的人格である。それと著しい対照をなすのであるが，永続的植物的昏

睡にある末期患者は，大ていの場合は，すでに彼の人生を享受したものであり，今や，その最終の時において，その生存の継続は，通常外の生命維持技術に依存する。そのような場合の人たることに対する請求権 such claim to personhood は，たしかに，胎児のそれよりは，大きくない[102]」，と述べ，現実に人である患者の生命利益よりも，出生前の胎児の生命利益を重視しているのである。これは，まさに質的転換を意味するものといえよう。町野教授も指摘されるように，「ウェイド判決からクインラン判決へのプライヴァシー権の拡張は，回復の可能性が少なく，悲惨な状態の患者は，国家による保護が低下するという『生命の質』の考え方を包含するに至ったのである[103]」。

しかし，「州の利益」の中味は，そもそも何であろうか。カレン・クィンラン事件第2審判決では，この点が必ずしも明らかではない。サイケヴィッチ事件判決が，これに答える。

⑨ (ⅱ) 生来の重度精神障害者の患者を対象としたサイケヴィッチ事件判決は，「州の利益」の中味として，①生命維持，②罪のない第三者の利益擁護，③自殺防止，④医師集団の倫理的統合性の維持，を挙げる[104]。以後の判決は，ほとんどこの4項目について検討を加えており，したがって，ここでその内容を確認する必要がある。

中心は，①の「生命維持利益」である。そして，当然ながら，これが(本件ではこれのみが)最も重要なものとされる。「しかし，生命がやがて不可避的に消滅することが苦痛や病気から明白に看取される場合には，このような利益を承認することが問題解決になるとはかぎらない」として，生命延長における州の利益と，その延長の衝撃的な犠牲 (traumatic cost) を拒否する個人の権利との調和を説く。そして，苦痛が治癒可能な場合の人命救助と，「本件のように救命の可否ではなく，いつ，いかなる犠牲において，その生命が僅かばかりの間延長されうるかが問題である場合の州の利益」との間には，相当な相違がある，と論じるのである。かくして，州の生命維持利益と，不治の病の状況下での治療拒否権の承認とは矛盾せず，むしろ，「憲法上のプライバシー権は，生命の基本的構成要素としての個人の自由選択と自己決定の神聖

さのひとつの表現である」として,「このように観念された生命の価値は,治療拒否の決定によってではなく,能力ある人間に選択の権利を承認しないことによって減じられる」,と断言するのである[105]。

②の「罪のない第三者の利益擁護」は,「能力ある成人が,救命ないし延命治療の拒否を決定する結果生じうる,感情的・金銭的損失から,第三者,特に〔患者の〕未成年の子供を保護する利益」の擁護のことであり,それ自体重要であるが,本件では問題にならない,とする[106]。

③の「自殺防止」については,①とも関連があるように思われるが,脚注において,次のように述べるに止まる。すなわち,「能力ある成人が治療を拒否する場合,その行為は必ずしも自殺となるわけではない。なぜなら,(1)治療拒否により,患者は死のうという特定の意思を持っているとはかぎらないし,(2)かりにその意思を持っていても,死の原因が自然の諸原因によるかぎり,患者は,自己の死を惹起する意図をもって死を招来する作因を機能させたことにはならないからである。さらに,この領域の根底にある州の利益は,無分別な自己破壊の防止にある。われわれがここで考えているものは,死が不可避で,治療が治癒や生命維持のいかなる希望も与えられない場合に治療を拒否する,能力に裏付けられた理性的決断である。本件で問題となっている行為と,自殺を防止する州の利益との間には,いかなる関連も存在しない[107]」,と。

最後に,④の「医師集団の倫理的統合性の維持」について,つまり,患者の治療拒否と医療倫理との衝突について,次のように言う。「支配的な医療倫理の慣行は,あらゆる状況下で例外なく延命へのあらゆる努力をすべきだと要求しているのではな」く,「クィンラン判決で示唆されたように,死にゆく者は,治療よりも快適さ(comfort)を必要としていることの方が多いと認識しているように思われる。適切な状況下では,必要な治療を拒否する権利を承認することは,今日の医療慣行 (medical mores) に合致している」。そして,「このような理論は,医師集団の統合性や,こうした患者を治療するに際しての病院の適切な役割あるいはこうした患者の保護に対する州の利益のいずれ

をも脅かすものではない。医師，病院，そして患者の看護にあたる医療職員の利益を認めるために，患者に自己決定権を否定する必要はない。また，インフォームド・コンセント（informed consent）の法理およびプライバシー権の法理が，基本的に，身体の完全性に対する権利および自己の運命を支配する権利を含むとすれば，これらの権利は，〔医療〕機関の考慮事項に優越する[108]」，と説く。

以上の基本的考察を踏まえて，結局，本件では，①の「生命維持利益」だけが問題になるが，本件の事実からすれば，「能力者であれ無能力者であれ，あらゆる人々の，延命治療の有害な結果を免れる権利に関して」検認裁判官が下した結論と同一にならざるをえない，と結論づける[109]。

10 (iii) さて，それでは先に概観した「州の利益」（特に「生命維持利益」）は，具体的場面での利益衡量において，どのように適用されているであろうか。

サイケヴィッチ事件判決においては，検認裁判官が，患者への化学療法実施の可否をめぐって，肯定的要素（①化学療法による延命の可能性，②このような場合，通常多くの人は，その副作用・失敗の危険にもかかわらず治療の方を選択するであろうこと）と，否定的要素（①年齢，②患者の協力の有無，③副作用，④低軽快率，⑤治療による苦痛惹起の確実性，⑥軽快後の生命の質）を衡量して，特殊化学療法の差控えを決定し[110]，マサチューセッツ州最高裁もこれを肯定した[111]ところに，利益衡量の具体的内実が看取される。ここで注意すべきは，否定的要素の①年齢と⑥軽快後の生命の質（quality of life）である。

まず，⑥の「軽快後の生命の質」について，最高裁は，「この定式化が生命の価値を何らかの程度の生命の質と同一視するものであるかぎり，われわれは断固それを拒否する」，と明言しつつも，結論的には次のように解釈して，検認裁判官の見解を支持する。すなわち，「記録全体を読めば，まさにサイケヴィッチはもろい立場（vulnerable position）に置かれているがゆえに，〔検認〕裁判官は，サイケヴィッチの生命の尊厳と価値（dignity and worth）を尊重するよう特別の注意を払っていることがはっきりとわかる。この裁判官は，他のすべての当事者と同様，サイケヴィッチが精神遅滞（mental retardation）で

## 3 アメリカの判例理論分析と刑法上の問題としての再把握   47

あるがゆえに生命を正しく評価したり経験で知るという推定的能力が彼らの前での決定において何の余地もないことに，鋭くも気づいていたのである。この裁判官の定式化は，精神遅滞の生命の価値を貶めるものと読むべきではなく，『生命の質』という曖昧でおそらくは選択を誤ったこの用語は，化学療法によって惹起される苦痛と認識の混乱 (disorientation) の継続状態を指すものと理解されるべきである。この用語をこのように理解し，また〔検認〕裁判官によって適切に考慮された他の諸要素を考え併せると，われわれは，サイケヴィッチに治療を差し控えるという決定は彼の現実の利益と選好 (preferences) の尊重に基づくものであり，諸事実はこの決定を支持していたとの確信を得るのである[112]」，と。

　この解釈は，町野教授も指摘されるように，「実質的には，場所と表現を変えて，原判決の思想を是認し」[113]たものであるといえよう。「生命の質」という表現は，単に用語の選択の誤りか否かの形式的問題として済ませるものではない。特に本件の患者が，生来の重度精神障害者である点を考えると，より慎重な実質的配慮がなされるべきであったように思われる。先にみた「州の利益」の箇所で，マサチューセッツ州最高裁が生命維持利益のメルクマールを単なる「延命」の可否にではなく「救命」の可否に求めた点は，それ自体ひとつの正しい確信を含んでいるように思われる。しかし，他方で憲法上のプライバシー権を強調するあまり，本来は「意思決定能力ある成人」を前提とするはずのプライバシー権を，本件のような生来の重度精神障害者にも同等に適用しようとするところに，われわれは論理の飛躍ないしすり替えを見ないわけにはいかない。もちろん，意思決定無能力者にも一定のプライバシー権は認められる。しかし，それが生死に関わるような重大事項に及ぶ場合には，しかもそれが本人にとって多少とも不利益に働く可能性がある場合には，プライバシー権の濫用として，これを抑制すべきではないだろうか。生命をつねに法的に同等・平等とみること（生存権の確かな保障）と，プライバシー権をつねに同等に認めることとの間には，大きな差異があるように思われる。前者こそ，基本的出発点であるといえよう。サイケヴィッチ事件判決

のように、「生命の質」とは、「化学療法によって惹起される苦痛と認識の混乱の継続状態」である、と解釈するのは、本質を看過した見方である。楽観視は許されない。患者の「生命の質」が問われることにもなりかねないのである。

　同じことは、①の「年齢」という項目にもある程度妥当する。先に概観したように、高齢者の患者のケースが多い[114]。宮野彬教授によれば、「アメリカの医師の多くは、老年で、しかも、回復不可能なほどに病状が悪化して、明らかに、死に瀕している患者だけをこの問題の対象に取り上げており、それ以外の壮・中・若年層の患者については、当然とはいえ、まったく絶望とわかるまで、医師は、その生命の保護ないし伸長のために最善の治療上の努力を払う、という態度を示している。したがって、後者については、実際上は、絶望と判断された以後の情況について、老人の場合とまったく同じような問題にぶつかる。右のような事情であるために、老人の場合には、医師の生命保護義務に関して考慮しなければならない死期の幅が、比較的広く設定されているのに対して、それ以外の患者の場合には、ほぼ臨終か、それに極く近い時期が問題になる[115]」、という。このことは、高齢であればあるほど患者の生命は不安定な情況におかれることを意味する。確かに、年齢を考慮せざるをえない場合（患者の治療拒否の意思が明確な場合、例えばアイヒナー事件におけるフォックス修道士の例を想起せよ）もあるであろう。しかし、一般論として「年齢」という基準を持ち出すのは、危険な側面を否定できないように思われる。なぜなら、前述のように、現実に人である（高齢の）患者の生命利益（場合によっては重度精神障害の生命利益）よりも、出生前の胎児の生命利益の方が（例えば優生学の悪用により）重視されることにもなりかねないからである。こうなると、実質的には「生命の質」の議論そのものとなる。生命のこのような機能的把握は、実質的側面において拒否されねばならない。そして、このことは、高齢化社会になるほど、強く認識される必要がある

　1983年3月21日、アメリカの「医療および生物医学的ならびに行動学的研究における倫理的諸問題研究のための大統領委員会」は、『生命維持治療の差

控えを決定すること——治療決定における倫理的・医学的および法的諸論点についての報告書』(以下『大統領委員会報告書』と略記する)を公刊したが,その中で,「生命の質 (quality of life)」という概念は,「死ぬ権利 (right to die)」,「生命権 (right to life)」,「尊厳死 (death with dignity)」,あるいは「安楽死 (euthanasia)」という用語と同様,空虚な修辞であり,いわばこのようなスローガンや暗号の使用により,生命維持治療の論議がしばしば混乱させられてきた,と指摘している点は,一面において正鵠を射ている[116]。しかし,他方,サイケヴィッチ事件判決以後の利益衡量図式の判例理論への定着化傾向を容認する表現も看取され[117],批判としてはなお不十分なように思われる。重要な点は,形式的な概念や用語の問題にのみあるのではない。「生命の質」の議論を容認する論理構造 (実質的側面) をこそ問題にすべきである。

以上の点は,重度障害新生児に対する医療問題にも関係してくるであろう。アメリカでは最近,インディアナ州とニューヨーク州で重要な事件が起きており,そこでは「最低限の適切さをもつ生命の質 (a minimally adequate quality of life)」や乳児の「最善の利益 (best interests)」とは何か等が議論され,裁判所・政府・議会がそれぞれ対応に苦慮している[118][119]。この点も含め,以下,利益衡量図式をさらに解明しよう。

[11] (iv) 宮野彬教授は,一方で,「法律で保護すべき価値ある生命とそうでない生命というような『質』による区別」の危険性 (基準の困難性,ナチス・ドイツの考え方の再現) を指摘されつつ,他方で,「生命維持装置の助けを借りて伸長されている生命には,器械による援助の程度が大きければ大きいほどこれに反比例して保護法益性は減少してゆく」と主張される (法益性減少の理論)。すなわち,「生命の保護は国家的関心事であり,通例は国家の利益であって何人もこれを侵害しえないし,また,生命の享受者自身も当然にその利益にあずかる。しかし,生命が生命としての機能を量的に果たしえなくなる末期においては,生命の享有者側よりする利益の享受を差し控えたいとの願いは,次第に説得力をもつようになり,それはやがては,生命保持の国家の利益を凌駕する客観的重みをもつに至る現象が例外的に生ずると考えられうるわけで

ある[120]」，と。

　ここには，明らかにカレン・クィンラン事件第2審判決の利益衡量図式の影響が見られる。しかし，この説では，別途指摘したように，「生命維持装置の助けを借りて伸長されている生命」について「法益性減少」を持ち出すことにより，「生命の量」の問題が実質的には「生命の質」の問題に移行してしまっているといえよう[121]。町野教授も，最近，この点を指摘しておられる[122]。刑法の法益論の観点からしても，因果的な現実的・事実的基盤たる生命体は死期の時点まで厳として存在する以上，その生命体の法益が減少するという「法益の相対化」の主張には，大きな問題があるように思われる[123]。

　それではいったい，われわれは，この種の事案においてどのような衡量図式を刑法理論として採用すべきであろうか。最終的結論は後に展開するが，その基本的方向性をここで多少とも確認する必要がある。そこで，若干の一般論を概観しておこう。

　スイスのペーター・ノルは，価値衡量論を展開する。ノルによれば，全不法要素と全正当化要素とが価値衡量において衡量され，「侵害が小さければ小さいほど，侵害された法益が僅少であればあるほど，さらに行為者によって用いられた手段が無価値でないほど，それだけいっそう強く正当化される[124]」，という。ノルの場合，不法は，結果無価値，行為無価値，心情無価値によって根拠づけられる[125]。この3つの無価値が，自己価値 (Selbstwerten) と手段価値 (Mittelwerten) を侵害することになる。ここで自己価値とは，人格価値のことであり，法律上保護された法益のうち，生命，自由，倫理，家族等が，これに含まれる。これに対して，手段価値とは，例えば，健康とか自由とか幸福のような人格価値を実現し，可能にするがゆえにのみ有価値となるものであって，身体の完全性，財産，交通安全等がこれに含まれる。生命は特に厚い保護を受け，「その担い手自身から独立して法的に保護される」自己価値である。しかし，身体の完全性は，「健康のための手段価値」である[126]。

　このように，ノルは，すべての価値を自己価値と手段価値とに分類して価値衡量の基礎にするわけであるが，あまりに多様なものを価値衡量に取り込み

## 3 アメリカの判例理論分析と刑法上の問題としての再把握

すぎるように思われる。それでは，違法の客観性は担保されえないであろう。

これに対して，曽根威彦教授は，「利益衡量に際してその中心に据えられるのは，もちろん一般的価値順位における法益の価値衡量であるが，それ以外にも法益に対する危険の切迫性・重大性，法益侵害の必要性・範囲等が考慮の対象になる。その限りで，法秩序による法益の保護は相対化され，場合によっては抽象的には僅少な法的価値を救済するため，抽象的により価値の高い法益を侵害することも正当化される。ただ，行為の反倫理性であるとか行為者の主観的心情といった，いかなる形でも利益に還元しえない要素は比較の素材からはずされることになる[127]」，と主張される。この主張は，結果無価値論の考えからして，基本的に妥当であると考えられる。内藤謙教授も，「法益が衝突する場合に違法阻却を認めるためには，具体的状況における法益の要保護性を明らかにするという観点のもとで，法益侵害の許容性にとって有利な事情と不利な事情とが全て具体的・包括的に衡量されなければなら」ず，「その意味で……法益の要保護性に関するすべての事情を考慮に入れたうえでの，具体的な利益（価値）衡量によって，侵害した利益（価値）より大きな利益（価値）を保護するという点に，違法阻却の一般基準を求めるべきである」とし，この場合も，「一般的な価値順位における法益の価値の大きさをどのように衡量し，法益の要保護性に関する客観的諸事情をどのように考慮に入れて優越的利益を認めるかは，歴史的・社会的制約をうけるという意味で流動的・相対的であるが，そのことを前提としても，何を優越的利益とみるかの価値判断の基本的観点は，現行憲法のもとでの価値観によって定められなければならない[128]」，と主張される。われわれも，基本的にはこの方向性で事案を考察する必要がある。したがって，例えば西原春夫教授が，「法学における利益衡量は，個人の利益を背後にある諸利益との関連で衡量する，システム的コンピューター的分析でなければならない[129]」と言われるような，いわゆる「裸の利益衡量論」は採りえない。利益の数量化は，実質的には「生命の質」論議に通じるであろう。

こうした観点から再度アメリカの判例理論の利益衡量を熟視すると，多様

なものが「対抗利益」として考慮されすぎているように思われる。前述の「生命の質」や「年齢」は言うに及ばず，マイヤーズ事件判決における「刑務所の秩序維持」という漠然としたものを「州の利益」に盛り込むのは，問題である。そして，そもそもこの種の事案において「対抗利益」に「州の利益」（特に医師集団の倫理的統合性など）を設定すること自体に，根本的問題があるのではなかろうか。このことが「代行判断」の法理と結合しているように思われてならない。したがって，最後に，この点を検討することにしよう。

12 (v) 前述のように，サイケヴィッチ事件判決は，「代行判断」の法理を当該無能力者の主観的判断を基礎にするとし，これをプライバシー権の代行という形で認めたのであるが，「サイケヴィッチ自身のもつ価値体系ないし選好を推測せしめる事実として，具体的内容のあるものは何も示せなかった。これは，彼が知能指数10で，2歳8か月の精神能力しか持たない生来の精神障害者であったということからして，当然のことであった[130]」。結局のところ，町野教授も指摘されるように，「同判決が主観的基準を採用した動機は，精神的に健全な人なら治療を選択するであろう客観的状況にある場合にも，生来性の精神薄弱者〔遅滞者：甲斐〕であるサイケヴィッチには尊厳死を認めることができるという結論を導くためであったと推察しうるのである」[131]。そして，「生命の質」の議論を想起せしめる先の利益衡量図式がこれを巧妙にカバーしていたと考えられる。かりにサイケヴィッチ事件判決がそこまで意図していなかったにせよ，今後，その可能性がないとはいえない。つまり，「サイケヴィッチに限らずすべての精神薄弱者〔遅滞者：甲斐〕，さらには重症奇型児は拒絶意思をも推定すべきことになり，一律にこれらの者に延命措置を施すべきでないという結論になろう[132]」し，「良くて無能力者の立場に立たされた合理人が下した判断，そして悪くすると，裁判官が自らの価値体系に従って下した恣意的な判断に過ぎなくな[133]」る可能性もあるといえよう。

以上のことから，丸山教授，町野教授と共に，生来の重度精神障害者や乳幼児については，「代行判断」の法理は妥当でない，といわねばならない。その意味では，類似のストウラー事件上告審判決が，第1審および第2審のこ

3 アメリカの判例理論分析と刑法上の問題としての再把握  53

のような趣旨の判決を破棄[134]したことは，重要な意義を有するものといえよう。

それでは，通常の意思決定能力を有する者が事前に治療拒否をしていた場合はどうか，あるいはそれさえない場合はどうか。この点については，アメリカの立法論との関係，特に「リビング・ウィル」や「家族の意思」等をさらに検討した後，結論を下すことになるであろう。かくして，つぎに，判例理論と立法論との関係を考察することにしよう。そして，その中で，『大統領委員会報告書』について，さらなる検討も加えられるであろう。

[13] ④ 判例理論と立法論との関係　(i) 周知のように，アメリカでは，多くの州で立法による解決が試みられている。1976年のカリフォルニア州自然死法をはじめとして，1977年には，アイダホ州，アーカンソー州，ニューメキシコ州，ネヴァダ州，オレゴン州，ノースキャロライナ州，テキサス州，1979年には，ワシントン州，カンザス州，1981年には，アラバマ州，1982年には，コロンビア特別区，ヴァーモント州，デラウェアー州，そして1983年には，ヴァージニア州で，それぞれ自然死法 (Natural Death Act) ないし死ぬ権利法 (Right to Die Act) が成立しており，その後も続々と成立している[135]。現在審議中の法案等も含めると，この傾向はほぼ全米的なものといえる[136]。しかし，〔別表2〕[137]のように，上記15の立法例を詳細にみると，各法律の内容(対象・要件等)には，かなりの差異がある。特に，最も厳格なカリフォルニア州法(条文数13箇条[138])と最も緩やかなアーカンソー州法 (条文数5箇条) との内容的差異は著しい (〔別表2〕参照)。

カリフォルニア州法は，7186条で，「患者が期待する権利である尊厳とプライバシーを認めることによって，州議会は，カリフォルニア州の法律が，末期の状態の場合に，生命維持装置を差し控えたり取り外したりするのを医師に通告する指示書を作成する成人の権利を承認する旨を言明する[139]」，と規定し，次の7187条で定義条項を設け，「付き添い医 (attending physician)」，「指示書 (directive)」，「生命維持装置 (life-sustaining procedure)」，「医師 (physician)」，「資格ある患者 (qualified patient)」，「末期の状態 (terminal condition)」につい

て定義をしている。このうち,「生命維持装置」とは,「生命機能をささえ,回復させまたは取って代わるための器械的なあるいは他の人為的な方法を利用し,資格ある患者に用いられるときには,死ぬ時を人為的に伸長させるについてのみ役立ち,また,付き添い医の判断によれば,そのような装置が利用されるかどうかにかかわらず,死がさし迫っている場合における医療の手続あるいは干渉をいう」のであるが,「薬物の投与あるいは苦痛緩和のために必要と思われる医療手続を行うことを含まない」点に注意する必要がある。これは,いわゆる特別な治療の中断(例えばレスピレーター撤去)の中味が基本看護まで含むか否かという問題を考えるうえで重要である。この定義によれば,基本看護義務が治療中断後も残るかどうかは不明確である。なお,患者は,2人の医師(1人は付き添い医)により,末期状態で苦しんでいる旨の診断を受け,しかも書面で証明されなければ,「資格」を賦与されない。そして,「末期の状態」とは,「生命維持装置を用いるにもかかわらず,合理的な医療上な判断によれば,死を生ずるであろうような損傷,疾病または疾患をひき起こす不治の状態で,生命維持装置の適用が,単に患者の死ぬ時をひきのばすのに役立つにすぎない場合をいう」のであるから,対象となるべき患者,生命維持装置の差控え・中断の要件が,相当限定されることになる。加えて,〔**別表2**〕のように,成人でなければならない点,妊婦を除外する点,代理を認めない点,指示書の形態が特定されている点,刑事制裁が予定されている点など,限定条件はいよいよ厳格になる。このカリフォルニア州法は,ひとつの範型として,その後のオレゴン州法等にも大きな影響を与えている(〔別表2〕参照)。この厳格さは,患者の意思の確認においてきわめて慎重である点,さらに濫用抑制のために多くの配慮をしようとしている点に起因するものといえよう。そして,それは,同法の成立過程からも看取されるのである[140]。

これに対して,アーカンソー州法は,条文数5箇条という簡潔さもさることながら,その内容も〔**別表2**〕のように,カリフォルニア州法と著しい対照をなす。第1に,カリフォルニア州法のように,対象が生命維持装置の差控え・中断に限定されていない(1条)。死期が切迫していなくてもよいし,定義

条項さえない。第2に,末期的症状の未成年者に代わって近親者もしくは(本人が精神的に無能力であるときは)法定後見人が文書の作成をなしうる旨の規定もあるし(3条),書式も特定されていない(2条)。もちろん,罰則規定もない。

アーカンソー州法に近いものとしては,ニューメキシコ州法がある。定義条項はあるものの,かなり包括的である。例えば,「生命維持医療(maintenance medical treatment)とは,生命活動を維持するためにのみあてられる医療をいう[141]」(2条A)という具合である。また,未成年者に代わって文書の作成を,配偶者,両親のいずれか一方,さらには後見人にも認めている(4条A)。ただし,文書の隠匿・偽造等に対しては厳しい刑罰で臨んでいる(10条)。罰則条項はないが,同様に定義条項を包括的に規定するものとして,ノースキャロライナ州法がある。これによれば,「特別な措置(extraordinary means)」とは,「付き添い医の判断で,生活機能を維持し,回復し,代替することによって死期を人工的に伸長するためにのみ役立つ全ての医学的措置または介入と定義される[142]」(90-321条(a)2)。年齢制限もない。脳死規定(90-322条)があるが,これは,延命治療の中断時期と死亡宣告とを含む意味があり,したがって,末期的で不治であると決定された場合の差控え・中断と合わせて二重構造になっている。

このように,カリフォルニア州法とアーカンソー州法およびそれに類似の州法との間には,相当な開きがある。その他の州法も,だいたいにおいて,カリフォルニア州法を範としつつ,これとアーカンソー州法との中間形態をとる(〔別表2〕参照)。以下では,こうした立法論を,先の判例理論と比較・検討しつつ,問題点を明らかにすることにしたい。

[14] (ii) 第1に,医師の裁量の点についてみると,カリフォルニア州法に近いほど,医師の裁量の幅が狭く,アーカンソー州法に近いほど,これが広くなる。先の判例概観からも明らかなように,末期患者の病状およびこれに対する治療方法は多様である。したがって,カリフォルニア州法のように厳格な要件を規定すれば,前述の判例におけるほとんどの患者が対象外となる。確かに,これもひとつの方法なのかもしれない。しかし,法的手続が煩雑すぎ

〔別表２〕　アメリカ各州の「自然死法」比較一覧

| 項目 / 州名 | アラバマ | アーカンソー | カリフォルニア | デラウェア | コロンビア自治区 | アイダホ | カンザス | ネヴァダ | ニューメキシコ | ノースキャロライナ | オレゴン | テキサス | ヴァーモント | ヴァージニア | ワシントン |
|---|---|---|---|---|---|---|---|---|---|---|---|---|---|---|---|
| 指示書は末期状態にある患者に限ってのものか。 | ○ | × | ○ | ○ | ○ | ○ | ○ | ? | ○ | × | ○ | ○ | ○ | × | ○ |
| 指示書の書式は自由か。 | ○ | ○ | × | ○ | ○ | × | ○ | × | ○ | ○ | × | × | ○ | ○ | ○ |
| 指示書で代理人を指定することができるか。 | △ | △ | × | ○ | △ | × | △ | × | △ | △ | × | × | △ | △ | △ |
| 子供または意識無能力者に対して指示書を作成することは認められているか。 | × | ○ | × | × | × | × | × | × | 子供○ | ○ | × | × | × | × | × |
| 妊娠している場合には指示書は無効となるか。 | ○ | × | ○ | ○ | × | × | ○ | × | × | ○ | × | ○ | × | × | ○ |
| 指示書に従わなかった医師に対する罰則はあるか。 | × | ○ | ○ | ○ | ○ | × | × | × | × | ○ | ○ | × | × | × | × |
| 患者に意思能力がある場合、医師は、指示書が拘束力を持つ前に、患者がすでに末期状態にあることを知らさねばならないか。 | × | × | ○ | × | ○ | × | × | × | × | × | ○ | × | × | × | × |

|  |  |  |  |  |  |  |  |  |  |  |  |  |  |
|---|---|---|---|---|---|---|---|---|---|---|---|---|---|
| 指示書は，末期状態にあることを患者が知っているときにのみ，拘束力を持つか。 | × | × | ○ | × | (1) | × | × | × | × | ○ | (2) | × | × | (3) |
| 患者が末期状態を知らされた後，指示書が拘束力を持つまでに猶予期間がおかれているか。 | × | × | ○ | × | × | × | × | × | × | ○ | × | × | × |
| 指示書は定期的に更新されねばならないか。 | × | × | ○ | ○ | × | ○ | × | × | × | ○ | × | × | × |
| 末期状態は，医師の診察によって確認され，書面で証明されねばならないか。 | ○ | × | ○ | ○ | × | × | × | ○ | ○ | ○ | × | ○ | ○ |

(1) 患者に理解能力がある場合には，知らせさえすれば拘束力が生じ，理解力がない場合には末期状態が証明された時に拘束力が生じる。
(2) 規定上は，患者に知らせることは要求されていないが，知らせる必要があると解するのが合理的であろう。
(3) 意思の再確認が必要とされていることから見て，患者が末期状態にあることを知っていることが要求されよう。

ると，逆に真の自己決定権＝治療拒否権の実効性さえ乏しくなり，場合によっては，それが事実上不可能になりかねない。悪くすると，「密室主義」，「病室の官僚主義」に帰着しないともかぎらない[143]。これに対して，アーカンソー州法のように，医師の裁量権を広く認めすぎることも，前述(判例理論分析①を見よ)のように，問題である。医師による「濫用危険」の懸念は払拭しえない。それゆえにいわゆる「クサビ理論」や「すべりやすい坂道論議 (Slippery Slope Argument)」は，絶えず浮上してくるのである。しかし，『大統領委員会報告

書』も言うように,「このような議論が説得的であるためには,一種の〔それ自身正当な〕行為を許すと,他の〔不当な〕行為をも許す可能性が増えるということをただ指摘する以上に,もっと多くのこと〔論証〕が必要である。つまり,最初の一歩を踏み出すや否や,不当な行動を許す圧力がうんと強くなり,そのためさらに次の数歩が起こりそうになることが証明されなければならない。しかし通常は,このような立証には限度がある故に,この議論事態,社会的・法的政策論議においては乱用されがちである[144]」。この点も意識しておく必要がある。われわれとしては,前述のように,「法によるチェックと法に対するチェック」を十分に自覚しておかねばならない。そして,それは,具体的場面・内容で対応を迫られる。

そこで,第2に,患者の自己決定権とその代行判断が具体的にどのような形で立法例に取り入れられているかを確認しなければならない。なぜなら,いわば各州の立法は,患者の意思に焦点を当てているからである。そのかぎりでは,前述の判例理論が推定判断ないし代行判断の法理を用いてまで患者の意思に固執したのと類似の傾向を指摘することができる。年代的近似性からしても,判例理論と立法論の間に相互影響があったことは推察しうる。しかし,詳細にみると,立法例の方が患者の意思の取扱いについて事務的傾向が強い。それは,おそらく,立法例がいわゆる「リビング・ウィル(living will)」(「生者の意思」あるいは「生者の遺言書」とも言われる)に法的効力を認め(「事前の指示書」がこれに当たる),これに従って死が生じても,自殺を構成しないし,その他の民事・刑事の責任を問われないことを言明しているからであろう。問題は,すでに多くの論者が指摘しているように,指示書作成段階での意思表明が実際の病床の場面でもなお信憑性を保持しうるか,にある。カリフォルニア州法やオレゴン州法のように,2名の医師から末期状態であるとの診断を下されて後,指示書作成が可能とされると,5年間の有効期限があるが,これは長すぎる。取り消し条項があるとしても,患者の意思の流動性,「世間からの無言のプレッシャーや,療養に関して家族に負担をかけていることなどへの気がねから,取り消しにくいということも起こって[145]」くる可能性を考慮

3 アメリカの判例理論分析と刑法上の問題としての再把握 59

すると，これも，いわば事務的処理のように思われてならない。

　他の多くの州は，指示書の作成時期にそれほど固執しない。特にアーカンソー州法において，それが顕著である。とにかく形式的に事前に文書で意思表明を出させておけば後は事務的に処理しうる，というのであれば，それこそ「自己決定権の逆用・濫用・形骸化」といえよう。ましてやこれが未成年者や精神無能力者に対する「代行判断」ないし「代理判断」まで含むとすれば，公然たる立法による宣言だけに，判例理論における「代行判断の法理」よりもなお濫用の危険性が高くなる。デラウェア州法2502条(b)のように，代理人指定を明確に宣言しているものもあるが，今後の動向に注目する必要がある。判例理論では，諸々の考えられうる事項を詳細かつ入念に検討するという姿勢が看取された。立法例では，この姿勢すらない。むしろ，それは，不可能というべきかもしれない。治療拒否の推定さえない場合も，「代行判断」により延命措置の差控え・中断が行われうる可能性がある。「家族」がしばしば「代行者」として登場するが，「家族」自体のあり方が今日では複雑化しており，一律に扱いえない側面があるように思われる。家族の意見が合わないことも，十分予想される。患者の自己決定権は重要な要素であるが，それは，患者の真実の叫びであることが前提でなければならない。さればこそ，これを立法で形式的に縛ったり，安易な代行を認めることは，事態解決の正しい方向とはいえないであろう[146]。

　わが国の日本安楽死協会（現在は日本尊厳死協会に改名）も，「不治且つ末期の状態にあって過剰な延命措置を望まない者の意思に基づきその延命措置を停止する手続き等を定めることを目的とする」(1条)「末期医療の特別措置法」の案[147]を示しているが，その基本的性格は，アーカンソー州法に近いものであるといえよう。特に，3条で15歳以上の意思能力ある者に文書による延命拒否を認めているが，有効期間を定めていない点，4条で口頭による意思の撤回ができない点(カリフォルニア州法7189条と比較せよ)，5条本文で「個人の意思決定権は他の者が代行できない」としつつ，但書で「意思能力のないものについては裁判所の審判をうけることができる」という漠然とした規定を設け

ている点等々，問題は多い。

　第3に，前述のように，差控え・中断の対象となるべき治療方法が，各立法例によりかなり差異がある点にも注意する必要がある。特にアーカンソー州法（1条）の場合，他の州ではほとんど排除されている薬物投与や苦痛緩和のために必要と思われる医療手続をも含むのか，定かでないが，これらも含むと解しえないことはない[148]。これは，基本看護義務(栄養補給への配慮，除痰などの呼吸作用への配慮，排尿排便への配慮，床ずれや身体衛生への配慮など[149])の問題とも関係する。逆に，サイケヴィッチ事件のような特殊化学療法も，差控えの対象となるであろう。総じて，アメリカの判例および立法は，差控えと中断を特に区別せず，幅広い対応をしている。『大統領委員会報告書』も，「『生命維持治療を差し控えること (to forego life-sustaining treatment)』とは，患者の生命の長さをのばすことが期待される医的侵襲なしですますことを意味する。『差し控えること』(foregoing)は，治療を開始しないこと(non-initation of a treatment) と，すでに開始している治療を打ち切ること (discontination of an ongoing treatment) の両方を含む[150]」，と述べている。判例・立法の考えも，この forego という概念で統一的に理解されているものと思われる。これもひとつの考えであるが，病状ないし予後の差異を考慮することも他方で必要ではないだろうか。それゆえに，われわれは，先に3つの形態に敢えて分類したのである。刑法解釈論上の作為・不作為の問題も含め，これは，後に詳細に検討を要する課題である。ともあれ，「代行判断」との安易な結合により，いわゆる植物状態患者や難病患者の治療放棄が安易に行われてはならない。

　これと関連して，第4に，どの時点で生命維持治療の中止が許されるかという問題は，立法においてもなお十分に解決されていない。先にみたように，各州で若干の差異はあるが，定義条項がある州法でも，死期の切迫性を要件としているものと，末期とか不治という大まかな基準しか示していないものもある。もっとも，患者の治療拒否の意思が明確であることを前提とすれば，中止時期に固執する必要はないという見解も成り立ちうる。しかし，全面的に医師の裁量に委ねるのも，前述のように，問題である。それだけに，第3の

点と関連して，特にわが国の刑法解釈論上，刑法202条をめぐる問題が依然として残ることになる。したがって，この点も，後に詳細に検討すべき課題となる。

15 (iii) かくして，立法による解決の試みは成功しておらず，判例理論が残したいくつかの問題は，なお未解決であり，したがって，今後も判例理論の展開が予想される。現に，立法が行われている州でも，前述のように，カリフォルニア州のハーバート事件，ブービア事件，バートリング事件，ヴァージニア州のチューン事件などが起きている。死にゆく過程が各人により異なる以上，立法の枠を超える事案が次々と生じる可能性がある。したがって，むしろ解釈論を十分に展開しておくことの方が重要と思われるのである。

『大統領委員会報告書』も，各州の自然死法にはリビング・ウィルをめぐる諸問題が依然未解決のまま残されていると指摘している (特に制裁の問題，指示書作成の猶予期間の問題，死期の切迫性の問題等)。そして，自然死法は結局患者の自己決定権を制限することになり，さらに，自然死法に従って指示書を作成しない患者はいかなる状況下でも生命維持治療の中止を望んでいないと人々が推論する危険もある，と警告している[151]。このような理由から，『報告書』自身，判例と立法が錯綜する事態を全米的観点から整理し，問題点を正確に把握しようという意図で公刊されたものである[152]。この種の問題で考えられうるほとんどすべての事項や患者の状況が考慮されている[153]。したがって，われわれは，つぎに，判例理論分析からの問題抽出と並んで，この『報告書』からの問題抽出も行い，刑法上の問題としての枠組み設定を行うことにする。

16 (3)刑法上の問題としての再把握　① 判例理論分析からの問題抽出

以上，アメリカの一連の判例理論（さらには立法論）の分析を試みてきたわけであるが，冒頭でも述べたように，本章で取り上げたアメリカの判例は，(バーバー事件を除き)必ずしも刑事事件となったものではない。しかし，生じている事実・現象は，十分に刑法学の対象になりうるものである。そこで，われわれとしては，一連の事件が事後的に刑事事件になった場合，いかに対処するかを考えておく必要がある。医療費や医療保障，さらには患者の人権問題も

関係するであろう。しかし，アメリカと同じ位の医療水準に達しつつあるわが国でも，同じ人間として，避けることのできない死の過程を迎える際に，同様のケースが今後いつ発生しても何ら不思議はない。この点を意識しつつ，判例理論分析から獲得された刑法上の問題点を抽出することにしよう。

　基本的な問題点のいくつかは，すでに分析過程で明らかにしてきた。それを簡潔に示すと，次のようになる。第1に，医師の裁量をどの程度，いかなる形で認めるか，である。われわれは，これを，医学的決定との調和点としての「法によるチェックと法に対するチェック」という形に求めた。すなわち，一方で科学・技術の進歩の独走を法的・規範的側面（とりわけ法益の侵害・危殆化という側面）からチェックしつつ，他方で規範主義の過度の強調による事実の歪曲をチェックする必要がある。大谷實教授が早くから指摘されているように，「科学・技術の進歩に対応する法学および法学者の役割は，……新しい科学・技術によって生じる利益と既存の利益とがいかに関連しあい，また衝突するか，そうしてその場合にどちらをより優越した利益とみて保護するか，ひとくちでいえば，既存の人権とどう調和させ人類の福祉に結びつけるかの判断にある[154]」，といえよう。特に医療問題においては，直接，国民の生命・身体・健康に関するだけに，この認識は重要である。しかし，この領域は，医師―患者関係というナイーヴな領域だけに，刑法の過度な介入は，妥当でない。したがって，何をもって「過度な介入」とするかが重要な問題となる。この場合，「過度な介入」の積極的定義を行うよりは，むしろ「裁量濫用」，すなわち「法益の侵害・危殆化」が認められる場合には刑法の介入がどの程度許されるか，という形で考えるべきである。その判断のメルクマールとして，「患者の意思」が重要なウェイトをもってくるのである。

　しかし，第2に，判例ないし立法の概観・分析からも明らかなように，「患者の意思」と一口で言っても，これは実に複雑である。これをどう考えるべきであるかが，あるいは最も重要かつ中心的問題であるともいえよう。治療拒否の意思表明の時期（リビング・ウィルのように心身が健常な状態のときに表明されたものか，それとも末期状態のときのものか等），その意思表明の内容（特定の治療方

法の拒否なのか，死の願望なのか等），その意思表明に要する精神能力の程度（精神状態，年齢等），意思表明ができない者に対する推定的判断ないし代行判断の適否（代行方法や家族の役割等も含む），こうした諸問題が解決を迫られているのである。われわれは，これらの問題を前にして，真の自己決定権が行使可能となる理論を考えねばならない。そのためには，患者に事前に十分な情報ないし説明が提供される必要がある。なぜなら，患者の自己決定権といっても，何について自己決定するのか理解していなければ，意味がないからである。

この点と関連して，第3に，最終的な正当化判断をどのように行うか，が問題となる。確かに，患者の意思は重要であり，これが何より前提条件となるが，末期医療というのは複雑であり[155]，したがって，「生か死か」という二者択一図式で割り切れない部分がある。別な治療方法がみつかれば，そちらを選んで生への希望を託す場合もありうるであろう。あるいは医師や医療従事者と患者との個人的な関係から，病院・施設（ナーシングホーム等）の移転を希望するために現在の治療を拒否する場合もありうるであろう。したがって，患者の意思のほかに，やはり当該治療の継続・中止をめぐる利益とリスクの衡量を行いうる余地を残しておく必要がある。その場合，いったいいかなる要素をいかなる形で衡量すべきであろうか。この問題は，なお残されている。

第4に，最初から生命維持治療を差し控える場合（no-code order の問題も含む）と途中でこれを中断する場合とを本当に同列に論じうるものなのか（作為・不作為の問題），あるいは中断が許されるのはどの時点か，という問題も残されている。

もちろん，以上の4点に問題は限定されるわけではない。より精確な問題設定を行うために，われわれは，『大統領委員会報告書』の問題提起をもう少し詳しく検討しておく必要がある。なぜなら，そこには，アメリカの判例・立法を踏まえた包括的問題提起がみられるからである。

[17] ②『大統領委員会報告書』からの問題抽出　(i)『報告書』の結論は，次のように集約される。ⓐ生命維持の処置を中止する決定をする意思能力のある個人については，その選択を尊重する。ⓑ自分自身では意思決定を行うこ

とができない患者に代わって意思決定を行う際の機構と指針を設ける。ⓒ生命維持は望ましいことだとする前提を引き続き堅持する。ⓓ死にゆく患者のための医療の選択の幅を広げる。ⓔもはやどんな治療方法もなく，万策尽きた患者に対し，患者に対する尊敬の念を持ち，そのニーズに対応し，介助に重きを置いたケアを行う。ⓕすべての患者について意思決定の適切な手続きがとられるべく医療機関が責任を持つよう推奨する[156]。

『報告書』の基本的性格[157]からして，必ずしも法理論に徹しているわけではないが，上記結論から，患者の死にゆく過程の諸手続きを保障し，医療機関が責任を持って患者の希望を成就させようとする趣旨が読みとれる。いわば，事態を医の倫理に委ね，したがって，法による規制を副次的なものにしようとするスタンスであると解される。しかも，その根底に，自己決定(self-determination)，福利(well-being)，公平(equity)という3つの価値を据えて議論を展開しつつ，やはり自己決定に重点を置いているので，一見すると理想的な展開のように思われる。『報告書』は言う。「およそ，ヘルス・ケアの最大の目標は，各患者の福利を最大にすることである。しかし，個人を中心的決定者 (the pivotal desicion maker) と認めることなく，単に患者の最善の利益 (a patient's best interests) に基づいて行動するということは，自己決定，つまり自己固有の人生設計を形成し改訂し追求するという能力に対する患者の関心を尊重しないことになるであろう。自己決定は，主観的に定義された福利を達成するための手段的価値 (an instrumental value) をもつとともに，人格的な価値と一体性 (personal worth and integrity) の要素としての本質的価値 (an intrinsic value)をもつものなのである」。したがって，「自己決定権と外見上の患者の福利との間に生じた衝突が，適当な熟慮の後，なお解決しないままであるときには，その個人の福利についての他の人々の見解よりも，患者自身の自己決定権により比重が置かれているし，また，置かれるべきである[158]」，と。なお，治療拒否と自殺とは区別されている[159]。

しかし，以上の自己決定権の尊重は，基本的には「能力ある患者」に重点を置いたものであり，したがって，われわれが模索している意識喪失状態の

患者や意思決定無能力患者への対応をどうするのか，という点は，依然として深刻な問題として残る。『報告書』の真の主眼も，実はこの問題への対応にある。『報告書』は，患者の意思決定能力の判定について，① 患者の諸能力(ⓐ十分に安定しかつ開発された個人的価値と目標,ⓑ情報を適切に交流し理解する能力,ⓒその選択について十分に推論し熟慮する能力)，② 当面の仕事の諸要件，③ その決定から生じそうな患者にとっての結果，の３つをメルクマールとして挙げ(そのかぎりでは，他の医療措置についての決定と同じ[160])，これを欠く場合には，近親者や友人による「代行(surrogate)」の途を示している[161]。しかし，「重要なことは，当人が，若年，発育遅進，痴呆にもかかわらず，事実上，特別な決定を行う能力があるかどうかである[162]」，と述べている点に着目する必要がある。この点を踏まえて，つぎに，意思決定能力のない患者への具体的対応を検討しよう。

[18]　(ii) 結局，事実上意思決定のできない者については，『報告書』は，「代行決定(surrogate decisionmaking)」を推奨するのであるが，代行者は基本的には家族(場合によっては親友その他)である，と説く。その理由は，こうである。(1)家族は通例，患者の幸福について多大の関心を抱いている。(2)家族はまた，通常，患者の目標，好み，および価値についてたいてい知ることができるであろう。(3)家族は，そのメンバーに親密に影響する事柄における合理的決定者として適度に取り扱われるべきひとつの重要な社会的構成単位として認められている。(4)特に，他の多くの伝統的な共同体形式が錯綜している社会においては，家族への参加は，しばしば，人格実現の重要な次元となる。(5)プライバシーと自律の保護領域はこのインターパーソナルな団体(interpersonal union) の繁栄のために要求されているので，諸制度および国家は，特に人格に関する事柄や社会において広範な意見がある事柄に関して，でしゃばるのに気がひけている[163]。

　もちろん，『報告書』も，家族を代行者とすることに対する異議，すなわち，家族のメンバーの決定無能力，正当な決定に関する家族の能力ある成人メンバー間の解決し難い不一致，肉体的あるいは心理的濫用の明白性，もしくは

家族による患者の無視，家族の利益が実質的に患者の利益と衝突する兆候，患者の安定した価値・好み・治療に関する特別な早期の指図を家族が無視する傾向の明白性等を考慮している。しかし，たとえ家族の全メンバーに決定者としての資格がなくても，決定プロセスにおいて家族と相談することはなお適切だろう，と言う[164]。ただ，家族がなく，裁判所が指定した後見人がいるとき，しかもそれが未知の人であるときには，特別な問題が生じる。通常，後見人は，患者のために他の多くの決定をしているので，患者の信念・関心・価値を知っているのであるが，裁判所による一方的な後見人指定の場合，こうした関係が成立しにくく，特に孤独な高齢者の場合，これは深刻な問題となる。しかも，手続の煩雑さ(先の判例概観参照)やコストの高さなども加わる。これでは，後見人制度そのものに支障をきたす。そこで『報告書』は，後見人制度について立法者による考慮を求め，法律にギャップがあるときはヘルスケア団体が代理人の指定のための諸政策を持つべきであり，また近親家族がいない患者のために代理人を世話すること，および法廷で争われたケースの適切な照会について責任を持つべきである，と説くのである[165]。

　しかし，『報告書』は，これを法律問題としてどのように考えているのであろうか。『報告書』は，決定能力のない患者にとっても福利増進と自己決定権尊重という2つの価値が重要であるとし，そのための基準として，「代行判断（substituted judgement）」と「最善の利益（best interest）」を考える[166]。

　まず，「代行判断」についてみると[167]，これにより，一応患者の福利ないし自己決定利益は（その時点での選択能力がないにせよ）ある程度まで保護される，としつつも，代行決定（surrogate's decision）たる以上，2つの制限に服する，と言う。第1に，代行者は，公衆の健康（public health）を危殆化しないようにとか刑法に抵触しないようにといった，自己自身で決定できる患者に対して社会が法的に課しているのと同様の制限により制約される。第2に，強い保護を与えられた一身専属的な自己決定は，代行決定者（substitute decision-maker）の自由裁量の外にある。その限界線は，福利に対するその行為の潜在的な反対効果が非常に大きくて，決定能力ある患者によって十分に直接的に

3 アメリカの判例理論分析と刑法上の問題としての再把握　67

選択されるときにしか許容されえないような行為のところで線引かれる。例えば，生命維持のための輸血の拒否に関して言えば，代行者による類似の決定は，患者の一般的意思表明を拠り所とする以上に，患者の目標と価値を直接的に確認する必要がある。かくして，「主観的」とされる代行判断基準さえ，患者が能力を有する時点での選択に関して不明確である点，および特別な治療決定の重要性と撤回不可能性という点から制約を受ける。

　このように，『報告書』は，サイケヴィッチ事件判決で採用された「代行判断」基準を評価しつつも，一面でこれに抑制的でもある。「濫用の危険」を念頭に置いているものと思われる。『報告書』はさらに言う。「代行判断基準は，現に生じている事柄に関してかつて患者が意見を明らかにすることができた場合にだけ用いることができるものである。しかもその意見について信頼しうる証拠がなければならない[168]」，と。この場合，最善の証明は，現在の医療状況に関する患者の事前の意思表明である。ここで，われわれは，カレン・クィンラン事件において患者の推定的意思（これは健康時の一般的日常会話における治療拒否の意思）が裁判所により否定された例，逆にアイヒナー事件においてフォックス修道士の治療拒否の意思（これは手術直前までの確固たる意思）が認められた例を想起する必要がある。『報告書』も，この点を十分考慮しているのである[169]。われわれが安易な代行判断を警戒するのも，患者の状況は異なるにせよ，「例えば，自分の子供たちが成長するのを十分見極めるまで長生きするために苦痛に満ちた治療を繰り返し喜んで受けようとする人は，その目標が実現されるかぎり，おそらく再びそうすることを望むであろう[170]」場合がありうるからである。患者の一般的価値，目標および願望は，よほど患者と親密な関係にない以上，判断が困難であることを認識する必要がある。なお，『報告書』は，患者の治療拒否の意思表明の明確性を確保するという観点から，「おそらく裁判所は，口頭の意思表明よりも文書による意思表明（「リビング・ウィル」のようなもの）を尊重するであろう[171]」と述べているが，意思表明の現実性・信憑性が確認されれば，必ずしも文書に固執する必要はないのではないか。そして，こうした意思は，「代行判断」という範疇よりも，むしろ正確

な意味での「代理」を通じての現実的意思と考えるべきではなかろうか（詳細は後述）。

つぎに，「最善の利益」基準について考えてみよう[172]。「多くの人々は，特別な状況下でいかに取り扱われたいかについて真摯な考えを出すことがないか，あるいは少なくとも自己の考えを他人に告げることができないでいるので，代行者はしばしば，代行判断をするための指標がないことがある。さらに，幾人かの患者は，能力があったことがない。かくして，彼らの主観的願望は，それが現実のものであるのか仮定的なものであるのか，確実に識別するのは不可能である。このような状況においては，代行決定者は，有効な代行決定をすることができない」。このような場合に，『報告書』は，「最善の利益」基準を提唱する[173]。これは，自己決定よりも，むしろもっぱら患者の福利の保護に依拠するものである。したがって，これもある程度具体的基準を要する。『報告書』は，苦痛の救済，機能の維持ないし回復，および維持されている生命の長さと同様，生命の質，これらを要因として挙げる。ここで「生命の質」とは，患者にとっての自己の生命の価値という意味で用いられている[174]。ともかく，正当な評価が行われるには，現在の願望の充足，将来の願望充足のための機会，および自己決定能力を発展させあるいは回復する可能性，これらが考慮される，と言うのである。もちろん，これも濫用の危険性を伴いうる。そこで『報告書』は，「平均的・合理的人間ならば患者の状況において，家族もしくは自分と親しい他の人々に対する感情的ないし財政的負担を創り出すことを避けるために一身的利益(例えば生命延長とか苦痛回避)を無視するであろうという要求を支持するために，特に厳格な証明基準が要求されるべきである[175]」，と説く。しかし，その具体的内容は必ずしも定かでない。

以上のように，『報告書』は，「代行判断」基準と「最善の利益」基準とを相互補完的に用いるようにと考えている。そして，両者の関係については，次のように述べている。「当委員会は，できるならば，無能力患者のための決定は代行判断原理によって導かれるべきであると考える。つまり，この原理は，最善の利益基準の場合よりも，自己決定および福利という基本的価値を

増進するものである。しかしながら，患者が行いそうな決定がわからないときには，代行決定者は，最善の利益基準を用いるべきであり，また，患者のような状況において合理的な人によっておそらくは考えられるであろうような患者の福利を増進させるであろうコースを選択すべきである。もちろん，ある点では，ほとんどの人々が何を選択するかについてコンセンサスが存在しないかもしれないし，代行者が，一定範囲での承認可能な選択肢の中で選択すべき自由裁量を留保するかもしれない」。

　かくして，『報告書』の態度は，かなり慎重であるといえる。われわれも，『報告書』の趣旨のような「代行判断」と「最善の利益」の議論であれば，何らかの形でこれを考慮しうるであろう。しかし，注意しなければならないのは，『報告書』が患者の「事前の指示書 (advance directives)」に公的承認を与えるための立法に意欲を示している点である。すなわち，確かに，『報告書』は，前述のように，いわゆる自然死法には消極的であるが，「代理人指名のための法律 (durable power of attorney statutes)」については濫用の危険性を指摘しつつも積極的である[176)]。これは，本人が無能力となった後にも代理を可能にしようとするものであり，これをヘルスケアにも応用しようとするのが，「インフォームド・コンセントを与える能力がなくなったときに自分の代わりにヘルスケアを決定する代理人を事前に指名しておく文書を作成することを認めた立法」である。例えばカリフォルニア州では，この法律が1983年に成立し，1984年1月1日より施行されている[177)]。この背景には，自然死法よりもかなり広い範囲での治療拒否を認めさせよう，あるいは死にゆく患者の権利を強める手段にしようという考えがある。確かに，これもひとつの方法かもしれない。しかし，これも，「代行判断」ないし「代行決定」を立法により補強しようとするものである以上，自然死法に対して出されたのと同様の疑念を払拭しえないであろう。今後の動向・運用に注目する必要がある。

[19]　(iii) 以上のように，『報告書』は，意思決定能力のない患者に対する法的対応について重要な論点を提供している。その他，倫理委員会設置等の具体的手順も示しているが[178)]，ここでは取り上げない。なお，『報告書』は，伝統

的な道徳上の従来の諸種の区別による解決策に対し，入念な検討も加えている。すなわち，① 死を惹起する「作為」と「不作為」との区別，② 治療の「差控え」と「中断」の区別，③「意図された結果」と「意図されざるものの予見は可能な結果」との区別，④「通常の治療」と「通常外の治療」との区別，がそれである。しかし，『報告書』自身は，「不幸にして，しばしば人々は，実際上はそうでないのにこれらの区別を用いることが問題を解決するかのように取扱う[179]」として，これらの区別に消極的である。もっとも，同時に，「これらのレッテルに頼りきることにより，分析をしないですませる」という「危険」があることを心得て，それらに頼りきらず，「それらの背後にある理由づけ（reasoning）——患者が治療により益する程度とか負担の程度とか——への留意を払っているかぎりは，それらの区別は，やはり役立つことがありうる[180]」とも述べている点に注意しなければならない。先の4つの区別は，刑法学者の議論において特に顕著である。われわれも，『報告書』の指摘を傾聴しつつ，以下の解決策の試みの中でそれらを具体的に検討する必要がある。

[20] ③ 小　括——解決策への展望　　以上，アメリカの判例概観および判例理論分析を中心に，立法例，さらには『大統領委員会報告書』の内容をみてきた。これによって，問題の所在もかなり明確になった。そしてアメリカでは，この種の問題で，直接的に具体的対応策を迫られているだけに，法の対応も苦慮しつつも一定の方向性が出されていることが確認された。その中で，患者の意思（自己決定権）を中心に考えていく態度には，やはり見習うべきものがある。もちろん，「代行判断」の擬制の強さ等の問題点があることは，前述のとおりである。それだけに他方で，「最善の利益」という判断枠組みも，これをそのまま採用するか否かは別として，重要な論点となる。パターナリズムの問題も関係してくるであろう。立法という途を選択しない以上，これらの点を中心として，われわれも，従来の解釈論を先の分類形態を念頭に置きつつ検討し，そこからより妥当な解決策を呈示しようと思う。

もちろん，その場合も，刑法解釈理論としての解決策の限界を自覚したう

えで，正当化事由と免責事由の可能性等を探ることになるわけであるが，できるかぎり倫理学者・哲学者の見解や医学者の見解，そして他の法分野の人々の見解も考慮していくことにする。かくして，われわれは，いよいよ自らの考えを展開すべき段階に到達した。

## 4 解決の試み

[1] (1)**基本的問題の解決の試み** ① **基本的視座——疑わしきは生命の利益に**　「解決」を試みるに先立ち，その基本的視座を確認しておく必要がある。われわれがいま論じている問題は，人間にとって最も重要な「生命」という法益に直接関係するものである。日本国憲法13条が「個人の尊厳」・「生命の尊重」を，そして14条が「法の下の平等」を謳っているように，あるいはナチスによる「生命の価値なき生命の毀滅[181]」という人類史上の苦い歴史的経験・教訓からしても，各人の「平等な生命（そして身体・健康）の保護」こそは，「人間の尊厳」の基礎であり，人間の社会形成・維持のために法が最も配慮すべき関心事でなければならず，この最も重要な生命という法益の侵害・危殆化に対して，刑法が無関心というわけにはいかない。そして，生命こそはあらゆる法益の中心に位置し，生存権の基礎となるものであり，極論すれば，他の諸法益はすべて生存権を志向している（あるいは志向すべきである）ともいえよう。ここから，「疑わしきは生命の利益に (in dubio pro vita)」[182]という基本的視座が導かれる。これを本書では，患者の意思，生命という法益の把握・解釈その他で，合理的な疑いが存在する以上，生命に不利益な解釈をしてはならない，という意味に理解する[183]。換言すれば，「少なくとも患者の意思と無関係に他の利益のためにその生命とその維持義務を相対化する方向を拒否しうるような理論化の努力[184]」をする必要がある。以下，まず，そのための基本的問題点の解決から始めよう。

[2] ② **生命という法益の性質**　(i) まず確認すべきことは，生命自体に法的差異を設けることはできない，という点である。アメリカの判例分析の際

にも述べたように[185]，社会的有用性という観点から生命に差異を設けることは，高齢者や難病患者・重病患者・精神障害者の排除に通じる危険性がある。

例えば，（西）ドイツのザックスは，次のような説を展開する。すなわち，致死の薬剤投与や致死の注射によって，瀕死者に病気にもかかわらずなおも残された自然な生命の期間が短縮されるのではなく，病気により場合によってはずっと以前に自然死を迎えていたであろう（人工的にひきのばされた）死が終了するにすぎない。したがって，医師は，人工心肺装置遮断という作為によって，彼が瀕死者を心肺装置に接続することを懈怠することによっても実現したであろうところのものと同様のことをまさに実現するのである。しかしながら，これを防止せよという法的義務は存在しないので，不作為と同様，この作為にも次のことが妥当する。すなわち，この作為は生命という法益を侵害しているのではなく，したがって，ある人間の死を故意に惹起したにもかかわらず，可罰的な殺人のための規範の保護目的による帰責限定のゆえの構成要件阻却の結果，構成要件に妥当しない[186]，と（当罰的法益侵害欠缺説）。

この説は，人工的手段に頼っているとはいえ現実に生きている生命体を法益でないものとして殺人罪の構成要件・規範の保護外に置こうとするものである。規範操作によって生命体に差異を設けることは，「その存続が生命の担い手にとっても社会にとっても永久的にすべての価値を喪失したほどに顕著に法益の性質がなくなった人間の生命が存在するか」という自らの問題設定に肯定的に答えた19世紀の規範論者ビンディングの思考および結論ときわめて近いものである[187]。また，今日，何らかの形で人工医療器具に頼っている患者が多いことを考えると，「自然」と「人工」という区別を生命という法益性のメルクマールとして用いるのは危険といわねばならない。また，後述のメーレリンクのように，「生命に対する蔑視の有無」という行為無価値的要素で事案解決をするのも，同様の結論になるといえよう。

現に生きている者は，死亡時点まで生命としての法益性を失うものではない。わが国では，藤木英雄博士が類似の主張をされた。すなわち，すでに自然の死期が到来した患者が辛うじて生命維持装置により生命を保っており，

回復の見込みなく，人間としての尊厳を保った生存状態とはいえなくなった状態で，生前からの患者の意思に基づき，あるいは近親者の意思に基づいて医療を停止することは，人道にかなった処置といえる限度で「殺人の概念には含まれない(いわゆる尊厳死)[188]」，と。しかし，患者や近親者の意思が考慮されている点でザックスと異なる。ただ，内藤謙教授も指摘されるように[189]，「人道にかなった処置といえる限度」の内容がどのようなものかが不明確な点に大いに疑問が残る。構成要件の保障機能の重要性を再認識する必要がある。

また，前述の宮野教授のように[190]，「生命維持装置の助けを借りて伸長されている生命には，器械による援助の程度が大きければ大きいほどこれに反比例して保護法益性は減少してゆく」(法益性減少説)という主張は，生命享有者の利益と生命保持の国家利益とを違法論の段階で比較衡量しようとするものであるが，その根底にある「生命の量」と「生命の質」の区別による解決の方向性は，ザックスの主張との近接性を想起せしめる。すなわち，生物学的生命の上に社会学的生命が成り立つとしたうえで，生物学的生命はあるが社会学的生命が確保できなくなる場合(例えば重度心身障害者)，「生きる価値の有無」が問題となり，その判断が恣意的になり，法学の立場になじまない(「生命の質」の問題)。生物学的生命がゼロに近づくとき，例えば末期の不治の患者に対していつまで医療上の保護を加えるべきかが法学固有の問題とされることになる(「生命の量」の問題[191])。結局，「法学の立場からは，生命保持義務の内容は，いつの時代にあっても生命が自然に尽きるまでその保持に努めなければならないということであって，これ以上の要請はない[192]」，と。しかし，そもそも現に生きている人間の生命を「量」と「質」とに分けることができるであろうか。また，法学の立場からは，本当に，生命保持義務の内容は生命が自然に尽きる時点に限界を有するのであろうか。これを全面肯定すると，人工手段に頼って生きている人の生存が不安定になるであろう。因果的な現実的・事実的基盤たる生命体が死期の時点まで厳として存在する以上，その生命体の法益が減少するという主張(法益の相対化)を認めるわけにはいかない。

3 (ii) 他方，直接的に生命という法益の規定をしないものの，この種の問題を人間存在の本質から把握しようとする立場もある。そして，それが生命を逆に質的に規定する傾向がある点に注意を要する。

例えば，エーザーは，治療委任 (Heilauftrag) の目的を正確に規定し，そこから治療義務の限界を把握しようとする[193]。しかもそれは，客観化され，コントロール可能なものである必要があるとともに，治療の意味や目的を単に純粋に医学的自然科学的に決定することは不十分であり，人間の本質についての人類学的洞察に措定されたものである必要がある，という。すなわち，治療は，人格の自己実現のための身体的精神的諸条件の獲得・維持に奉仕するものである。生命維持義務の終了点は，それゆえ，人間に人格的自己実現の最低限を確保すべく客観的に方向づけられる必要がある[194]。それは，単に治療のそれ以上の「見込みのなさ (aussichtlos)」，「無意味さ (sinnlos)」，「目的のなさ (zwecklos)」に求めることはできない[195]。また，「通常の措置」と「特別の措置」との区別，「自然的措置」と「人為的措置」との区別も不十分とされる[196]。結局，生物学主義は人間の本質についての洞察を欠き，これらの区別基準はいずれも技術的機能主義の立場であって，「意味」衡量という客観化の困難な，したがって運用上医師の主観的判断に流れる危険性がある。そこで，エーザーは，人類学的な人間の本質洞察に措定された，治療の目的という確かな方法論に立つとき，当人の自己認識能力反応，伝達能力の不可逆的喪失により，その者が，それ以後自己認識および自己実現の可能性が奪われたとき，つまり，終局的な不可逆的意識喪失 (irreversibele Bewußtlosigkeit) の段階に，生命維持義務の限界を見いだすことができる[197]，と主張するのである。

類似の主張は，エーザーの影響を受けた大嶋一泰教授の見解にもみられる。大嶋教授によれば，「患者に主体的な自己実現の可能性があるかどうかは，すでに意識を喪失した植物状態患者にあっては，専らその意識の回復可能性にかか」るので，「意識回復の見込みがあるかどうかを，様々の刺戟に対する反応の有無とか，意思疎通の可能性とか全体の臨床経過などからいろいろ調べ

てみ」て,「もはや意識回復の可能性は全く絶望的だと判断されるときには,もうその患者には人間としての価値的主体性が失われてしまったと考え」,「そのような場合には患者に対する一層の治療はもう無意味である……。単に無意味であるばかりでなく,患者を医学実験の対象としたり,病院の財政的利益をはかるとか患者の肉親にいたずらに経済的負担をかけるとかの弊害も予想され」る「ので,もはや何ら患者に対する人道的な医的救助を意味しない濃厚治療は許されない……。従って,患者がかような『不可逆の意識喪失の終末段階』(Der Terminalzustand der irreversibelen Bewußtlosigkeit) に達したと判定されるときには,患者に対する医師の治療義務ないし生命維持義務は認められない」。その判断は,「確実性に境を接した蓋然性」の程度で認定される,という[198]。

　もちろん,具体的解決策については,後述のように,両者に若干の差異はあるが,基本的発想は類似している。両者とも,不可逆的意識喪失の末期状態患者の生命の保護法益性を決して否定してはいない[199]。しかし,「意識の回復可能性」を治療義務の限界とすることに対しては,すでにいくつかの根本的疑問・批判が出されてきている。第1に,この考えによれば,意識の「回復の見込みのない『無益な生命』の排除を合理化する方向にいたる危険があるという点である[200]」。あるいは,「医療の目的にこのような精神主義的限定を加えることは,法律論としては危険な考え方である。たとえば,サイケヴィッチのような重度の精神薄弱者は,『人格的な自己実現』の可能性がきわめて低いものであるから,彼に対する医師の生命維持義務は,健常人に比して,きわめて低度の内容でしかないとするのは不当であろう[201]」という批判も,同旨と考えられる。第2に,「人の生命が問題になるときに,なぜたんなる蓋然的な判断でよいのか[202]」という疑問が出されている。

　これらの批判・疑問は,いずれも問題の本質を衝いた鋭いものであり,正当であるように思われる。医療の本質を問うことは重要であるが,それを生命維持義務に直結させることは,生命という法益の相対化を招く危険がある。大嶋教授の思考の根底には,ヤスパースの哲学がある[203]。周知のように,ヤ

スパースは,「実存的交わり」を基礎に据えて思考を展開する[204]。ヤスパースは言う。

「意識一般として私は既に他の意識と共にある。意識が対象なしにはありえないように, 自己意識は他の自己意識なしにはありえない。唯一の孤立した意識であればそれには伝達もなく問いと答えもなく, 従って自己意識もないであろう。自己意識はこの言葉としても既に他者から自己を際立たせることにおいてのみ存在するものである。自己意識は自己との交わりにおいて自我としての自己を自己自身に対置し, しかも普遍妥当的なものを捉えるために, 他の自我のうちに自己を再認識しなければならない。——しかしこの種の交わりはなお任意に代理されうるものであり, ただ媒体であって, 自己の存在ではない。私はこの交わりにおいて各人すなわち普遍的な自我一般である。なるほど私はこの自我一般であろうとするが, しかしまた私自身であろうとし, 単に各人のみであろうとはしない。けだし, 経験的な現存在としてさえ, すでに私は他の現存在を通してのみ交互作用のうちに存在する。人間は誕生と遺伝のみによってあるのではなく, 彼に彼の世界をもたらす伝達によってはじめて現実の人間となる。孤立した人間存在は限界表象としてのみあるにすぎず, 事実ではない[205]」。このように, 実在的な交わりを重視するので, 意識は重要な要素となる。「各人が身体であるときに各人として存在すると同じように各人は社会のうちにあるときにのみ各人として存在するのであり, 彼が社会の外にあって社会と対立している場合でも, そうである。まるで人間が己の本質を彼の社会状態の変化と交際する人々の変化とに応じて変化させるかのように思われるほどに大きく, われわれの社会我 soziales Ich がわれわれを支配している。人間は幼稚な状態にいるときには自分の環境から突然引き離されると, 自分の存在意識を完全に喪失してしまうほどである。そのとき人間はもはや彼自身であることはできない。なぜなら, 彼がそのものとして存在していたものが一撃のもとに奪い去られたからである。しかし……私は, 破局のうちにあっても, たとえまだ規定されない可能性にとどまる自己にすぎないけれども私自身に目ざめることができるのである[206]」。

「各人は社会のうちにあるときにのみ各人として存在する」というヤスパースの基本認識は，正鵠を射たものと思われる。このような思想は，科学文明から生じたいわば「未知との遭遇」を体験しつつ苦悩する現代人にとって，受け容れられ易い素地がある。類似の主張を「禅」の教えにみることができる。すなわち，求められている「真の自己」が自己実現の途上において牛の姿で表されている『十牛図』の中では，「その牛と牧人（これは，真の自己を求める自己を表す）との関わり方の親密化の具体的な過程によって，自己の自己への関わりの深化，本来化が示されている[207]」。特に「第十図」において，真の自己が「向かい合った２人」として示され，「絶対無」によって切り開かれた自他の間（出会いと交わり）の中に人間の本質を見いだそうとする上田閑照教授（宗教哲学）の指摘は，実に興味深い[208]。人間存在の本質を他者との交わり・共存の中に，つまり社会性を視座に入れて考える方向には，かなり真実性が含まれているように思われる。ニュアンスは異なるが，それは，カール・マルクス[209]やアルトゥール・カウフマン[210]にもみられる。

しかし，井上祐司教授も指摘されるように，「このように生を積極的位置において思考する場合と，刑法において生や死の問題を考える場合とは，区別すべき側面がある[211]」といえよう。さもなくば，例えば，「人格的・価値的主体性」を欠いた患者の生命は法的保護に値しないという結論に有力な根拠を提供することになるからである。かくして，問題解決の方向性としては，人間が社会的存在であることを自覚しつつも，町野教授や大谷教授の言われる「生命の救助不可能性」を軸とすべきことになる[212]。そのためには，法益としての生命を死期の時点まで等しく保護しておかねばならない。しかし，町野教授や大谷教授のようにこれを「生物学主義」という観点だけから考えるのは不十分ではなかろうか。そこに，人間存在それ自体に生来的に備わっている「人間の尊厳」という視点を何らかの形で取り込む必要があるのではないか。この点を考えてみよう。

[4] ③「**自然死権**」「**死ぬ権利**」**は存在するか**　　（ⅰ）そもそも歴史的にみて，生命の平等な保護の思想は，「生命の神聖さ」を基調としたキリスト教の影響

を受けた1532年のカロリナ刑法典以来，近代刑法がめざしてきたものである[213]。それ以前は，法的な差別が(身分，身体を理由に)存在した[214]。例えば，プラトンは，人間の生命をその社会的効用から捉えていたし，アリストテレスは，両親が扶養可能以上の子供をもうけるときには堕胎を勧めている[215]。やがてキリスト教の普及とともに，神の被造物たる「生命の神聖さ」が強調されはじめ，カロリナ刑法典では，堕胎，嬰児殺，および新生児の遺棄は，原則として通常の故殺と同置され，未出生の子供にも生命権が認められるようになる[216]。しかし，実際は，奇形児殺害がなお許容されるなど，生命の質による差別は残存していた[217]。フォイエルバッハが起草した1813年のバイエルン刑法典では生命保護がかなり徹底し，その後，人権意識の高揚でそれは続くが，周知のように，ナチス時代には「生存の価値なき生命の毀滅」という人類史上最も苦い経験をする。結局，生命の平等な保護は，ドイツにおいても日本においても，第2次世界大戦後だということになる[218]。(西)ドイツ連邦憲法裁判所が，生命は「人間の尊厳のきわめて重要な基礎であり，あらゆる他の基本権の前提である」と述べ(BVerfGE 39, 1/42)，わが国の最高裁大法廷が，「生命は尊貴である，一人の生命は全地球より重い」と述べている(最判昭和23・3・12刑集2巻3号191頁)のが，それを象徴している。日本国憲法13条はこれを確証し，14条はこれを何人にも認めているのである。

いまわれわれが論じている新たな問題も，この点を十分自覚して，その現象の本質を見極めなければならない。その際，重要なことは，「自然死権」とか「死ぬ権利」という標語を前面に出す議論に注意することである。「尊厳死」という言葉も同様である。アメリカの判例においても，「自然死権」とか「死ぬ権利」という言葉は必ずしも前面に出ていない。にもかかわらず，これらが1人歩きしつつある点には注意を要する。『大統領委員会報告書』も警告していたように，これらの言葉は，問題の実態や本質を隠蔽する嫌いがある。この点をもう少し検討しておく必要がある。

いったい，「自然死権」とか「死ぬ権利」とか「人間の尊厳」というものは，いかなる意味において主張されているのであろうか。チュービンゲン大学の

4 解決の試み 79

神学的倫理学教授アルフォンス・アウアーは，医学の進歩と倫理意識の衝突という実態を踏まえ，基本的人権の最大限の拡張解釈が現れる時代に人間の自然死権が要求されるのも不思議ではないとして，「自然死権(Recht auf einen natürlichen Tod)」について入念に議論を展開する[219]。すなわち，「自然死権」が論じられるとき，それは人間の死についてのみ考えられているので，「自然性 (Natürlichkeit)」の概念は，そのより詳細な概念規定を「人間の尊厳」から獲得する。そして，今日，「自然死」という場合，通常，単純に生物学的な「老衰死(Alterstod)」が考えられている[220]。しかし，アウアーによれば，「人間の尊厳にふさわしい死 (menschenwürdiges Sterben)」とは，「自由に行われた献身における死 (Sterben in frei vollzogener Hingebung)」，つまり「彼独自の死」(リルケ) を意味するのであり，そうであることが「神の尊厳」と，神によって望まれた「人間の尊厳」にふさわしいものである[221]。かくして，アウアーは，「自然死権」の内容について次のように論じる。

「避けることのできない運命であるものに対する権利は存在しない。しかし，避けることのできない運命の威厳ある遂行を可能ならしめるような人間の権利は存在する。この権利は，人間の生命の不自然な延長と不自然な短縮を排除する」。すなわち，「人間の生命の不自然な短縮は，……一部は医学の，一部は社会の責任である。ネオマルクス主義の見解によれば，各人に充実した生命とこの生命の終結を自己の選択する時点まで可能ならしめることは，社会の任務とされる。大多数の人間が平穏のうちに死にゆくのを妨げるのは，事実的社会関係であるという。そのかぎりでは，『自然死』の概念は，体制全体に対する弾劾を含むという。医師に対しては，特に，その諸設備がなお社会階級的であるという非難が加えられている。つまり，『生命維持および生命延長をする器具に近づくこと』がなお十分に民主化されていない，と。医学の進歩が，『健康維持および生命延長をするあらゆる器具に平等に近づくことの拡大化および完全化』とともに進むものだとすれば，……『これまでの全医学史は，その前史』ということになろう」。他方，「自然死権は，生命の不自然な延長の排除をも含む。医学の技術的進歩に直面して，人間がこ

の権利を強く主張するのは，決して不思議ではない。以前には，非常に多くの人間がその寿命にはほとんど達しなかった。今日では事情が変わり，明日には，ことによると，考えもしなかったことが可能となるだろう。死の新しい神学（ラーナー，ボロス等）は，人間存在には限られた時間的形態（begrenzte Zeitgestalt）が割り当てられているということを強く警告している。医師は，この限界に注意しなければならず，技術的完成のあらゆる手段をもってそれに突進することは許されない。医師は，将来，人間を死にゆくにまかせることによって，以前よりはるかに多く人間に役立つにちがいないであろう[222]」，と。

このような基本認識の中には，ある種の正当な現状批判が含まれているように思われる。アウアー自身，人間は神の被造物でありその生命を神からの賜物として贈られたという観念（レヴィット）に立脚するので，自殺は一種の殺害であって神に対する最高の不法行為となり，したがって，生命の全体的な自己処分権を否定する。あくまで，人間が神の似姿であること（menschliche Gottebenbildichkeit）とキリストとの結合こそ，人間の人間たる窮極の根拠なのである[223]。そして，神が1人の人間の生きる時間を限っているとは，その生物学的な生命の時計が止まることによって，つまりその崩壊過程の最後に脳死が生じることによって1人の人間の時間が期限づけられていることを意味する。そこで，アウアーは問う。「人間の本質は，理性的自由の中にある。だとすれば，われわれが自己の生命を，生物学的な崩壊過程の自動性の生命期間の期限づけに委ねる代わりに，自由という最高の行為において創造者に返すとき，ことによると，それは，神と人間にとってより威厳のあることではなかろうか。また，1人の人間が自己のこの世の生命を自己の責任で生物学的老衰死のはるか以前に自滅させる場合，それは神による期限づけとどのような関係にあるのか。そして最後に，医師が自然の期限を人為的に延長したり短縮したりすることができる場合に，神による期限づけが媒介するものは，『自然的なもの』かそれとも『人為的なもの』か[224]」，と。しかし，結局，「神学は，このような問題を解決することができない」として，「神はその処分の

媒介を，一部は人間の理性的な自由に，一部は自然の過程に委ねた」ものとされ，その結果，「人間は自己の理性の全責任において，自分自身をどの程度処分することができるのかを問わねばならない」ことになる[225]。かくして，諸般の事情を考慮して各人に主体的決断が迫られることになる。

このような考えは，われわれが模索している自己決定思想と相通じるものがある。しかし，アウアーは，患者の意思表明についてはそれほど言及していない。「人間の尊厳にふさわしい死」あるいは「彼独自の死」というのは，結局，患者本人がぎりぎりのところで決めるしかないのではなかろうか。そしてそれは，治療拒否権行使という形で認めれば十分ではなかろうか。ことさらに「自然死権」という概念を持ち出すことには疑問を感じる。アウアーは，「自然死権」の承認可能なものを検討した[226]後，自己の主張を 4 つのテーゼにまとめ，最後に，次のように結論づけている。すなわち，「人間の自然死権は，積極的安楽死 (aktive Euthanasie) の形では認められず，一定の状況下で，あらゆる技術的手段をもって強行される人間的には無意味となった生命の延長の放棄を含む臨死介助 (Sterbehilfe) によってのみ認められるにすぎない。われわれが倫理的・技術的に除去することのできる苦痛を，われわれは，神によって定められたものとみなすことはできない。われわれは，それを実際に除去すべきである。人為的延命の放棄は，人間の肉体的苦痛を緩和しあるいは短縮する倫理的に正当な手段である。キリスト教徒にとって，そのような技術的手段の最大限可能な投入を放棄することは，信仰的一側面をも有する。信仰においてそうする者は，技術的に万策尽きたことをもって，人間全体としても万策尽きたことを承認し，それゆえに被造物性(Kreatürlichkeit)を肯定するものである[227]」，と。かくして，アウアーは，人工延命措置の差控え・中断の倫理的許容性を説くのである。結局は，いかなる状況がそれにあたるかを丹念に検討する必要がある。これを，倫理学だから一般論にとどめても仕方ないと断定してはならない。なぜなら，アウアー自身も，倫理規範は科学的正当化を必要とするし，倫理学と人文・社会諸科学との継続的な共働によりこの正当化が図られる，と述べているからである[228]。倫理学の分野

でも，責任をもって正確な事実に基づいた議論が宗派を超えたところでも行われることが必要である。しかも，重要な問題に関する概念使用（特に「自然死権」）においては，概念が1人歩きしないよう注意しなければならない。

その点，同じカトリック倫理神学の代表的存在であるベルンハルト・ヘーリングの議論は，かなり具体的である[229]。ヘーリングも，キリスト信者にとって自殺は神に対する反抗であり，生命の絶対的処分権の簒奪であるとの基本的立場に立脚しつつ，生死をめぐる限界的事例についても，個人主義的に考えるのではなく，共同体の見地から，その具体的行為態様が「人間の尊厳」と「生命の意味の最終的尊重」にいかなる作用を及ぼすかによって判断すべきだとして，事案を消極的安楽死と積極的安楽死に分けて検討する。すなわち，消極的安楽死（negative bzw. passive Euthanasie）として非難されるのは，死期を早める意思で治療と看護の「通常の手段」を用いない場合であって，生命延長のための「特別な手段」については病者に拒否権があり，医師と家族はこれを用いる義務はない。しかし，両者の区別は流動的であり，また，それが真の治療または意識と自由をもつ有意味な生命延長か，それとも無意味な死の過程の延長にすぎないかを判断することが困難な場合がある[230]。ここに消極的安楽死をめぐる混乱の主な原因があるとして，ヘーリングは，今日の状況に相応する新しい基準を発見しようと努力する。

①「治療にも状況緩和にも期待が持てず単に死の過程を延長するにすぎない手段および処置を用いることは，無意味である」。これは，消極的安楽死とはいえない。②「かつては絶対的に特別な手段・治療法であったが，今日では治療および緩和の通常の手段となっている場合，医師・家族および社会は，それを用いる責任がある。それを拒否することは，患者の生命の有責な短縮である。患者自身も，この手段を用いることに反対する道徳的権利を有しない」。有意味な生命延長の見込みがあるかぎり，その手段を用いないことは許されない。③一般的には規則通りで工面のつく手段であっても，具体的場面では治療ではなく，ただ単に非常に苦しいだけの病気の（かつては考えられなかったような）延長にすぎない場合には，患者は，状況緩和と通常の看護だけに

制限するよう医師に求める権利がある（例えば不治の癌患者）。④治癒あるいは有意味な生命延長の見込みがきわめてわずかであり，その手段が規則通りではあるが非常に高価で家族に不相応な負担となる場合には，患者は，これを拒否する権利がある。⑤「患者に意識があるかぎり，それ以上の治療を断念することは，患者自身，そして患者自身のみが決定すべきであろう」。⑥「人間は，固有の生を生きたように，自己の死を迎える権利がある」。⑦患者の人間的意識が回復不可能なまでに喪失した場合，そしてそれによってこの人のこの人格の自由の歴史が最終的に終了したとき，単なる生物学的生命を延長するにすぎない手段は不必要である。栄養，新鮮な空気，看護は必要であるが，人工栄養と人工呼吸はそれ以上用いるべきではなかろう。⑧「一般に，瀕死者が取りかえしのつかないほどに意識を喪失した場合，無意味に治療とみせかけるだけの手段，または明らかに生物学的生命の延長または死亡の延長にしか役立たない手段をそれ以上用いるべきでないという決定は，医師自身が行うべきであろう」。もちろん，その場合，医師は，親族にその処置の正当性を説明し，親族が根拠のない希望からそれ以上の努力を要求する場合には，しばらく努力を続けて改めて自己の見解を述べることができる[231]。

　以上のようなヘーリングの見解は，アウアーのように「自然死権」を前面に出さず，具体的，実践的であり，しかもアウアーよりかなり説得力を有しているように思われる。そして，法的議論を展開するうえでもかなり参考になる（特に⑦⑧）。「消極的安楽死」という用語の用い方が広すぎる嫌いはあるが，この点は本人自身も自覚しており，「『消極的安楽死』という無色な表現の使用を避けて，誰もが明瞭な区別ができ，その基準を認識することが重要である」とも述べている[232]。患者の治療拒否の意思を尊重しようとする態度にも，見習うべきものがある。しかも，積極的安楽死の容認には，きっぱりと反対する[233]。「自然死権」という概念を用いずとも，有益な議論は可能であり，むしろその方が共通の議論の枠を設定するのに好ましいといえよう。その意味では，法と倫理の区別を意識しつつも，相互の対話が必要だと思われる。

5  (ii) 同じことは,「死ぬ権利」という言葉にも妥当する。この言葉の曖昧さは, 倫理学者や法学者によっても指摘されている[234]。それゆえ, 前述のように,「殺す権利」への移行が多くの論者によって指摘されるのである。「よく死ぬ権利」とか「人間としての尊厳がそこなわれないかたちで死ねるための権利[235]」と言い換えても, 本質的に変わらない。そもそもの法的意味となると, いよいよ曖昧である。それゆえに例えば, エーザーは,「生命の神聖さか, 死ぬ権利か」という二者択一的な解決を避け, 社会の生命維持利益と個人の自己決定利益との衝突の中で諸々の要素を考慮して問題解決を図ろうとするのである[236]。前述の「人格的自己実現」に関する問題点を別とすれば, この態度は, 基本的に正しいと思われる。アメリカの判例理論も, その衡量図式に問題はあるものの, こうした努力がみられた。

かりに法的な意味で「死ぬ権利」を主張するならば, その法的性格を明らかにすべきである。アメリカの刑法学者ニコラス・N・キットリーが言うように[237], そのためには, まず第1に, 誰のいかなる権利が検討の対象になっているかを明確にすること, 第2に, 当該権利を評価検討するための基準(個人主義的な立場に立つのか, それとも共同体関係的な立場に立つのか)を明確にすること, 第3に, 利害の多様性を承認すること(多様な利害の衝突の中で, 誰の, どの利益(権利)が, 誰の負担(義務)で擁護されるべきなのかの確定), 第4に, 生死の権利の性質と態様を明確にしておくこと, が必要であろう。キットリー自身は, 今日生じている困難な生命の問題を解決する客観的基準は裁判所にも立法府にもいまのところ存在しないとして, 法律上の権利の確立を断念し, 結局, この生死の決定を最も民主的に行うためには, 社会の各構成部分から選出されたメンバーで構成され, すべての利害関係人(代理を含む)の意見陳述を聴いて決定を下す専門機関としての陪審裁判所を新たに設置するのが望ましい, と説く[238]。

「死ぬ権利」が存在するかどうかを法的に検討するもう1人の学者は,(西)ドイツの公法学者ゲルト・レレッケである[239]。レレッケは, この問題が倫理的問題ではなく法律問題であるとして議論を展開する。すなわち, 倫理学者

にとっては個人的な善が問題であり、したがって、権利は単に許容にすぎないが、法律家にとっては「公共の福祉」が問題であり、権利は個人的請求権と考えられる。しかし、「死ぬ権利」の問題は、刑法上の問題ではない。「刑法は、場合によっては『死ぬ権利』と間接的に関わり合うことがある。刑法が問題にするのは、一定の行為が処罰されるべきか処罰されるべきでないかだけである。……なるほど、すべての可罰的行為は違法である。しかし、そのことは、すべての不可罰的行為が適法であることを意味しないし、ましてや不可罰的行為から何らかの法的請求権 (Rechtsansprüche) を結論として導くこともできない。それでもやはり、『死ぬ権利』の問題は、国家的な刑罰請求権を根拠づけたり否定したりしようとするものではなく、自己の生命に関する個人の処分権を根拠づけたり否定したりしようとするものである」。しかし、「そのような請求権は、明白でもなければ、人間存在の中に根拠づけられているわけでもない。明白なのは、国家だけがその市民の生死に関する処分権を有する、ということだけである」。もちろん、「このことは、国家が恣意的に殺害をしてもよいということではなく」、ひとつの確認である。「国家の殺害独占ということから、結論として、『死ぬ権利』は根源的人権ではなく、国家的に付与されるひとつの権利 (ein staatlich verliehenes Recht) でありうるにすぎないことになる。それゆえ、『死ぬ権利』の根拠づけは、実定法の中に求められねばならず、したがって、ここでは現行基本法の領域の中に求められねばならない[240]」。

このようにして、レレッケは、（西）ドイツ基本法2条2項の「生きる権利」および「身体の完全性の権利」から自己の生命処分の基本権を導く説（ハーマン=レンツの説）を検討し、「生きる権利」は国家の無価値判断に対して個人の生存を保護するものであるから、同条項から「死ぬ権利」は導けない[241]として、さらに基本法1条1項の検討をする。つまり、「死ぬ権利」の問題を同条項の「人間の尊厳」との関連で検討するのである。これは興味深い。むしろ、ここに問題の所在があるともいえる。

レレッケによれば、「人間の尊厳」は一般に少なくとも次の3通りに理解さ

れているという。①「人間自身の価値」。「それは『具体的な人間(例えば精神病者)が自由な自己形成および生活形成の能力を最初から有しない場合』やその能力を濫用する場合にも妥当する」。②「社会的な価値請求権および尊重請求権」。③「自己決定権」[242]。詳細については後述するが，レレッケは，これらを丹念に検討し，結局，次のような基本観念から「死ぬ権利」を否定する。「死は単に個人的なできごとにとどまらず，とりわけ社会的できごとでもあり，また，生命は，単に個人の法益であるばかりか第三者の期待でもある。なぜなら，人間は，――連邦憲法裁判所が倦むことなく強調しているように――孤立した個人ではなく，共同体に関係づけられた人格 (gemeinschaftsbezogene Person) だからである」。かくして，自己の生命の利己的処分は，法の構成原理と矛盾するがゆえに，自殺のみならず，「臨死介助の権利(Recht auf Sterbehilfe)」も認められない[243]，と。「死ぬ権利」は，実質的・倫理的基礎をもたない「抽象的な自律」と結び付き，「人格と共同体との関係性」をなおざりにするというレレッケの主張には，重要な問題提起が含まれているように思われる。これは，自己決定権を考えるうえで考慮すべき点である。

「生存権確保」こそが法の最大の任務であるというわれわれの考えからすれば，結論的には，レレッケの主張するように，「死ぬ権利」は認めることができないであろう。しかし，だからといってレレッケのように法実証主義に走って「自己決定権」の意義をあまり認めず，医療の基準の諸定義によって問題解決を図ろうとするのは[244]，本質を見誤っていると同時に，現状認識にも欠けるものと思われる。その点では，先のアウアーの主張(問題点は別として)に，なおみるべきものがある。そこで，最後に，「人間の尊厳」という視点をもう少し掘り下げて，問題解決の視点をより鮮明にしよう。なぜなら，いままでにみてきたアウアーの見解とレレッケの見解は，ある意味で，問題解決のアプローチの両極をなしているとも解され，両者の見解を止揚するには，「人間の尊厳」をどう解するかが鍵になると思われるからである。

6 ④ 人間の尊厳――患者の意思の尊重　　(i) レレッケが指摘するように，(西)ドイツで「人間の尊厳 (Menschenwürde)」という場合，基本法1条1

項の「人間の尊厳は不可侵である。これを尊重し，かつ，保護することは，全ての国家権力の義務である[245]」という文言との関係で活発に議論されている[246]。憲法学者のみならず，刑法学者も同様である。この問題は，前実定法的側面があると思われるが，叙述の便宜上，先にレレッケが示した3点（人間自身の価値，社会的な価値請求権および尊重請求権，自己決定権）に即して「人間の尊厳」について若干考察してみよう。

まず，「人間自身の価値」について。これは，最も基本的にして重要なものである。もちろん，レレッケが言うように，死は生存を廃棄するがゆえに単なる生存は明らかに「死ぬ権利」の論拠とはなりえない[247]。「よき生存」ということになると意味あいは変わるが，それ以前に，生命体の存在それ自体に尊厳性があるのではなかろうか。もしそうだとすれば，そもそも「人間の尊厳」と「人間の生存・生命」との関係，そして他の動植物との関係はどう解すればよいのであろうか。「『人間の尊厳』が，まるでスローガンのように用いられることが多い[248]」わが国において，鋭くこの問題に言及される金沢文雄教授は，次のように述べておられる。

「生命という場合，狭義では人間の生命すなわち人命（human life）を意味するが，広義でも，植物にも『植物的生命』があり，動物にも『動物的生命』があることはいうまでもない。これらの生命も，それなりの価値のある存在であるから，理由なく毀滅することは，倫理的にみて正しいとはいえない。動物の生命については，法的にもこれを保護することが定められている。動物を愛護することは，人間の幸福にもかかわりがあるからである。動物を虐待することは，生命を大切にし平和を愛する心を損ない，ひいては社会生活の平穏にも悪影響を及ぼすおそれがある。したがって，多くの文明諸国では動物保護法を設けて，動物を不必要に苦しめる行為を禁止するとともに，野生の鳥獣を保護する措置をとっている。わが国でも，昭和48年に『動物の保護および管理に関する法律』が制定され，国民の間に動物愛護の気風を招来し，生命尊重，友愛および平和のかん養をはかることになっている。

さて，人間の生命に対しては，他の動物や植物の生命とは全く異なる特別の価値が認められている。これを『生命の尊厳』（Sanctity of Life）または『生命の尊重』（Respect for Life）と呼んでいる。それでは何故に，人間の生命はそのように尊厳なものと考えられるかというと，宗教的には，人間の生命は神によっ

て創造されたものであり，その完全な支配者は神であって，人間はこれを委託された貴重な賜物として正しく用いて生きなければならないということである。ここから，自分の生命であれ，他人の生命であれ恣意的に処分することは絶対に許されないことになる。

　宗教的基礎づけとは独立に，人間の尊厳の思想からも人命の尊重が基礎づけられる。人間の尊厳とは，すべての人間は等しく人間として特別の価値を有するものとして尊重されなければならないという思想である。そして，人間の生命は人間の持つすべての価値の基礎であるからとくに尊重されなければならないのである。瀕死の病人でも胎児でもすべての人間の生命は等しく尊重されなければならないというのが生命の尊重の思想であり，これが伝統的に認められてきた倫理である[249]」。

　このような金沢教授の見解は，生命という法益に対するわれわれの解釈と共通点があるように思われる。この考えからは，生命そのものの価値を区別する，いわゆる「生命の質」論議は当然に承認されない[250]。これを肯定するアメリカのプロテスタント倫理学者ジョセフ・フレッチャーの見解[251]に対して，金沢教授が，「生命の質の倫理の誤りは，精神と肉体との実体的統一としての人間人格の存在構造を理解しようとしないところにある[252]」と批判されるのは，正鵠を射ているように思われる。ただ，金沢教授も，「人間の生命」と「動植物の生命」との関係についてはそれ以上言及されていない。おそらく，人間が動植物を摂食することが許されるのは，自然界において人間が生存を確保するかぎりで自然の摂理に適うからだと解するほかないであろう。自然と人間の関係を視野の外に置いてはならない。「人間」対「人間」の関係では，生命を手段としてのみ用いることは，本質的に許されないといわねばならない。

　それでは，生存それ自体で「人間の尊厳」が維持できるか。この問いを発する瞬間に，「生命の尊厳」ないし「生命の尊重」と「人間の尊厳」との関係が問われることになる。もちろん，両者は密接な関係にあるが，ホセ・ヨンパルト教授によれば，「『生命の尊重』は『人間の尊厳』に由来するものであり，その逆ではない」という。すなわち，「人間の尊厳は，神の尊厳ほど絶対的なものではないが，人間の生命よりは価値のあるものである。分かり易く

言えば，生命を犠牲にすることはあり得るが，人間の尊厳を犠牲にすることは許されていない。生命を尊重できないようなケースはあっても，人間の尊厳を尊重できないケースはあるはずがないのである[253]」，と。われわれも，基本的にはこの観念を承認せざるをえないであろう。さもなくば，生命絶対主義となり，生命を他のものと衡量することすらできなくなり，場合によっては正当防衛や緊急避難さえ認められなくなるからである。また，人工延命装置の性能を調べるためだけの実験的延命も許されることになりかねない。そこで，問題を考えるにあたっては，「人間の尊厳」と「人間の生命の尊厳・尊重」とを区別して論じる必要がある[254]。

　しかし，区別したうえでなお，それぞれの内実は何かを検討しなければならない。そこで，つぎに，レレッケの掲げる第2の「社会的な価値請求権および尊重請求権」と第3の「自己決定権」の考察が重要な課題となってくる。単なる生存以外に何が「人間の尊厳」にとって必要か，あるいはいかなる状態になったとき，「人間の尊厳」を侵したといえるのであろうか。

7　(ii) レレッケは，「社会的な価値請求権および尊重請求権」について，慎重な議論を展開する。というのは，これらの請求権と「よき存在」とは，共にひとつの規範的秩序を前提とし，その規範的秩序からひとつの質の判断(Qualitätsurteil)の可能性が生じるからである。そこで，レレッケは言う。「このような秩序は，個人の生存と同一たりえない。むしろ，それは，そのつど他者によって設定される。だから，いま，死を人間の尊厳に関してひとつの規範的秩序と結び付けるならば，その秩序の諸メルクマールを充足しない現存の生命をいかに評価すべきかという問題が即座に生じる。人間でないものとしてか，人間以下であるものとしてか，単に『生存の価値なき』ものとしてか。この場合，いかにして，また，いかなる見地からわれわれがその規範的秩序を解釈するかは，どうでもよい。生命の質，慈悲，そして実質的に理解された自己決定，これらが質的基本型を提供するわけだが，その基本型が言明力を有するべきだとすれば，その中には必ずしもすべての個々の生存者が含まれていることにはならず，その結果，若干の生存者は人間の尊厳を認

められず,まさにその人々の独自の殺害の途しか残されなくなるであろう。その人々は,適切な時点での死によってのみ,自分達の尊厳,価値請求権および尊重請求権の一部を救済できるにすぎないであろう。この結論は,その規範的秩序が抽象的でなく,空虚な言葉でもなく,そのつど他者の意識の中に決定基準として存在するがゆえに,危険がなくはない[255)]」。

　レレッケの危惧は,「人間の尊厳」を議論するうえでわれわれが最も注意すべき点を浮き彫りにしている。つまり,「社会的な価値請求権および尊重請求権」を持ち出すことによって,「人間の尊厳」自身が人間に質的差別をもたらすという自己矛盾を侵すことになる危険性が生じる。これを回避するには,「人間の尊厳」を社会的効用と関連づけて理解してはならない。それでは,「生存」以外にいったい何が「人間の尊厳」の指標となりうるのであろうか。

　この大きな問題にここで確答を見いだすことは困難であるが,少なくとも,人間は常に主体として存在するところに尊厳性があるのであって,単なる客体となれば尊厳性が侵される,ということはいえるのではないだろうか。古くカントが,「汝の人格の中にも他のすべての人の人格の中にもある人間性を,汝がいつも同時に目的として用い,決して単に手段としてのみ用いない,というふうに行為せよ[256)]」という実践的命法を説いたところに,われわれはその理論的根拠を見いだすことができる。人工延命装置中断の事案でこれを考えると,前述のように,人工延命装置の性能を調べるだけのために意識喪失患者の延命を行うという場合,あるいは医学的実験のためにのみ延命を行うという場合,さらには病院の利益追求のためだけの延命を行うという場合,明らかに患者は医療の客体に格下げされているといえよう。これは,「人間の生命の尊厳」を侵害し,したがって「人間の尊厳」を侵害しているといえよう。

　このような考えをさらに追求していけば,人格をどのように考えるべきかという問題にも直面する。前述のように,人間を意識存在と規定する人格観(意識主義的・機能的人格観)は,「生命の質」に抵触する危険性があるので採りえない。これに対して,トマス・アクィナスの存在論哲学に基づく「存在論的人格観」

によれば,「現象面において捉えられるような自我意識を伴った精神的活動がないからといって, そこに人格がないとは決していえない[257]」とされる。この指摘は重要である。その点で後者に興味を覚えるが, その本格的考察は他日を期したい。これが, われわれの法益観と近似することだけは確かである。

以上の点を踏まえたうえで,「社会的な価値請求権および尊重請求権」を論じるのであれば, レレッケの懸念もある程度払拭されよう。さらに,「人間の尊厳」の積極的顕現として考えられるのが,「自己決定権」である。最後に, これについて検討しよう。

⑧ (iii)「人間の尊厳という価値観を認めるならば, 必ず, 自由な人格としての人間像を認めなければならないし, 自己決定と自己実現の能力を認めなければならない[258]」といえよう。もちろん, 意識喪失患者の場合を考えると,「自由な人格としての人間像」の内実については, より慎重な検討が必要である。なぜなら, このような状態にある患者にも, 当然ながら「人間の尊厳」があるからである。そのことをひとまず措くとしても, レレッケは, 前述のように, 生命の不可処分性という観点から「自己決定権」を否定しているが[259], 問題である。確かに, 生命の全面的処分可能性は認められないが, 治療拒否権という意味での自己決定権は, まさに日本国憲法13条の「個人の尊重」と「自由及び幸福追求の権利」の顕現と解すべきである[260]。そして, 有力説は, 憲法13条の「個人の尊重」と憲法24条2項の「個人の尊厳」を「人間の尊厳」と同趣旨に解している[261]。「個人の尊重」ないし「個人の尊厳」と「人間の尊厳」とは必ずしも同一のものとは思われないが, とくに生死にかかわる重要な臨床の場面で「人間の尊厳」を最も担保しうるのは,「個人の尊厳」の発露である「患者の意思」であると思われる。それゆえに, アメリカの裁判所も患者の意思の確認に固執し, 立法や『大統領委員会報告書』もその方策に力点を置いているのである。「人間の尊厳」性判断に本人が参加しえないというのは, きわめて不合理である。

かくして, 事案解決の方向性としては,「人間の尊厳」に裏づけられた生命観と患者の「意思の尊重」とを基軸とし, さらに, 医学の現状認識をできる

だけ正確なものにして，分類された事案毎の解決を行うことが妥当であるといえよう。以下，それらを検討していくことにする。

**9** **(2) 事案別解決の試み** **① 第１形態（人工延命措置の最初からの差控え）**
 (i) まず，マイヤーズ事件のように，明確に意思決定能力のある患者が人工透析（場合によっては人工呼吸器その他）のような措置を最初から拒否する場合，医師がその希望通りに治療を差し控えて，その結果，かりに患者が死亡しても，この不作為は適法と解すべきである。患者の意思で死にゆくにまかす (einverständliches Sterbenlassen) というこの事案は，前述のように，治療拒否権＝自己決定権行使の正当な場合である。患者の現実の治療拒絶意思を無視した強制治療は許されないであろう。あえて強制治療をすれば，その侵襲について傷害罪に問われることもありうるであろう[262]。ただし，緊急状況において医師が医学的判断から強制的に延命治療を行った場合には，緊急避難として正当化される場合もありうると解する。

 なお，マイヤーズ事件では，事案の性質上争点となってはいないが，ここで検討すべき若干の問題がある。第１に，そもそも不作為の形態での嘱託・同意殺人罪が成立しうるか。第２に，自殺意思と治療拒絶意思との関係はどうか。これらの点を深く考えさせる事件が最近(西)ドイツで起きている。ヴィティヒ医師事件[263]がそれである。事案は，こうである。冠状動脈硬化と股関節症および膝関節症による歩行障害で苦しんでいた76歳のU夫人が，夫を亡くして以来生き甲斐を失い，ホームドクターであるヴィティヒ医師らに何度も死の意思表明および治療拒否の意思表明をしていた矢先，ホームドクターとの約束の期日の往診日に，自宅で大量のモルヒネと睡眠薬を服用し，意識を喪失してソファーの上に横たわっていた。これをホームドクターが発見したものの，夫人の従前の意思と現場にある紙片（決して入院させないようにと懇願したもの，および亡き夫の所へ行きたいと念じたもの）を尊重して，応急手当もせず夫人を死にゆくにまかせた。ホームドクターのこの不作為について，クレフェルト地方裁判所は，① 被告人の不作為は夫人の死を惹起したのではないので嘱託殺人（(西)ドイツ刑法216条）の既遂は考慮されず，② 嘱託殺人未遂

は不作為によっては行われえないので，自殺者の生命の保障人が自殺者の自由答責的な死の決断に従うときには問題にならず，③ このような状況では，自殺は，刑法323条cの意味での事故(Unglücksfall)でもなく(つまり救助不履行罪の対象外)，被告人が到着した際に救助が必要でもなかったし，彼に期待もできなかった，という理由で無罪を宣告した。

この地方裁判所の論理は，正当と思われる。ただ，夫人の行為を単なる自殺と解するのは問題である。夫人の意思は，治療拒否の意思を多分に含んでいたのである。すなわち，「意思表明。私の意識が完全な状態にあるうちに，私は，お医者様に，病院ないし療養所への入院，集中治療室，そして延命薬の使用，これらをいっさいしないようにお願い申し上げます。私は，威厳をもって死にたいのです。諸々の装置は付けないで下さい。臓器摘出はしないで下さい」(これは1年以上も夫人の机上にあったもの)とか，「私は76歳を過ぎましたが，もはやこれ以上生きようとは思いません」(死の7か月前からの追加的宣言)という決意，あるいは死の直前に夫人の手中にあった「お医者様へ——どうぞ病院には入れないで下さい——お救い下さい！——1981年11月28日——C…U…」という紙片，さらには，「私はPeterle(夫)の所へ行きたい」(これは家の中の他の箇所にあったもの)という文書からは，治療拒否の意思とその相乗効果としての自殺意思の両方が看取される。いずれにせよ，この意思は，合理的な疑いを超えたものであり，信憑性も高く，むしろ現実の意思表明とも解される。

ところが，連邦通常裁判所(BGH)第3刑事部は，結論こそ無罪であったが，夫人のこのような意思をほとんど考慮せず，医師の自由裁量を大幅に承認する次のような理論構成を採った[264]。① 保障人が，瀕死の意識喪失者を発見して必要かつ期待可能な救助措置をとらなければ，不作為による殺人罪で処罰される。② この評価は，行為能力および意思能力がある被害者の要救助状態がこの被害者自身により故意に惹起されても同じである。自殺者が意識喪失状態になれば，事実上の「行為支配」はなくなり，死の発生は保障人の態度に懸ってくる。③ 死を回避すべき法的義務は，保障人的地位の上に根拠づけ

られる（本件では医療行為の引受けによって生じる医師・患者関係）。④自殺における「行為支配の移行」は，323条ｃによる一般的救助義務の他に保障人としての生命保護義務が発生するとき，殺人罪としての可罰性も含む。また，自殺の意思は基本的には顧慮されない。なぜなら，323条ｃが自殺の事案にも連帯的生命保護機能を果たすべきだとすれば，一般的救助義務は，自殺者の意思の自由答責性の有無（これ自身判断は困難）に左右されないからである。⑤この見解は，自殺意思の流動性を指摘する最近の自殺研究によっても裏づけられる。

　以上のような前提に立ちつつ，連邦通常裁判所は，事案の特殊事情から不可罰を宣言したのである。その特殊事情とは，被告人は，医師としての生命救助の任務と患者の自己決定権尊重の要請との衝突状態に陥った，というものである。連邦通常裁判所は，この場合，いずれを優先するかは法秩序および職業倫理基準に準拠する義務適合的な医師の決定に服するとした。すなわち，第１に，患者の自己決定権の尊重は，医師の任務領域のひとつの本質的部分である。しかし，第２に，治療しなければ確実に死ぬ自殺者がすでに意識を喪失しているとき，担当医は，意識喪失以前に表明された自殺者の意思だけを目安にすればよいというものではなく，やはり自己の責任において治療開始の有無の決断をすべきである。その際，法共同体の社会倫理的関心に注意を払う必要があり，生命保護優先を前提とするが，他方，治療義務の限界を画するにあたっては，装置の効能ではなく，生命および人間の尊厳を尊重した決定が望まれる。第３に，被告人は，患者の致命的中毒状態を考慮し，患者がつねに嫌悪していた集中治療という手段により，しかも回復不能な重大な継続損傷を伴わずには延命しえないことを確信した。この限界状況において，患者の人格を尊重した被告人の医師としての良心の決定は，法的に擁護可能である。したがって，323条ｃも問題にならない。

　さて，以上にみた地方裁判所の見解と連邦通常裁判所の見解の対立の中に，われわれは先の２つの問題およびこの種の問題に対する解答の示唆を見いだすことができる。まず，不作為の嘱託・同意殺人については，地方裁判所が言うように，その成立を否定すべきである。エーザーは，嘱託殺人は構成要

件上，他人の手による積極的殺害だけを含むものであり，同意を得て死にゆくにまかせることはこれに含まれないとして，生命毀滅禁止（Lebensvernichtungsverbot）と生命維持命令（Lebenserhaltungsgebot）との差異を説くが[265]，この論理は正当と思われる。わが国では，例えば内田文昭教授が不真正不作為犯としての嘱託・承諾殺人の可能性を承認される[266]が，自殺関与罪との区別をどのようにされるのか，疑問である。ましてや今回の連邦通常裁判所のように，死ぬ意思さえまったく顧慮しないのならば，一般的な不作為による殺人罪の成立可能性を認めることになり，不当と思われる。

つぎに，自殺意思と治療拒絶意思との関係について。連邦通常裁判所のように，「行為支配」だけに固執すれば，この問題は最初から生じない。せいぜい責任阻却の事情のひとつとして考慮される程度であろう。また，地方裁判所は，本件の患者の意思を自由答責的な自殺意思として扱っている点で，大雑把なように思われる。おそらく，（西）ドイツには自殺関与罪が存在しないので，自殺意思の尊重だけで容易に不可罰の途が開けるからであろう。エーザーの論理にもその傾向がある[267]。また，（西）ドイツの判例の動きも同様である[268]。しかし，わが国の刑法のように自殺関与罪（202条前段）がある場合には，解釈論として，一般的な自殺意思と治療拒絶意思とを可能なかぎり区別して（もちろん区別が困難な場合もあろう），治療拒絶意思については，かりに死の結果が生じようとも，尊重すべきである。ローマ教皇庁も，治療拒否を自殺と区別して考慮している[269]。いずれにせよ，苦痛多き生の強制は行いえないであろう。これが刑法解釈論上意味するところは，医師に治療義務＝作為義務を発生させない，もしくはすでに引受けがある場合には，これを解除する効力を与える，ということになるであろう[270]。そして，ヴィティヒ医師事件は，かろうじてそれが肯定されうる限界事案だと思われるのである。

このように考えると，患者の意思で死にゆくにまかせる事案は，よりいっそう，その適法性が承認されるものと思われる[271]。日本で最近問題となった輸血拒否の事案も，その理由が宗教的なものであると良心的なものであるとを問わず，同意能力ある本人が明確に拒否する以上，治療拒否権の行使とし

て同様に考えてよいであろう[272]。

[10] (ii) つぎに，サイケヴィッチ事件のように，患者に意識はあるものの意思決定能力がない場合はどうであろうか。もちろん，患者は，事前の意思表明もできない。この場合，まず重要な点は，医師が患者を引き受けたかどうかである。医師が患者を引き受けた以上，生命救助の因果が進行し，患者の生命は医師に委ねられることになり，医師は保障人として患者の生命を救助するため治療を開始しなければならない[273]。ところが，この場合，さらなる延命のために特殊化学療法その他の人工延命措置を施すべきか否かを患者に確認しえないので，医師の裁量でその判断を行ってよいか，あるいは近親者その他の第三者の意思を拠り所としてよいか，が問題となる。

前述のように，医師に全面的裁量権を認めることはできない[274]。これを認めれば，医師が患者の生命に対して価値評価を行う危険性がある。そこで，われわれは，エーザーにならって，「行為裁量」（それぞれの医師が自らその作為・不作為の内容と程度についての基準自体をも裁量で決定すること）と「判断裁量」（規定の基準について，ある特定の事実がその基準に該当するかどうかの具体的判断においては個々の医師の判断に委ねること）とを区別し，前者が法的判断であるのに対し，後者は法的判断になじまないがゆえに，医師にこれを委ねようとしているのである。それによって，「法によるチェックと法に対するチェック」が可能と思われる。したがって，もし医師が「行為裁量」を濫用して一方的に延命措置を施さなければ，不作為による殺人の可能性も生じる。もっとも，サイケヴィッチ事件の場合，特殊化学療法を施した場合とそうでない場合とで，どちらが延命効果があったのか必ずしも断定し難いところがあった。また，一般的に考えて，例えばレスピレーター等を実験のためや営利のために執拗に患者に装着することも，人間を客体化すること（「人間の尊厳」の侵害）になりうる。本人がずっと意思決定能力がないだけに，近親者を含め，誰も本人の真意はわからない。ただ，親身になって本人の身の回りの世話をしている人間（必ずしも近親者とはかぎらない）だけが，かろうじて本人の肉体的苦痛・快楽の徴憑を察知しうるであろう。また，可能なかぎりそれを確認する努力をすべ

きである。そして，延命治療が著しく苦痛であることが確実に認められるかぎりで，治療拒絶意思がかろうじて認められると解される。医師の裁量や近親者その他第三者の安易な「代行判断」ないしパターナリズムで，「生命に不利益に」決定がなされてはならない。この確実性が得られない場合は，「疑わしきは生命の利益に」判断して，延命治療に着手すべきである。そして，再びそれを中断するかどうかは，後に述べる第2形態および第3形態の問題として考えざるをえないであろう。ただし，本人の意思が確認できない場合でも，患者の協力の有無，副作用，苦痛惹起の確実性，そして例外的に年齢等を考慮して，誰が考えても延命措置を施すことが強制治療と考えられ，人権侵害を招くことが明確な場合にかぎって，医師が「判断裁量」を行使して，延命治療を差し控えることが許されるといえよう[275]。ともかく，この事案は，患者にとって何が「最善の利益」かを判断するにあたり最も慎重な配慮を要すべき事案であると思われる。

11 (iii) これに対して，ディナースタイン事件のように，通常の生活を営んでいた人が脳組織その他に重大な損傷を受けて意思決定無能力ないし意識喪失状態（いわゆる植物状態）になり，やがて（あるいは即座に）レスピレーター等の蘇生措置を施すべき時期になって，医師がこれを差し控える場合はどうであろうか。この場合に問題となるのは，第1に，本人の事前の意思表明があったとき，これをどう扱うか，第2に，本人の事前の意思表明さえないとき，どうするか，である。いわゆる no-code order の扱いもここで論じなければならない。

まず，本人が事前に意思表明をしている場合について考えよう。これはまさに「リビング・ウィル」の問題と関係する。前述のように，一般的に「リビング・ウィル」の有効性を承認することはできない[276]。しかし，だからといって，患者の現実的意思を「その場で直接的に確認しうるもの」だけに限定する必要はないであろう。前述のヴィティヒ医師事件におけるU夫人の紙片に記した意思表明，あるいはアイヒナー事件における手術直前のフォックス修道士の意思表明などは，むしろ「合理的疑いを超えた現実の意思表明」

と考えられる。このような場合は，(i)で論じた範疇に属し，正当な治療拒否権行使の一場面といえよう。したがって，患者の意思に応じて医師が延命治療を差し控えて患者を死にゆくにまかせても（かりに患者の意思に基づく no-code order であっても），この不作為は適法である。ところが，実際は，患者の意思がはっきりとしない，あるいは完全に意識を喪失した場合が多い[277]。これは，後述のレスピレーター中断の場合も同様である。健康な時期における延命医療拒否の意思表明が考慮されない，あるいはそれさえない場合は，いったいどう考えたらよいのであろうか。

　ここでも，基本的に，「疑わしきは生命の利益に」考える必要がある。医師は，一度患者を引き受けた以上，生命救助の因果が進行し，保障人的地位に立ち，原則として生命救助義務＝作為義務を負うことになる。また，現実問題としても，脳損傷等を伴う事故その他突発性の病気で病院に運ばれたときは，通常，とりあえず救命のためにレスピレーター等が用いられている点も考慮する必要がある。それゆえ，救命可能にもかかわらず，医師が「判断裁量」の枠（医学上救命可能かどうか）を超えて「行為裁量」の領域（救命に値するかどうかの法的判断）に立ち入って一方的に延命治療を施さず，その結果患者が死んだ場合は，不作為の殺人となりうる。これに対して，ディナースタイン事件のように，入院期間中に病状が悪化してレスピレーター等を用いる段階に到達する場合には，そのプロセスに病状推移の診断を慎重に行う余裕がある。そこで，いわゆる no-code order，すなわち，患者が急激に呼吸循環の停止があったときにその患者に対して心肺蘇生措置（Cardiopulmonary Resuscitation＝CPR）をとらないようカルテに記入しておくことなどが問題となる[278]。ディナースタイン事件では，医師がこれを勧告し，患者の息子（開業医）と娘（入院前患者と同居）がこれに同意し，さらに裁判所も医師の裁量でこれを行ってよいと判断したのである。しかし，一方的にこのような形で no-code order が用いられることに対しては危惧を感じる。前述のように，患者の現実的意思表明に応じて no-code order が用いられるならば，これは許されよう。しかし，そうでない以上，延命治療が著しく「人間の尊厳」ないし人権の侵害

4 解決の試み　99

となるかどうかという観点から問題を考えざるをえないであろう。

　この点について，(西)ドイツのメーレリンクは，意識を喪失した患者を死にゆくにまかせる事案について，(西)ドイツ基本法１条１項に保障された「人間の尊厳」の不可侵性を基軸として問題を考える。すなわち，これにより，医師の行為の限界および生命維持に対する刑法上の命令の限界が決定され，人間の人格が尊重される。そしてまた，個人がつねに主体として評価されることにもなる。「生命維持」の段階では患者は主体たりうるが，「単なる死のひきのばし」の段階では患者は単に医学の客体になるので許されない。患者のための医師の努力は，生の過程と死の過程の各段階に応じた適切なものでなければならない。これは，「人間の尊厳」の本質的要素でもある[279]，と。具体的には(西)ドイツ外科学会の提案を参考にする。これによれば，もはや治療をもってしてはいかんともし難いほど循環器機能が低下した後，生命に不可欠の組織が換置不可能なほど決定的に損傷を受けて不治で望みのない病気の終末を迎えた場合，および生命機能が全般に漸進的に衰退してそのまま呼吸停止や心臓停止が生じる場合には，蘇生術は適応に反するものとみなされる。この基準によれば，不治の癌末期患者の場合は，もはや蘇生措置は指示されないが，重度の精神的・身体的障害を負っている人の併発症の治療だとか交通事故による意識喪失者の治療の場合には，蘇生措置が必要とされる[280]。

　おそらく，このような考えで個別的に対応していくしかないであろう。また，前述のように，人工延命装置の性能検査，医学的実験，病院の利益追求といったものがもっぱらの目的であることが自明の場合には，「人間の生命の尊厳」，したがって「人間の尊厳」を侵害するので，最初から人工延命措置を施すことは許されないであろう。その場合には，身体への侵襲は傷害罪を構成し，また，ベッドへの不必要な拘束は監禁罪を構成しうる。これ以外の場合(特に緊急の場合)は，救命措置を施すべきである。「疑わしきは生命の利益に」判断すべきである。また，ロクシンも言うように[281]，生死にかかわる重要問題において単なる推定的意思を拠り所とすべきでもない。

12 ② **第 2 形態（人工呼吸器の遮断）**　　(i) この事案は，いわゆる「尊厳死」という名目で従来最も多く議論がなされている，いわば典型的事案とでもいえる。すでに医師による患者の「引受け」が行われ，人工呼吸器に依拠した生命維持が現実に行われている点で，第 1 形態と決定的に異なる。しかし，この事案も，明確に意思決定能力のある患者，意識はあるものの意思決定能力のない患者，そして完全に意識を喪失した状態の患者に一応分類して考察する必要がある。だが，その前に，共通問題として，人工呼吸器の遮断行為が作為か不作為かという問題に言及しておかねばならない[282]。もちろん，このことが問題解決を決定的なものにするとは必ずしもいえないが[283]，人工呼吸器の遮断行為の社会的意味を問い，そこから刑法上の位置づけを行っておくことも，なお必要ではないかと思われるからである。

　(西) ドイツのボッケルマンは，いち早く可罰的作為殺人説を唱え，医師を震撼せしめた。ボッケルマンは言う。「積極的な殺人的侵襲とは何であるのか。ともかく，毒薬の注射ばかりではないし，刺傷や切傷ばかりでもない。止血の包帯を解いたり傷口を開くことも，確かに積極的な殺人的侵襲だといえよう。しかし，それにより，脳の不可逆的機能停止がすでに生じているかどうかがまだ不確実な時点で蘇生器の遮断が行われるならば，等しく殺人であり，単に露命をつなぐためのさらなる措置の不作為にすぎないとはいえない，ということが明らかになる[284]」，と。

　これに対して，ガイレンは，同時期に不可罰的不作為説を唱えている。「例えば脳が不可逆的に損傷されたことが判明し，その結果，患者が何らかの自発的生命機能あるいはそれどころか意識を回復する可能性がもはやないときは，蘇生の試みの終了は——脳死とは異なる死の概念においても——つねになお消極的安楽死の許容された 1 形態である[285]」。「より厳密に言えば，そこで表面的に積極的活動が展開されているにもかかわらず，そうである。こうして医師は，装置を遮断し，そのかぎりでは進行する因果経過に積極的に干渉せざるをえないであろう。しかし，その身体活動だけを切り取ってきて刑法上の評価の要とすることは，行き過ぎであろう。この事案は，手で行って

いる治療の中止と別様に取り扱われるべきではない。医師は，マッサージ活動によって開始された蘇生措置を中断したり生命を維持する注射をやめたりしても『不作為である』にすぎないのと同様，技術的により高度の水準において機械の作動を中止するのも『不作為である』にすぎない。法律上，その装置は医師にとって『延長された腕』にほかならない[286]」，と（ただし，脳死を前提とした議論であることに注意を要する）。

　ボッケルマン自身は，ガイレンの考えに対して次のように批判する。「誰かある者が完全な悪意から，死にゆく者の死亡を早めるためにのみその装置を遮断する場合を考えると——それが殺人行為であることは，おそらく疑いえないのではないか。それを不作為として評価せざるをえないとすれば，その行為は不可罰とされざるをえないであろう。なぜなら，医師でない者は，瀕死者の露命をつなぐよう義務づけられた保障義務を有さないからである。しかし，医師が行っていることは，典型事案の行為者が行っていることにほかならない[287]」，と。しかし，ボッケルマンの批判は十分なものとはいえない。「悪意の第三者と患者との関係」と「医師と患者との関係」とは，その社会的意味および因果構造が異なる。すなわち，悪意の第三者の場合，当該患者の生命維持とそれまで無関係にあったのであり（もちろん入院前の関係は度外視して），その者がある時点で患者の生命を侵害する（死を惹起する）行為に出た，つまり新たな因果系列を設定したのであるが，これに対して，担当医の場合，彼によってすでに設定されている生命救助・維持の因果系列の中で一定の条件の下でこれを中止・中断するのである。したがって，ガイレンの説に対する反論の設定としては適切でないように思われる。また，中森喜彦教授は，「機械は手の延長ではあっても規範的な拘束の外にある以上，刑法にとって重要なのは機械を操作する人の行為であって，彼がどのように行為するかにのみ関心を持つ[288]」と言われるが，果たしてそうであろうか。そのように考えるかぎり，人間の行為のもつ社会的次元の因果のメカニズムが等閑視されるのではなかろうか。一応の結論を先取りすれば，医療行為の場における医師と患者との関係の中で，一定の条件下で人工呼吸器（レスピレーターないしベン

チレーター）を遮断することの社会的意味は，もはやそれ以上の治療を続けないという不作為であると解される。物理的な人間の身体的活動だけに固執するのは，妥当とは思われない。機械の動きと人間の態度とを社会的次元で総合的に把握する必要がある。

しかし，不作為説の論者も，必ずしも社会的意味について深く掘り下げて論じているとはいい難い。例えば，エンギッシュは，作為と不作為の区別に関してエネルギー説を唱え[289]，作為は一定方向へのエネルギー傾注であり，不作為は一定方向へのエネルギーを傾注しないことであるとし，次のように主張する。「蘇生装置の遮断によって，彼にもはや意味がないと思われる延命を中断する処置医は，それ自体否定できない積極的作為に，彼がそれ以上のエネルギー注入，それ以上の努力，それ以上の浪費をもはや提供したくないという『意義』を与える。そして，まさにそれゆえに……かのエネルギー傾注の不作為が前面に出てくるが，その不作為に関しては，それが医師の義務および『保障人的地位』と結合しうるかどうか，また，否定された場合にはその不作為が責任（故意・過失等）に帰属さるべきかどうかが，なお吟味されるべきである。これに対して，悪意の第三者は，完全に作為に限定され，その作為はいかなる方法においてもそれ以上の努力の拒否ということをそれ自体含んではいない[290]」，と。発想としてユニークなエンギッシュのこのような考えに対しては，医師だけにそのような特権を与えるのは問題であり，また，機械のエネルギーを問題にすべきか医師のエネルギーを問題にすべきかが不明確であって，そもそもエネルギーを基準にすることは不十分であり専断に陥る危険がある，という批判が作為説の側から出されている[291]。確かに，これは，傾聴すべき批判である。

この批判は，「社会的意味」ということを安易に論じる場合にも妥当する[292]。違法論次元での「社会的相当性」という意味で，これを用いてはならない。それは，単なる一般条項への逃避である[293]。われわれが「社会的意味」という場合，それは社会的行為論で言われる意味合い，すなわち，「社会における外界に影響を及ぼす方向にある，人の外部的態度[294]」という意味なので

ある。もちろん，行為概念に「『社会的』というような価値概念をおりこむのは，必ずしも適当とはいえない[295]」との有力な批判もあるが，むしろ行為は動態的に社会的次元で把握されるべきものと思われる[296]。エンギッシュには，この観点が欠けているといえよう。しかし，後述のように，この観点を取り入れたうえで，修正の余地はあるものと思われる。

これに対して，ロクシンは，オーヴァーベックにより古く呈示された「作為による不作為 (Unterlassen durch Tun)」という概念に着目し，川で溺れている子供を親が助けようとしてボートを途中まで漕いで行ったが途中から引き返してしまったという場合や，救命浮輪を投げて途中で引き返したという場合と同様，人工呼吸器の遮断は事実上作為だが，法的には不作為であると主張する(同旨，齊藤誠二)[297]。すなわち，処置医による真正の治療中断が悪意の第三者の侵襲から区別されるのは，前者が医師自身の，彼によってもはや必要とされない救助活動を停止することであるのに対し，後者は，固有の発意から他人の生命維持治療を無に帰せしめることになるからである。また，ボッケルマンの呈示する包帯の除去あるいは傷の縫い目を解くことは，もし患者が出血多量で死んだとすれば，外見上は，人工呼吸器の遮断と同一の段階にあるように見える。しかし，人工呼吸の中止は，レスピレーターへの接続によって追求される目的，つまり，脳活動を復活させ，患者を意識ある生へ呼び戻すという目的が，最終的には達成し難いものであると証明されたがゆえに場合によっては許されるのであり，これに対して，包帯や縫い目が作用する出血抑制は，確実に本来の目的を達成できるのであって，そこに両者の差異がある[298]，と。

しかし，多くの論者が指摘するように[299]，「作為による不作為」という概念範疇は，結局は不作為犯の一現象形態の説明概念にすぎず，特別に独立の地位を有するというものではない。むしろ問題は，事実的側面を規範的観点からストレートに解釈して不作為と断定するところにあるといえる。このような規範主義的解釈こそ，「法によるチェックと法に対するチェック」を標榜するわれわれの立場からは，注意すべきことなのである。これを克服するには，

事実的側面と法的側面との媒介項として社会的側面を考慮する必要がある。したがって，作為説の論者が，「刑法は社会における理解に従って人の行為を評価するものではなく，法的評価は社会的評価とは区別されなければならない[300]」と主張するのは，問題があるように思われる。

　それでは，人工呼吸器の遮断を不作為と解することの社会的意味とは何であろうか。人工呼吸器の遮断による生命短縮を法的に「死にゆくことの短縮(Sterbensverkürzung)」ないし「死亡の引延ばしの単なる中断」と解釈してこの殺害を無視することはみえすいた詭弁である[301]，という批判を克服するには，社会的意味についてより深い洞察をする必要がある。作為と不作為の区別に関する諸研究[302]も，この点を十分には論じていないように思われる[303]。もちろん，アルトゥール・カウフマンやヒルシュのように特に理由を示さず不作為と解したり[304]，あるいはエーザーのように人格的自己実現という観点を基礎に「治療義務＝作為義務」という図式から不作為と解したり[305]，イギリスのウィリアムズのように常識的観点や道徳的観点を持ち出して不作為と解しても[306](同旨，植松[307])，論理としては不十分であることはいうまでもない。ただ，社会的行為論を標榜する内藤謙教授がこの問題について当初の作為説[308]から不作為説へと改説されたり[309]，同じく社会的行為論を指向する大谷實教授が不作為説を主張されるのは[310]，理由づけにおいて不明確な点はあるが，何か象徴的なことのように思われる。

　そこで，さらなる考察をする前に，ここでもアメリカの『大統領委員会報告書』を参照しておく必要がある。なぜなら，各分野の専門家が集まって意見交換した後，この問題をどう位置づけているかは，社会的側面を考慮するうえでも重要と思われるからである。『報告書』は言う。「致命的な作為と致命的な不作為との間の相違は，人が物理的に作為するか作為を抑止するか，という相違にも依存するが，背景をなす事象の成り行き（the background course of events）と呼ばれるものにも依存している[311]」，と。この指摘は，因果的観点を採り入れようとしているわれわれの考えに示唆を与える。しかし，結局は次のように述べて，事の難渋さを示している。「ときとして，特定の成

り行きが，作為を含むか不作為を含むか，を明白に決め得ないことがある。それを付けていると2，3年は生きうるが，それがなくなるとほんの2，3時間のうちに死ぬであろう患者の要請により，レスピレーターを止めることは，このようなあいまいな事例にあたる。医師は，治療の継続をしない〔不作為〕のか，それともはずすという作為をするのか。また，不可欠の透析治療を打ち切ることや，抗生物質の連用の中で次の分を与えないことは，作為とも不作為とも記述しうる事象である[312]」。これは，苦悩に満ちた記述である。それゆえに，『報告書』は，「Forego」という語をタイトルに用いたともいえる。しかし，このような困難さを自覚したうえで，さらに考察を進めることにしよう。

[13] ところで，もし，この第2形態たる人工呼吸器の遮断を作為と解するなら，後述の第3形態たる人工透析などの「断続的な延命治療」の中断も作為と解さざるをえないのではなかろうか。なぜなら，人工透析のような断続的な延命治療も最初の使用時点から生命救助・維持の因果が進行しているのであり，第2形態同様，「新事態設定」（ヨンパルト[313]）なのである。因果論との関係では，両者を別様に扱うことはできないように思われる。では，はたして両者は共に作為と解すべきであろうか。

この点と関連して，近時，興味深い議論を展開しておられるのが梅崎進哉氏〔現教授〕である。梅崎氏は，新カント派的因果論を克服すべく実在的因果論を基礎に，「作用から不作用への転化」という観点から因果論的に不真正不作為犯を検討し，そこから，「電磁起重機の操縦士が作業中に電流を切断し，落下した鉄片で作業員が死亡した」事例と「生後3ヶ月になる乳児に対して，その子にそれまで授乳を続けていた母親が授乳を懈怠した」（乳児餓死）事例とを，共に「惹起犯」＝「作為犯」と解しておられる[314]。これは，論理的には一貫性があるものと思われる。しかし，この結論を是認すべきか，となると若干の疑問も生じる。根本的検討を加える余裕はないが，これを本題にあてはめて考えると，第1に，持続的な人工呼吸器の遮断が電磁起重機の電流切断と同一構造であり，第2に，断続的な人工透析の中断が母親の授乳懈怠と同

一構造になろうかと思われる。

　しかし，第1の場合を考えると，電磁起重機の操縦士と被害者の作業員との社会関係は，医師と患者との社会関係と同一視しえない部分がある。医師─患者関係の場合，「引受け」開始からずっと患者の生命(維持)は，一方的に医師に委ねられている。患者は，治療拒否等，自己の意思表明によってしか医師と対等の関係に立ちえない。意思表明さえできない場合は，いよいよ不利な状況に置かれる。いずれにせよ，医師は，一方的に生命維持へのエネルギーを傾注する。ところが，電磁起重機の設例の場合，電磁起重機の操縦士は作業員の生命維持へのエネルギーを傾注しているわけではない。彼らは，各自で責任分担のうえ労働を共同で行っているのである。したがって，故意であれ過失であれ，相手に損害を加えることは，新たな因果系列の設定となり，作為と解される。これに対して，持続的な人工呼吸器の遮断は，そこに新たな因果系列の発生がなく，それまで設定されていた救助の因果に向けられていたエネルギーが傾注されなくなったにすぎない。そこでは，身体の動静それ自体は独自の意味を持たない。複数の人間や機械が錯綜する集中治療室での現場を現実としてみると，ますますその感が強くなる[315]。また，患者の自発呼吸を調べるため，人工呼吸器のスイッチを切ったり入れたりして様子をみるともいう。かくして，医師─患者間における一定の条件下での人工呼吸器の遮断は，不作為と解される。これは，電磁起重機の設例の場合とは「行為環境」が異なるのである。

　ところが，前述のように，悪意の第三者の場合，当該患者の生命維持とそれまで無関係な状態にあったのであり，まさに生命救助・維持の因果系列に外部から突如これを遮断する因果系列を新たに設定して(エネルギーを傾注して)結果を生ぜしめたことになり，同じような外観を呈していても，作為となる。この場合，やはり「行為環境」が異なるものといえよう。その意味では，「一定の条件下」にない医師が専断的に遮断行為をなしても同じことがいえる。ここで，「行為環境」とか「一定の条件下」というのは，社会的側面の事実的基礎のことであると解されたい。

以上の点をもう少し理論的に整理すると、次のようにいえるであろう。Ａ
とＢとの人間関係ないし社会関係において、ＡがＢの生命（法益）維持・救助
の因果系列を設定している場合、その行為環境ないし生活環境の下では、Ａ
はＢに対して可能なかぎり生命（法益）維持・救助へのエネルギー傾注を社会
的にしているのであって、したがってこのエネルギー傾注がそのまま法的に
要請されていると解される。「保障人」とは、まさにこのような地位にある者
であると思われる。かくして、Ａがこれを懈怠し、このエネルギーが減少・
消失してＢが死に至れば、その行為は、不作為犯としての評価を受ける可能
性が出てくる。しかし、その場合、エネルギー傾注が不要となるべき「一定
の条件」ないし「行為環境」の下で、その行為が違法性を阻却するものであ
るか否かは、改めて判断される。これに対して、生命（法益）維持の因果系列
に向かって、ＡがＢにその行為環境を破壊するような形で侵害的・破壊的エ
ネルギーを傾注して新たな因果系列を設定したり、第三者がそのような行為
をなした場合には、作為になると解される。要するに、エンギッシュのエネ
ルギー説は、このように修正して理解すべきである。
　このように考えると、第２形態の、断続的な人工透析の中断や母親の授乳
懈怠も、当然に不作為と解される。この場合、断続的ながら、毎回毎回の人
工透析ないし授乳は、引受け開始以来、生命維持へのエネルギー傾注である。
このエネルギーが減少・消失することは、不作為である。ところが、梅崎氏
は次のように主張される。
　「『授乳懈怠』は、まさに、『（それまで行ってきた）授乳活動をや・め・る・』が故に、
結果を惹起するのである。逆に、河で溺れている子供を救わない母親は、単
に、『救助活動をし・な・い・』のみであり、『救助活動をや・め・た・』のではない。『溺
れている子供を救う』と云う作用は、母親がそれまで、子供の『生』の現実
的前提として行ってきた諸々の具体的活動（作用）のうちには含まれていない
からである。『子供が溺れる』と云う『できごと』は、母親の日常的な諸々の
作用の外で起こった突発的な事故であり、そして母親は、その事故に際して、
今まで行ってきた以外の全く新しい行為（作用）を事故に即応して行わなかっ

た，にすぎない。それ故，子供は，河に転落すると云う事故のために死んだのであり，母親は，その事故に際して，救助しうるにも拘わらず救助しなかったにすぎず，決して，子供の死を『惹起』したものではない[316]」。

しかし，はたして，授乳活動をやめることと河で溺れている子供の救助を可能にもかかわらずしないこととは，行為環境が決定的に異なるといえるであろうか。確かに，生命維持のための日常的密着性および因果力は，前者の方が強い。しかし，程度の差はあれ，「溺れている子供を救う」という作用も，「母親がそれまで，子供の『生』の現実的前提として行ってきた諸々の具体的活動（作用）」の中のひとつといえるのではないだろうか。「子供が溺れる」という「できごと」は，「母親の日常的な諸々の作用の外で起こった突発的な事故」とは必ずしもいえないように思われる。風呂で溺れるとか，道路に飛び出すとか，危険な場所に行くとか，有害物を飲み込む等，育児という生活環境の中にはリスクがつきものであり，どれが突発的事故かは判然としない場合が多いが，救助可能性が十分にある場合，生命維持・救助へのエネルギー傾注はなお要請されていると解すべきである。これを怠り，生命維持・救助へのエネルギー傾注をしなければ，故意犯か過失犯かはともかく，不作為犯としての罪責を問われうるであろう。人工透析のような断続的延命治療も，実質的には授乳行為と同様の行為環境にあり，毎回の透析治療が生命維持へのエネルギー傾注であり，これをやめることは，不作為であると解される。

以上の考察から，われわれは，第１形態，第２形態，第３形態をすべて不作為と解すべきものと思われる[317]。その結果，死が生じるとすれば，それは死にゆくにまかすこと（Sterbenlassen；allowing to die）なのである[318]。しかし，それぞれについて，具体的事情，患者の病状等との関係で，違法性の程度，責任の程度も異なる。以下では，患者の意思に応じ，明確に意思決定能力のある患者，意識はあるものの意思決定能力のない患者，そして意識喪失状態の患者という具合に，個別的に考察することにする。その際，可能なかぎり医療の実態も考慮したい。

14 (iii) まず，パールマター事件，バートリング事件，チューン事件のように，

明確に意思決定能力のある患者の場合，患者の意思に応じて人工呼吸器を取り外して，かりに患者が死亡しても，一定の条件下であればその不作為は，患者の治療拒否権に照応した適法な行為と解される。

ところが，大嶋一泰教授は，次のように主張される。すなわち，「最初に患者の同意を得て治療が開始されたのであれば，のちに患者がレスピレーターをはずしてくれと言っても，はずすべきではない。はずせば死ぬ可能性が極めて高い以上，患者に意識がある限りレスピレーターをはずすべきではない。はずせば刑法202条後段の嘱託殺人罪になると考える[319]」，と。しかし，これは，「患者が断乎として治療を拒否するのであれば，たとえ生命の危険が切迫していても，医師は患者の意に反して，生命維持装置による治療を開始することを許されず，敢えて生命維持装置による延命措置を講ずるならば，専断的治療行為となる[320]」という大嶋教授自身の主張と齟齬をきたすのではなかろうか。最初からの治療拒否権は認められるが，途中からの治療拒否権は認められないというのでは，治療拒否権＝自己決定権の意義は半減する。また，最初は意識喪失状態ないし意識混濁状態で人工呼吸器に接続され，しばらくして意識を取り戻す場合もありうる。パールマター事件のように，そのとき患者が人工呼吸器による治療を真摯に拒否することもありうるのである。その場合，作為説からは，大嶋教授の主張のように刑法202条との抵触が考えられるが，不作為説，しかも不作為による嘱託・同意殺人を認めないわれわれの立場からすれば，それは，患者の意思に応じてそれ以上の治療を差し控えるということを意味するにすぎない。患者の治療拒否により，救助の因果性は特に意味を持たなくなり，作為義務も解除されて正当化が導かれる。本人の意思に反する延命は，法的根拠を失う[321]。

そもそも作為説に立脚すれば，刑法202条との抵触を多かれ少なかれ免れえないであろう。そこから，大嶋教授のような矛盾が生じる。作為説からこの事案を正当化しようとすれば，安楽死の場合と異なり死期の切迫性が不確定だけに，緊急避難の法理も適用困難であり，その途は狭い。考えられうる途は，福田雅章教授が安楽死問題で展開している人権論に基づく自己決定権

論であろう[322]。これによれば，つねに「病者の意思は最高の法」たりうるので，おそらく誰がいつ人工呼吸器を取り外そうと，患者の要求がありさえすれば正当化されることになろう。もちろん，作為か不作為かという点も，特に問題とされないであろう。そうだとすると，積極的安楽死の場合と同様，「病者が死を欲したならば殺害してもよい」という命題にかぎりなく接近する懸念が生じる[323]。これは，由々しき問題である。そこでわれわれは，結論的には患者の意思を尊重するのであるが，医師一患者関係という行為環境を重視し，その中で一定の条件が整ったときにはじめて取り外す行為が不作為と評価され，その不作為が患者の意思に合致することにより治療拒否権を承認して，すでに「引受け」により生じている作為義務を解除し，これによってこの不作為を正当化しようというものである。論理的にも，「医療侵襲」に対して「治療拒否」，そして「治療拒否」に応じた「治療取止め」（不作為），という図式の方がすっきりする。また，バートリング事件[324]でみられたように，患者の自己決定権の内容は，機械に接続された治療を拒否するというものであって，ただ単に死にたいという内容ではない。むしろ，別の治療方法があれば，患者はそちらを選んだかもしれない，という事情も考慮しておく必要がある[325]。したがって，患者の意思内容を正確に把握することが重要である。いずれにせよ，作為説の論者による正当化の主張には，例えば，ザックスやメーレリンクのように，法益（生命）に対する規範主義的解釈や過度な行為無価値論的色彩がある点に注意を要すると思われる[326]。

　なお，この事案においても取外しの時点は，幅があるとはいえ，ある程度死期の切迫性ないし生命の救助不可能性という観点から決定されるべきであるが，患者の意思を考慮したうえで，現実的に医師が判断裁量をもって決定するほかないであろう[327]。もちろん，第三者が患者の要求に応じて任意に取外しを行えば，前述のように，作為犯となり，刑法202条の問題となり，せいぜい期待可能性の理論による責任阻却の途が残るにすぎないと思われる。しかし，第三者，その他医師でない者でも，医師の指示に従って取外しを行う場合は，医師と同様の評価を与えられると解すべきである。

15 (iv) つぎに，意識はあるものの意思決定能力のない患者については，第1形態で考察したように，本人の真意が確実に判明する場合以外は，「疑わしきは生命の利益に」判断して，可能なかぎり延命治療を続けるべきである。人工呼吸器を用いた延命治療がすべて過剰治療で「人間の尊厳」に反すると速断して，安易に「代行判断」ないし推定的同意の法理を用いて患者を死にゆくにまかせてはならない[328]。治癒可能性も残されているのである。後述のように，意識状態としては，この事案も多分に考えられる。擬制的な「代行判断」の強要こそ，最も警戒すべき問題である。

しかし，患者を単なる営利目的ないし実験目的・対象としてこの治療を続行するようなことがあれば，人権侵害であり，逆に傷害罪ないし監禁罪の罪に問われることになる。

16 (v) 最後に，最も難解な（そして最も典型的な事案である）意識喪失状態患者について考察しよう。この事案は，前述のように，カレン・クィンラン事件，アイヒナー事件，セバーンズ事件，シンク事件，ハーバート事件，いずれもアメリカの裁判所で人工呼吸器の取外しが事実上認められてはいるが，問題は，それほど簡単ではない。まず，その解決のための予備的考察をしておこう。

第1に，患者の病状・実態について確認しておく必要がある。医学上患者の意識レベルは，① 清明 (awake)，② 傾眠 (somnolence——名前，住所，生年月日などの質問には正しく答えるが，それ以外のときにはうとうとしている)，③ 昏迷 (stupor——眠った状態であるが，刺激により開眼，握手の命令に応じる)，④ 半昏睡 (semicoma——意識消失，四肢の自発運動あり，痛覚刺激に対しはらいのけようとする)，⑤ 昏睡 (coma——意識消失，四肢の自発運動なし，痛覚刺激に対してのみ反応する)，⑥ 深昏睡 (deep coma——意識消失，四肢の自発運動なし，痛覚刺激に対しても反応せず，多くは四肢は弛緩し，基本的な諸反応も消失)，に段階分けされ，その次に脳死が位置する[329]。昏睡の原因は多様で，内科領域においては，イ) 脳を主とし，頭蓋内の原発性病変によって起こるものと，ロ) 脳以外の他臓器の病変によって続発的に起こるもの，ハ) 薬物やガスなどの外因性の中毒によるものとに

分けられ[330]、頭部外傷領域においても、直接外力による脳幹障害（脳震盪，脳幹損傷）や広範な脳損傷（脳挫傷）などの第一次的意識障害のほかに、頭蓋内圧亢進のための脳幹損傷，脳低酸素症（循環障害，窒息，出血ショック），痙攣発作，急性中毒（鎮静剤，酒），代謝障害（糖，水分，電解質など）などの第二次的意識障害がある[331]。また、小児の場合には、脳の障害によるもの（脳炎および髄膜炎，急性脳症，急性幼児片麻痺，頭蓋内出血，脳膿瘍，脳腫瘍，てんかん重積状態，痙攣後の昏睡）のほかに、脳以外の原因によるもの（糖尿病昏睡，肝性昏睡，腎疾患によるもの，心疾患によるもの，疫痢，消化不良性中毒症，アセトン血性嘔吐症，中毒）もある点に注意を要する[332]。いずれにせよ、末期患者ケアの現場は、それぞれ多くの難問を抱えている[333]。

　さて、これらの患者のうち、すべての患者に人工呼吸器が装着されるわけではない。よく、「遷延性植物状態患者＝人工呼吸器装着」という図式で議論されるが、必ずしも植物状態患者が人工呼吸器を使用しているとはかぎらない。「植物状態患者」とは、1972年の日本脳神経外科学会会員有志14名の定義[334]によれば、「useful life を送っていた人が脳損傷を受けた後に以下に述べる六項目を満たすような状態に陥り、種々の治療に頑強に抵抗し、ほとんど改善がみられないまま満三ヶ月以上経過したもの」とされる。すなわち、① 自力移動不可能，② 自力摂食不可能，③ 屎尿失禁状態にある，④ たとえ声は出しても、意味のある発語は不可能，⑤「口を開け」、「手を握れ」等の簡単な命令にはかろうじて応ずることもあるが，それ以上の意志疎通が不可能，⑥ 眼球はかろうじて物を追っても認識はできない。

　この植物状態も、脳血管障害，脳外傷，脳腫瘍，中毒等が原因で起きるのであるが、外傷者の場合、植物状態から脱却する例もある[335]。つまり、回復不可能とはいえないのである。今日〔1983年時点〕、全国で2,500人程度の植物状態患者がいるといわれるが[336]、重要なことは、植物状態では、多くの場合、人工呼吸器は必要ではない（脳幹の機能が心臓のリズムをつくり，呼吸機能を司るから），という点である[337]。意識状態にも幅がある。そして、植物状態は、大脳・小脳のように思考・動作を司る「動物機能」が壊死などの病変により

侵されているものの，中脳・間脳・延髄などの脳幹のように，呼吸や体温調節を司る「植物機能」は十分に維持されているのである。したがって，まちがっても植物状態と脳死状態（後述）とを混同してはならない。さもなくば，「世にいわゆる植物人間的状態にある者のうちには，すでに脳死による死体になっていると判断してよいものも少なくないであろうと思われる[338]」などという誤解を生じかねない。こうした誤解が，この種の問題の議論の進展を妨げていることを自覚する必要がある。「共通の土俵」を設定する努力を怠ってはならない。

第2に，これと関連して，人工呼吸器の登場により，「脳死状態」が心臓死以前に生じることになった点も認識しておく必要がある。これは，後述のように，人工呼吸器の取外しの時点の問題に関係する[339]。

「脳死」とは，厚生省〔現・厚生労働省〕「脳死に関する研究班」（班長：竹内一夫教授）の定義（1985年12月6日発表[340]）によれば，「脳幹を含む全脳髄の不可逆的な機能喪失の状態である」，とされる。この定義は，1968年の日本脳波学会が提案した定義[341]を継受したものである。判定基準についても基本的にはこれを継受して，次のような6要件を示している。① 深昏睡，② 自発呼吸の消失，③ 瞳孔が固定し，瞳孔径は左右とも4ミリ以上になる，④ 脳幹反射の消失（(a)対光反射の消失，(b)角膜反射の消失，(c)毛様脊髄反射の消失，(d)眼球頭反射の消失，(e)前庭反射の消失，(f)咽頭反射の消失，(g)咳反射の消失——自発運動，除脳硬直・除皮質硬直，けいれんがみられれば脳死ではない），⑤ 平坦脳波，⑥ 上記①～⑤の条件が満たされた後，6時間経過をみて変化がないことを確認する。二次性脳障害，6歳以上の小児では，6時間以上の観察期間をおく[342]。

このように，「脳死」と「植物状態」とは明らかに異なる。しかも，全脳死をもって脳死とする趣旨である。脳死をめぐっては，これを人の個体死と認めるか否かが今日盛んに議論されている[343]。詳細をここで論じることはできないが，本題との関係上，基本的観点だけは明確にする必要がある。脳死問題は，実践的意義としては，人工呼吸器をどの時点で取り外してよいかという問題と臓器移植の問題とに関係するが，最近では後者に著しくウェイトが

置かれているように思われる。それだけに、ドナー(臓器提供者)の人権を最大限配慮するような形で議論をする必要がある[344]。また、脳死容認が、安易な治療放棄に連結しないよう注意する必要がある。この点を含めて脳死問題を整理するとき、まずは、現時点［1987年当時］において、社会的合意がなお不十分であることを指摘せざるをえない。何よりも医師の間で脳死に対する態度が多様である点は、注意を要する。すなわち、前提となるべき医学レベルでも、脳死をもって人の死とすることになお合意がない。その結果、国民全体の間の議論も当然ながら混乱をきたしている[345]。例えば、先に示した厚生省〔現・厚生労働省〕の「脳死に関する研究班」の判定基準のひとつをとってみても、諸外国の基準との相違、あるいはわが国の他の基準との相違がなぜあるのか、6歳未満の子供を一律に除外するのはなぜか、等々多くの疑問が出されている[346]。法学者の対応も、多様である[347]。社会的合意論に対しては、「いつになったら社会的合意ができたといえるのかわからないではないか」、という趣旨の批判も出されているが[348]、生命という重要な法益に関する問題に国民が参加できないというのは、きわめて不合理である。医師でさえ実態がわからない者がいるのに、国民一般が現時点で賛否の判断を下すことはできないであろう。かりに医学界で合意ができても、さらに国民の社会的合意をとる必要がある。これは、国民主権に根差したわが法益論の帰結でもある[349]。

それでは、いつ社会的合意ができたといえるのであろうか。おそらくそれは、各種の公開シンポジウム[350]やヒヤリングが専門家に対してのみならず、広く国民レベルでも十分に行われ、国民各層から理論的根拠をもった合理的疑念が払拭されたときであろう。もちろん、それでも感情論レベルの疑念は、なお残ると考えられる。それを統一するのは、おそらく不可能であろう。また、最終的に立法措置を講じるかどうかも、国民自身が決定することである［周知のように、その後、1997年に「臓器の移植に関する法律」が制定された］。医学の動向を法的にそのまま追認していく考え[351]は、その点で問題である。逆に、医学の動向を完全に無視して規範主義的解釈を採る(例えば大脳皮質死を個体死とみる)ことも問題である。「法によるチェックと法に対するチェック」

は，ここでも重要性を帯びてくるのである。諸外国では脳死をもって人の死とみる傾向にあるが[352]，わが国では，なお議論が不十分であり，現時点[1987年当時] では，「疑わしきは生命の利益に」考えて，いわば慣習法として妥当している伝統的な三徴候説(呼吸停止，心臓停止，瞳孔拡大をもって人の死とする説)に従って本題を考える必要がある。なぜなら，三徴候説が維持された理由は，第1に，診療技術が聴診・打診を主とする以上，比較的誰の目にも明瞭に判断可能なメルクマールであったこと，第2に，死を遅くして蘇生の望みを最小限にするまでは生と認めることに役立ち，個体の全体死の判断に最も適合するものとされたこと，第3に，医師の慣行と事実上一致して，それが国民一般の支持を得ていたこと，等が考えられるが，これらが今日すべて克服されているわけではないからである。しかし，将来，人工心臓の開発が進んだりすれば，やはり脳死問題は新たに生じる可能性もあるわけだから，議論をオープンにして，大多数の人が納得のいくような方向性を導く必要もある。その際でも，通常の死亡経過においてはなお三徴候説が妥当し続けるのか(二元論)という問題[353]も，より切実に重要課題となろう。現時点では，ともかく，人工呼吸器を用いるときだけが，脳死問題(もちろん臓器移植も含めて)の生じる場合であることは，自覚しておく必要がある。

　第3に，人工呼吸器の数は，1981年末で約12,000台で，これを置いてある施設は，全国で4,000ヵ所だという。「医療施設は約8万5千ヵ所あるから，だいたい5%の施設にしか置いていないということである[354]」。こうした場所的制約性と数的制限の下で，深刻な事態が生じていることを自覚しないわけにはいかない。裏を返せば，脳死論議も，実際上はこの範囲内の患者が対象なのである。しかし，いつ誰がそれに該当するかは予測できない。

　第4に，医療費の問題が背後に関係してくる点も見逃すことができない。いわゆる「植物状態患者」の場合，最低で月558,000円，実際には1日に20,000円はかかるといわれ，経済的に崩壊をきたした家庭がすでに20%以上あり，65%の家庭でも，余裕のない経済生活を送っているといわれる[355]。こうした現状を踏まえて，法的にいかなる判断をなすべきか。以下，刑法的な

観点から考察を加えることにする。

[17] (vi) さて、この事案においてまず肝要なことは、先に考察したように、生命という法益はいかなる場合でも死期の時点まで厳として存在するということである。したがって、ザックスのように人工呼吸器に接続された末期患者の生命は規範の保護目的外にあるとする見解や、宮野教授のように「生命維持装置の助けを借りて伸長されている生命には、器械による援助の程度が大きければ大きいほどこれに反比例して保護法益性は減少してゆく」とする見解は、前述のように採りえない[356]。死期の時点まで、万人の生命は、殺人罪の対象たりうる。また、エーザーや大嶋教授のように、「人格の自己実現」という積極的要素を設定して、終局的な「不可逆的意識喪失」という時点になれば治療義務がないとして取外しを許容しようとする見解も、前述のように採りえない[357]。

他方、メーレリンクは、意思決定能力のない患者や意識喪失の患者の場合は、自己の生命についての個人的利益の放棄とか「自己自身に対する保護」という考えは評価の対象として不適切であり、むしろ「人間の尊厳」を侵すかどうかが指標になる、と論じる。この場合、「生命それ自身の保護」という国家的利益について考えても、医師の行為が生命の「過程」の中に置かれるかぎり、それは生命の蔑視にはならない、と述べる[358]。「人間の尊厳」を考慮している点は評価しうるが（ただし、安易な使用には注意を要する[359]）、「生命の蔑視の有無」という情緒的要素を違法判断の中に取り込むのは、違法の客観性を担保するうえで問題である[360]。しかし、患者の苦痛除去という利益も存在しないので、緊急避難の法理も容易には適用できないであろう。それではいったい、意識喪失状態の患者から人工呼吸器を取り外す行為を正当化する途はあるのだろうか。

ここでもわれわれは、やはり患者の意思を中心に考えざるをえないであろう。患者の意思を抜きにした利益衡量は、この問題解決にとり不適切である。患者が意識を喪失しているのに、何故に患者の意思を考慮するのか、という批判が出されることも考えられる。しかし、前述のアメリカの判例概観・分

## 4 解決の試み　117

析から明らかにされたように，手術直前の意思表明がなされる場合があることを想起すべきである。例えば，アイヒナー事件におけるフォックス修道士がその典型である[361]。彼は，自分がその立場に置かれた場合には人工呼吸器を用いるような治療をしてほしくない旨を述べていたし，さらに，実際にも彼自身，入院の必要性を知ったとき（入院の2か月前），この旨を再度繰り返していたのであり，それゆえにニューヨーク州最高裁も，こうした意思表明を「明白で説得力ある証拠（clear and convincing evidence）」として尊重したのである。このように，リビング・ウィルとは実質的に異なり，手術直前の真摯な治療拒否の意思表明は，2段階を経たものであり，これを現実の意思表明と解しても，そこには何ら不都合はないように思われる。現在の推定としてのその意思表明は，「合理的疑い」を超えた程度に現実の意思表明と同視しうる。したがって，この場合にかぎり，すでに「引受け」によって生じている救助の因果性を中核とする作為義務＝生命維持義務は解除され，人工呼吸器遮断という不作為は正当化される，と解することができる。そして，取外しの時点も，前述のように，ぎりぎりのところで医師の裁量に委ねてよいと思われる。

　これ以外の，例えばカレン・クィンラン事件におけるように，一般的な日常会話の中での漠然とした意思表明に基づく推定的判断や推定的同意では，正当化力は不十分である。もちろん，リビング・ウィルのようなものを公的に認めることも，前述のように，慎重さが要求される[362]。また，本人の意思とまったく無関係なところで安易な「代行判断」を容認することも，大きな問題である[363]。例えば，宮野教授は，先に取り上げて批判した「法益性減少」という観点（客観的側面）のほかに，主観的側面として，「代行同意（consent by proxy）」の理論，しかも，判断の誤りを極力防止する配慮から「共同による代行同意」の理論を主張される[364]。具体的には代行機関の設置を考えておられるが，その根底には違法性拡散の考えがある。そして，結論的に，取外しを適法とするための4条件が呈示される。すなわち，① 現代医学の知識と技術からみて，患者が，無意識状態におちいっていて，認識力と知力を回復でき

ないことが明瞭なほどの不可逆的な病気に冒され，しかも，脳死に近い病状にあること，②生命維持装置の使用による患者の生命の保護の効果が無益と医療上診断できるものであること，③生命維持装置の取外しについて，法律の定める組織体による承認のあること，④生命維持装置の取外しは医師の手によらなければならないこと，である[365]。この中では，おそらく③が決定的重みを持つことになろう。しかし，その組織体が倫理委員会であるのかどうか必ずしも明確でないばかりか，現在の倫理委員会であれば，その実態からして運用面で疑念が多く，あるいは「代行同意」を複数人によって行うことにより，責任の所在が曖昧になり，結果的には，精神的・経済的負担を免れるため，場合によっては臓器提供に供するため，意識を喪失した患者が犠牲にならないともかぎらない。

そこで，内藤教授は，家族等の代行による同意を考慮される。すなわち，「このような『代行』の構成，ないし家族の同意には深刻な問題が含まれている。家族の同意を『代行』として構成するとしても，それが患者本人の意思そのものでなく，擬制としての要素をもつことを否定しえないからである。だが，そのことのゆえに，家族等の同意は法的に意味がないとすることは，医師に過大な裁量権を認めることになるだけではなく，医療の実情にも反するのではなかろうか。本書は，その擬制としての要素ををできるだけ少なくするために，家族の同意は，患者の意思をもっともよく推認しうる家族によるものであり，かつ，患者の最善の利益を実現するという意味で患者の意思を体したものでなければならないとするほかはないと考える。なお，患者に家族がいない場合には，患者の意思にとって前記のような意味を持つ同意をなしうる人(たとえば親友)があるときは，その人による代行を認めうるのではなかろうか。いずれにせよ，一定の国家機関(たとえば裁判所)あるいは一定の組織体(たとえば委員会)による代行を認めることは，代行の擬制としての性格があまりに濃厚になるので疑問の余地が大きい[366]」。

以上の内藤教授の見解は，患者の自己決定権を可能なかぎり考慮するには家族・近親者等の同意も認めるべきであるというものであり，傾聴に値する。

## 4 解決の試み 119

しかし，前述のフォックス修道士のような場合ならば，これも許されようが，一般的にこれを認めるには問題がある。なぜなら，それは，単なる推定的同意で正当化を認めるのと大差なくなるからである。スイス医学アカデミーも言うように，・単・な・る・推・定・的・意・思で生命に関する重要問題を解決すべきではない[367]。内藤教授も，当然にこのことを自覚しておられるものと思われる。いずれにせよ，生死の決定に関して「家族の役割」を過度に強調する傾向には警戒を要する側面がある。結局，生前の健常時の患者の意思（手術直前の意思表明は，前述のように，現実の意思と同視しうる）に基づく推定のみが，かろうじて何らかの形で考慮されることになるが，「疑わしきは生命の利益に」ということからすれば，おそらくそれも，よほど明示的なものでないかぎり他の要素との組合せによる違法性阻却事由の一要素ということにならざるをえないであろう〔後述（第2章および第3章）のアメリカのコンロイ事件判決のテストを参照〕。

これに対して，金沢文雄教授は，治療方法変更説を主張される。すなわち，「それは，問題を治療行為の枠内にひきもどし，人工的生命維持装置からより簡易な治療方法への変更（つまり段階的に自発的な呼吸・血液循環への移行）が許されるかを問い，確実な死に直結する場合は許されず脳死判定をまつべきであるが，死の危険を伴うにすぎない場合は本人の承諾または保護者の承諾を得て治療方法を変更することは許されるというものである[368]」。この説は，人工呼吸器の遮断が死に直結するか否かを場合分けして慎重に論じている点に特徴がある。しかし，われわれの考えからすれば，患者の意思表明が現実のものである場合には，特に場合分けする必要はないと思われる。患者の意思に応じて医師が判断裁量をもって取外しを行うことは，許されるものと考える。これに対して，患者の意思が把握できない場合には，基本的には生命の救助可能性が医学的に絶無となる時点まで人工呼吸器による生命維持治療を続けるべきである。結局，その時点とは，脳死の時点，しかも，どの説からも特段の疑念を呈示されない程度の確実な全脳死の時点となる。前述のように，脳死は，現時点［1987年時点］ではなお人の死とはみなしえないが，少なくとも脳死以後に生命が救助されることは現代医学上ありえないともいわれて

いる。したがって，この場合にかぎり，患者の家族ないし近親者の了解の下に人工呼吸器を取り外して患者を死にゆくにまかせても，もはや違法とはいえないであろう[369]。この場合には，内藤教授の言われる，「患者の意思を最もよく推認しうる」人による「患者の意思を体した」代行による同意が効力を有するものと解される。事実上不可能となったことを強要することは，法的に認めるべきではないと思われるからである。しかし，後述のように，あくまで人工呼吸器による治療の解除が許されるのであり，心臓死に至るまでは，診療契約は残っており，たとえ期間が短くても，医学準則に基づいて段階的治療解除をすべきである[370]。

かくして，この事案の正当化の要件は，患者の現実的ともいえる現在の推定的意思が認められる場合だけである，と考えざるをえない。そして，人工呼吸器による延命が，その性能検査，医学的実験，病院の利益追求などの目的だけのために行われていることが明白な場合には，「人間の尊厳」に抵触するので，治療の変更ないし段階的解除が要請される[371]。これ以外の場合には，例えば，経済的諸条件や年齢，あるいは患者の社会的地位といったようなものを根拠に，正当化を論じることはできない。さもなくば，生命に質的差異をもたらすことになるからである。残された途は，積極的（殺害型）安楽死の場合とまったく同様とまではいえないが，期待可能性の理論ないし義務衝突の理論を基軸とした責任阻却だけであると考える[372]。前述のように，医療費が高額であることにより経済的諸条件は厳しいし，長期的看護ないし介護の疲れから，（場合によっては生前の患者の意思を拠り所にして）医療職に携わる者や近親者が思いあまって人工呼吸器を取り外す場合，この作為は，違法ではあるが，適法行為の期待可能性がないとして免責の余地がある場合もありうると考える。それは，まさに個別的・具体的状況によって慎重に判断するほかない。

[18] ③ **第3形態（その他の人工延命措置の中断）**　（ⅰ）この事案も，基本的には第2形態と同様に考えてよい。前述のように，第2形態は，人工呼吸器による継続的生命維持治療が行われるのに対し，第3形態は，どちらかとい

えば人工透析のように断続的生命維持治療が行われる点に特徴がある。しかも，人工呼吸器による治療よりも侵襲の程度が軽く，特に脳死という問題が起きない点で第2形態と異なる。また，ブービア事件のような食事一般，スプリング事件のような人工透析，ストウラー事件のような輸血，コンロイ事件のような人工栄養補給など，様々な延命治療の種類が考えられる[373]。しかし，いずれの場合も，不作為をもって論じることができる。この点を考慮に入れて，ここでも患者の意思の状況に応じて問題を考察することにしよう。

まず，患者の意識が明確である場合，いかなる治療であれ，患者が拒否すれば，その治療を中断して，かりに患者が死亡しても，その不作為は，法的に特に問題ない。この場合は，第2形態と同様，作為義務が解除されると考えられる。しかし，ブービア事件で食事一般の拒否についてカリフォルニア州高裁が許可しなかったように，治療とは基本的性格が異なるものについては一考を要する。食事一般については，これを拒否することは自殺と同様の意義を有することになる。別途考察したように[374]，自殺は違法と解されるが，それ自体を犯罪行為として捉えることはできない。しかし，自殺患者を放置すれば，医師は自殺幇助の罪（刑法202条後段）に問われうるかが，微妙な問題として登場する。この問題は，第1形態において（西）ドイツのヴィティヒ医師事件を素材として考察したように[375]，治療拒否の延長として考えられるかぎりでは，かろうじて正当化を認めるべきであろう。すなわち，患者の治療拒否により作為義務が解除されるものと考えられる。逆に，患者の意思に反する強制治療は，前述のように，許されない[376]。輸血については，微妙な問題を含む。ストウラー事件上告審は，輸血を食物補給と同等のものと論じているが[377]，輸血については治療行為とみて，同様に解してよいものと思われる[378]。しかし，食事一般については，治療行為の範疇とはいえ，医師は，基本的には食事の準備だけは定期的に行うべきである。それでもなお患者が食事一般を拒否する場合には，医師の作為義務は解除され，自殺幇助の責任も負わない。なぜなら，本人の意思に反する生の強制はできないからである。これに対して，人工栄養補給は，治療と同視してよいと考えられるので，患

者がこれを拒否して,医師が,例えば人工栄養補給チューブを取り外しても,第2形態と同様,この不作為は,患者の延命拒否に基づく作為義務解除により正当化されると考えることができる[379]。

[19] (ii) つぎに,患者に意識はあるものの意思決定能力がない場合は,より慎重な検討を要する。医師はすでに患者の生命を引き受けており,したがって生命救助の因果は進行している。これの遮断を許容するには相当の理由がいることは,前述のとおりである。この事案は,スプリング事件のように元気な患者に対して老人性痴呆症と腎不全の併発という形(人工透析治療)で現れたり,ストウラー事件のように重度精神障害者が輸血対象者となったり,コンロイ事件のように昏睡状態でも脳死でもなく,脳障害で摂食不可能という状態で人工栄養補給チューブを付けられたりと,まさに多様である。それだけに,前述のいわゆる「植物状態患者」も,この形態に含まれる可能性がある。第2形態のような人工呼吸器による治療だと侵襲の程度も強いので,アメリカの裁判所も,「代行判断」を用いてまでその中止を肯定しているが,第3形態の中のこの事案についてはかなり慎重であった。もちろん,スプリング事件判決のように,「家族の役割」を重視して「代行判断」を認めたものもあるが[380],ストウラー事件判決やコンロイ事件(第2審)判決ではそれにブレーキがかけられた。繰り返しになるが,ストウラー事件でニューヨーク州最高裁は,次のように論じている[381]。①患者は終生無能力状態にあり,治療行為に関する合理的決定能力がないので,別の諸原理によって解決されねばならない。②親または後見人は,幼児に代わって医療処置に同意する権利を有するが,たとえその意図が何であれ,幼児から救命措置の機会を奪うことはできない。親の治療拒否の決定が宗教上の信念のように憲法上の権利に基礎を置くとしても,パレンス・パトリエとしての州の利益に従わねばならない。③本件で,患者の生命を脅かしているのは,治療不可能な膀胱癌と出血死である。輸血は,癌を治癒しえないが,死の危険を除くことはできるもので,いわば食物と類似したものである。確かに,患者は拒否的態度を示してはいたが,証拠上,輸血は過度の苦痛を伴うものではないし,また,輸血なしでは

患者の精神的・身体的能力を日常レベルで維持することはできない，と。

　この判決は，妥当な方向性を示しているように思われる。安易な「代行判断」容認の背後には，看病その他経済上の負担等の諸条件があると思われ，それも理解できるところであるが，一律にこれを容認することの危険性に，この判決は歯止めをかけているように思われる。同じことは，人工栄養補給チューブ抜去をめぐるコンロイ事件第2審判決にもいえる[382]。すなわち，ニュージャージー州高裁は，昏睡状態でも脳死でもなく，死期が近づいているわけでもなく，しかも生命維持装置で生命を保たれているわけでもない患者を，水も与えず飢えさせて苦しみのうちに死なせるべきだとした第1審判決は誤っているとの判断を示し，生命維持装置の取外しの決定は，脳死，回復しない昏睡，あるいは植物状態で医療の継続が何らの医学的利益もないような致命的患者に限定される，と述べている。この判決も，安易な治療中断・放棄への警鐘と解される。これらの判決が示した「歯止め」については，常時注意しておく必要がある。現に，コンロイ事件上告審判決では，第2審判決が覆されているのである[383]。

　結局，本事案においても正当化が可能だとすれば，現実の意思と同視しうる程度の患者本人の現在の推定的意思がある場合だけであろう。そして，意識を喪失しているのではないのだから，少なくとも前言を覆す意思表明については慎重な配慮をし，特に健常時に治療拒否を表明したものの，後に精神能力が衰弱した時点では「何としても生きたい」という意思表明が読みとれる場合には，「疑わしきは生命の利益に」判断して，後者を尊重すべきである。ここでも，安易な「代行判断」は極力抑制すべきである。そして，場合によって期待可能性の理論ないし義務衝突の理論を考慮した責任阻却が考えられるにとどまる。ともかく，見方によっては，第2形態よりも注意すべき点が多いように思われる。

　なお，最後に，意識を喪失した患者についても同じことがいえる点を強調しておきたい。

20　**(3) 付随的問題の解決の試み　① 要救助患者の競合**　残された付随的

問題として，集中治療室等のベッド数不足から，救助の必要な患者が競合する場合にどうするか，という問題がある。事案としては，正確には2通り考えられる。第1は，多数の患者が同時に病院に搬入されたとき，既設の装置と医師等のメディカル・スタッフ，あるいはそのいずれかが治療に不足する場合である。第2は，ある患者がすでに延命装置を装着されているところに，同じ治療を必要とする他の患者が搬入されてきた場合である[384]。

まず，第1のケースを考察しよう。エーザーによれば，この場合，医師は，医学上の切迫性ないし1人1人の成功の見込みを基準として選択裁量せざるをえず，その結果，装置にかけられなかった者が救助されなかったとしても不可罰とされる。そして，最良の延命の機会をもって引き渡された事故の被害者を，金銭的理由等で，より悪い予後の患者より後回しにするというような極端な場合には，消極的な裁量濫用コントロールが行われる，と説く[385]。方向としては妥当と思われるが，これが刑法上いかなる効果を有するかは，いまひとつ明らかでない。

この点に言及されるのが，大嶋教授である。大嶋教授によれば，この場合，構成要件該当性判断の段階では，医師は2つの同価値の救助義務の履行を同時に迫られているが，違法性判断の段階では，当該具体的事情下で事実上一方の義務は履行不可能なので，「不可能なことをなす義務はない」という原則によって義務性を失い，最初考えられた義務違反の違法性が阻却される。このような義務履行の事実上の不可能性に基づく義務違反行為の正当化は，緊急避難とは異なる義務衝突として，刑法35条の正当行為のひとつの場合である。この場合，衝突する義務の価値の優劣は，法益保護（生命救助）の緊急性を基準として考えるべきである。しかし，救助義務の順位は，時間的順序という偶然的事情によって決めてはならない，と[386]。

大嶋教授の主張の根底には，義務を中心とした違法観がある[387]。それゆえにこのケースを違法性の段階で論じられるのである。この考えは，法益を中心としたわれわれの違法観と対立する。われわれの立場からすれば，前述のように，生命に差異を認めることはできず，したがって，「生命」対「生命」

の法益衡量を認めることはできない。もちろん，大嶋教授も，生命に差異を認めているわけではないが，それに基づく義務衝突という図式自体が結論的に生命保護に差異を生ぜしめるのではないかと思われるのである。かくして，この第1のケースは，むしろ責任阻却としての緊急避難として免責されうると解すべきである。そして，いずれの患者を救助すべきかは，医師の良心ないし判断裁量に委ねるほかないものと思われる。

つぎに，ある患者にすでに延命装置が装着されているところに，同じ治療を必要とする他の患者が搬入されてきた場合を考察しよう。このケースの方が，一方の患者にすでに救助の因果力が働いているだけに，問題は深刻である。エーザーは，この場合，時間的先行の原則によって処理すべきだと主張する。さもなくば，生命の外部的衡量(他の生命の救助の切迫性，家族の有無，社会的地位などの利益と生命との衡量)に至ることになるであろう[388]，と。ところが，大嶋教授は，「この場合は時間的順序を問題とするのではなく，すでに装置に接続されて治療を受けている第一の患者に対する生命維持装置による治療義務とか生命維持義務があるか否かを問題にしなければな」らない，と主張される。そして，「禁止構成要件の実現によってのみ履行しうる救助義務が行為者に課されるときには，その救助義務が禁止構成要件の内容たる不作為義務と衝突する」が，「まずこの場合には構成要件該当行為を行うことが許されるかどうかを緊急避難の規定に従って一般的に利益衡量を行って判断し」，「次いで，行為に出ることが許されるという場合には，作為義務が意味を持って来るので，救助義務者は単に行為に出ることが許されるだけでなく，通例行為に出なければならないことになる」。「また反対に，行為に出ることが許されないのに行為に出れば違法であって，義務履行の事実上の不可能性を理由とした義務衝突による行為の正当化を認めることはでき」ない。「この場合，医師は保証人的立場にあるということで，非保証人より当然に広い範囲で他人の法益を侵害することが許されるわけではな」く，「この義務衝突は，『正当行為としての義務衝突』とは区別し，義務緊急避難として専ら緊急避難の規定に従って処理すべきであ」る[389]，と。

大嶋教授と類似の見解は，齊藤誠二教授によっても唱えられている。齊藤教授は，（西）ドイツの学説の検討後，次のように結論を要約しておられる。「① この問題の場合の医師には，これまで生命維持装置をとりつけられている患者を治療しつづけその生命をたもつようにしなければならない義務とあたらしく運ばれてきた患者を治しその生命をたもっていくようにしなければならない義務とがあり，この医師は，同時に履行することのできない2つの義務の衝突の状態にある，② この場合の2つの義務は同じ価値を持つものである，③ それで，このどちらの義務を履行するかは担当の医師のきめるところである，④ そこで，この問題のように，回復の見込みがすくない患者にとりつけてある生命維持装置をとりつけ，その結果として，生命維持装置を取り外された患者が死んでしまったとしても，それは義務の衝突の状態のもとにいる医師が一方の義務を履行することを選んだのだから，この場合の医師の行為の違法性は阻却される，というように，西ドイツのレンクナーと同じ方向で考えるのがよいようにおもわれる[390]」，と。ただし，大嶋教授のように，衝突する義務の価値の優劣を法益保護（生命救助）の緊急性という基準で決定するのか否かは，必ずしも明らかでない。

　思うに，このケースをも違法性阻却としての義務衝突という形で構成することは，すでにベッドにいる患者に絶えず不安を抱かせるものであり，その生命を不安定にし，実質的には生命の質の衡量を許す結果になるのではなかろうか。すでに引き受けている患者がいるのに，さらに別の患者を引き受けることの矛盾もさることながら，すでに引き受けている患者に対する生命救助の因果の流れは，相当の理由がなければ遮断することはできない。「生命」対「生命」という同質法益に対しては，その維持義務も同等でなければならない。もし，先順位の患者から生命維持装置を取り外して後順位の患者に付けることが正当化可能だとすれば，それは，ここでも先順位の患者の「現実の意思」もしくは前述の「現在の推定的意思」による場合しかないであろう。しかし，こうしたケースは稀有と考えられるので，エーザーの主張するように，基本的には，時間的先行の原則を維持すべきものと思われる。さもなく

ば，病床の患者は，「いつ他の患者が搬入されるか」という不安から，精神的にもまいってしまうであろう。したがって，先順位の患者と後順位の患者を入れかえて先順位の患者が死ねば，基本的に違法であり，場合によって超法規的緊急避難として責任阻却がありうるにとどまると解すべきである。

しかし，これらの問題は，シュトラーテンヴェルトも言うように，社会全体で考えるべきものであり，医師だけに責任を押しつけるのは酷であるように思われる[391]。

[21] ② **基本看護**　つぎに，基本看護が必要かどうかという問題がある。大嶋教授は，生命維持装置を取り外した後，なお生存している患者については，死亡するまで十分生存に必要な基本的看護（例えば，栄養補給への配慮，喀痰吸引などの呼吸作用への配慮，排尿排便への配慮，身体衛生への配慮など）を尽くさねばならず，これを怠って患者が死亡すれば，刑法219条の保護責任者遺棄致死罪が考慮される，と言われる[392]。確かに，前述のように，診療契約が続く以上，人工呼吸器等の生命維持装置が取り外されても，死期の時点までは医師の治療の任務は残るものと思われ，その主たる内容は基本看護であろう。しかし，その基本看護義務違反がただちに保護責任者遺棄（致死）罪に当たると解するのは，厳しすぎるように思われる[393]。むしろ，大谷教授や町野教授のように，基本看護義務違反については，基本的には民事法による対応をすべきであろう[394]。もちろん，生命維持装置を取り外された後に，患者に対し暴行・傷害が行われたときは，刑事責任が問われることになる。いずれにせよ，生命維持装置が取り外されれば，通常はやがて死に至るので，以上の対応で十分であると考える。

ところが，取り外された後，長い間生存可能である場合（例えばカレン・クィンラン），診療契約が続いているにもかかわらず基本看護がなされなかったことが直接原因となって併発症等で死亡するに至れば，大嶋教授が説かれるように，保護責任者遺棄致死罪が考慮されうると思われる[395]。ともかく，人工呼吸器等の生命維持装置の取り外しに関しては，段階的解除が望ましいし，それに関しては医学的にもある程度の基準設定が可能と思われる[396]。

## 5 結　語

　以上，アメリカの判例を素材としつつ，その理論的分析・検討を通して，人工延命措置の差控え・中断の問題を刑法的観点から考察してきた。本章において最も強調しておきたかったことは，患者を医療の客体としてはならない，ということである。患者の意思を考察の中心に置いたのも，その尊重こそ「人間の尊厳」の顕現と考えたからである。自己の意思と無関係に第三者が「人間の尊厳」の基体となる部分 (死期の時点まで厳然として存在する生命体) について判断することには，きわめて慎重でなければならない。その点でも，意思決定能力のない患者(意識を喪失した患者を含む)に対する延命措置をめぐる問題は，実に深刻な問題であることが改めて痛感される。それゆえに末期患者，難病患者，高齢患者，重度精神障害者等の生命が，不安定な状態に置かれたり，最悪な場合には切り捨てられることのないよう最大限の配慮をする必要がある。このような観点から，本章では，安易な「代行判断」にも基本的には反対であると結論づけた。したがって，正当化の途は，患者の治療拒否の意思が現実のものであるか，ほぼそれと同等な「現在の推定的意思」(合理的疑いを超えた明白で説得力あるもの) がある場合に限定した。例外的に，人工延命措置それ自体が患者を明らかに客体化している人体実験のような場合，しかもそこには犯罪性さえ見受けられるとすれば，その延命措置は解除されねばならないことも考えられよう。もちろん，その認定も慎重でなければならない。それ以外は，責任阻却として論じるほかないであろう。

　本文でも述べたが，生命の操作をめぐる諸問題は，法解釈論や立法論の基本的部分と密接に関係する。法が独走しすぎて著しい規範主義的解釈や現実と著しく遊離した立法を許すことは，社会の実態や事柄の本質から遊離した危険な結果をもたらす可能性がある。他方，先行する医学の「進歩」を無条件に追認していくことも，同様の結論になりうる。医療が人間の生命・身体に直接関係するものである以上，人権侵害と抵触する可能性のある問題につ

## 5 結　語

いては，専門各分野や市民レベルでの幅広い，徹底した議論ないし相互対話をしたうえで，その法的枠組みを設定していく必要があるように思われる[397]。それゆえにわれわれは，議論が混同しないよう慎重に事案を区別しつつ，「法によるチェックと法に対するチェック」を何度も強調したのである。医師に全面的に裁量を委ねてはならないであろう。「疑わしきは生命の利益に」という基本的姿勢は，その意味で，法律家には不可欠のものと確信する。

最後に，本章の考察を終えるにあたり，真にこれらの課題を実現するには，やはり医療政策をより充実したものにする必要性を改めて痛感する。特に，経済的負担で一家が破壊される可能性があるという現状から，目をそむけてはならないであろう。また，営利優先の医療システムがある以上，医師―患者間の相互不信は克服されないものと思われる。これらの問題も平行して議論をすすめる必要がある。法律家の「理論的試食」としてのみ議論がなされてはならない[398]。

1) これらの問題のうち，自殺・安楽死問題については，すでに若干の考察をした。甲斐克則「安楽死問題における病者の意思――嘱託・同意殺の可罰的根拠に関連して――」九大法学41号（1981）69頁参照 ［同著『安楽死と刑法［医事刑法研究第1巻］』（2003・成文堂）19頁以下所収］。また，人工心肺装置遮断の問題についても，法益論との関係で若干の学説の検討をしたことがある。甲斐克則「法益論の一側面――人工心肺器遮断の許容性をめぐって――」九大法学45号（1983）63頁以下参照。しかし，そこでは，生命という法益をどう把握するかという点に主眼を置いているので，具体的な自説の展開はされていない。したがって，本章は，そこで得られた基本的枠組みを具体的に展開したものである。
2) この点できわめて示唆に富むのは，松田道雄『人間の威厳について』（1975・筑摩書房），西山夘三篇『人間の尊厳と科学』（1978・勁草書房）および松尾孝嶺ほか『生命科学ノート』（1974・UP選書）である。

　なお，唄孝一教授が1974年に，「人間というのは法律学にとっても基本的な範疇であり，また生命ということは法にとり自明の前提とされている。それがあまりにも基本的であり，あまりにも自明であるためであろうか，法と生命ということを正面から論ずることは，必ずしも十分ではなかったのではないか」（唄孝一「科学と法と生命と」松尾ほか・前出『生命科学ノート』197-198頁）と言われて以来，現在では，生命と法の問題はかなり本格的に論じら

れるようになった。この点について，加藤一郎「生命倫理と法——序論的考察——」『法学協会百周年記念論集第1巻』(1983・有斐閣) 669頁以下参照。もちろん，刑法学では，周知のように，植松正博士，金澤文雄教授，宮野彬教授，大谷實教授および町野朔教授らが長年に亘ってこの問題に取り組んでおられる（個々の文献は後出）が，大谷實教授の『医療行為と法』(1980・弘文堂）ならびに宮野彬教授の『安楽死から尊厳死へ』(1984・弘文堂) は，長年の研究の総括であり，きわめて重要な問題点を包括的な形で提起している。その他，生命と刑法について包括的に論じたものとして，熊倉武「刑法における生命の保護」『刑法講座5』(1964・有斐閣) 196頁以下，平野龍一「刑法における『出生』と『死亡』」同著『犯罪論の諸問題（下）』(1982・有斐閣) 259頁以下，町野朔「生と死の権利——生命とは何か」自由人権協会編『現代の人権』(1978) 23頁以下，松尾浩也「刑法における人間」岩波講座『基本法学Ⅰ——人』(1983・岩波書店) 177頁以下，さらには，石原一彦＝佐々木史朗＝西原春夫＝松尾浩也編『現代刑罰法大系3　個人生活と刑罰』(1982・日本評論社）所収の中谷瑾子「生命の発生と刑法」（同書3頁以下），大嶋一泰「生命の終焉と刑法」（同書37頁以下）等参照。

　今後も多角的視点から，刑法および法学一般にとって「生命とは何か」ということが問われ続ける必要があるものと思われる。なぜなら，生命という法益，各人の生存権確保，そして人間の共存確保という視角は，あらゆる法体系の中心といえるからである。

3) 学際的研究の典型として，*Albin Eser* (Hrsg.), Suizid und Euthanasie als human-und sozialwissenschaftliches Problem. (1976) および *A. Auer/W. Dölle/A. Eser/E. Gräf* u.s.w., Der Mensch und sein Tod. (1976) などが有益である。前者については井上祐司教授と金澤文雄教授を中心にすでに紹介がなされている。法政研究44巻2号 (1977) 144頁以下および判例タイムズ353号 (1978) 49頁以下参照。わが国でも学際的研究の必要性は意識されており，唄孝一編『医療と法と倫理』(1983・岩波書店) および加藤一郎＝森島昭夫編『医療と人権』(1984・有斐閣) は，その貴重な研究の成果といえる。

4) 最近では，安楽死問題と人工延命措置の差控え・中断の問題とは別個の形態であることが一般に認識されている。後者は「尊厳死」の問題と呼ばれている。しかし，この呼称は，後述のように，問題点を隠蔽する響きを有する懸念もあるので，使用する際に注意を要する。「死ぬ権利」という用語についても同様である。内藤謙教授もこの点を意識しておられる。内藤謙「尊厳死（一）」法学教室43号 (1984) 85頁以下〔同著『刑法講義総論（中）』(1986・有斐閣) 545頁以下〕参照。

5) 救急医療体制の現状その他については，岡村正明「救急医療体制の動向」ジュリスト特集『医療と人権』(1973) 185頁以下，およびジュリスト641号 (1977) の特集『救急医療』（外国の救急医療にも言及）が有益な資料となる。

なお、唄孝一『医事法学への歩み』(1970・岩波書店) 329 頁以下の「救急医療の法的課題」参照。救急医療体制は、いまなお不十分とはいえ、今後ますます充実していくものと思われる。

6) この点について、田中多聞「老人医療と老人福祉」前出注(5)特集『医療と人権』255 頁以下、西三郎「医療の発展と変貌」唄編・前出注(3)『医療と法と倫理』2 頁以下参照。

7) 日本全国で 2500 人くらいの「植物状態患者」がいるという。厚生省医務局編集『生命と倫理に関する懇談』(1983) 181 頁、中山研一「植物状態患者をめぐる法的問題（上）」ジュリスト 664 号 (1978) 135 頁参照。なお、鈴木二郎＝児玉南海雄「わが国脳神経外科における植物状態の実態——特に頭部外傷による患者を中心に——」日本医事新報 2621 号 (1974) 13 頁以下、同「植物状態患者の社会背景と今後の問題」神経研究の進歩 20 巻 5 号 (1976) 183 頁以下、福間誠之「植物状態について」日本医事新報 2724 号 (1976) 25 頁以下、朝日新聞 1977 年 6 月 17 日（夕刊）から 8 月 4 日までの連載（40 回）「植物人間の記録」等参照。

8) 畏友である九州大学医学部の橋本俊彦医師〔現・福岡市民病院副院長〕のご好意で、1980 年代はじめに、九州大学医学部附属病院の集中治療室（ICU）を見学する機会があり、患者の実態、人工呼吸器や人工透析器等の仕組みを知ることができた。器械はますます精密化する傾向にあるという。しかし、他方、24 時間体制で行う以上、物的施設の他に、人的要素（医療従事者の労働力の確保）の問題がなお残り続けるであろう。

9) 松田・前出注(2) 147 頁。

10) 唄孝一「アメリカにおけるいわゆる『死ぬ権利』(？) 判決の動向——医療と裁判との間で——」唄編・前出注(3)『医療と法と倫理』467 頁（以下、唄「判決の動向」と略記。〔なお、この論文は、後に唄孝一『生命維持治療の法理と倫理』(1990・有斐閣) 99 頁以下に所収されている〕）。刑事裁判にはなっていないものの、実際には医師の判断で、人工延命措置の差控え・中断は行われているともいう（例えば、アメリカのフロリダ州マイアミでの件について、朝日新聞 1977 年 5 月 4 日付（朝刊）報道参照）。例えば、フランスで 1984 年に著名な医師 5 名がそれを宣言している（朝日新聞 1984 年 9 月 21 日付（朝刊）報道）。長倉功「『逝く人』と『安楽死の実態』」ジュリスト 630 号 (1977)『特集・死を選ぶ権利』43 頁以下参照。〔その後、ドイツでは刑事裁判例が出ている。本書第 4 章および第 5 章参照。〕

11) 甲斐・前出注(1)「法益論の一側面」参照。

12) 個別的紹介として、次の文献を参照。カレン・クィンラン事件について、唄孝一「解題カレン事件——シュピリア・コートの場合——」ジュリスト 616 号 (1976) 58 頁以下、同「続・解題カレン事件——シュピリーム・コートの場合——」ジュリスト 622 号 60 頁以下〔この 2 論文は、唄・前出注(10)『生命維持治療の法理と倫理』247 頁以下および 289 頁以下に所収されている〕、宮

野彬「カレン事件の米ニュージャージー州最高裁判決の全文」および「カレン事件の米ニュージャージー州最高裁判決の全文」明治学院論叢法学研究19(1977) 99 頁以下, 143 頁以下, 同「患者の死ぬ権利と法」同誌 20 号 (1978) 91 頁以下, 特に 99 頁以下, B・D・コーレン『カレン 生と死』吉野博高訳 (1976・二見書房)。サイケヴィッチ事件については, 丸山英二「サイケヴィッチ事件——無能力者の延命治療拒否権をめぐって——」ジュリスト 673 号 (1978) 109 頁以下。アイヒナー事件 (フォックス修道士事件) については, 唄孝一「F 修道士の『死』——ニューヨークにおける延命拒否事件——(上) (下)」法律時報 52 巻 7 号 (1980) 60 頁以下, 8 号 61 頁以下。スプリング事件については, 宮野彬「蘇生処置の適否とスプリング事件——米マサチューセッツ州最高裁判決について——」判例タイムズ 456 号 (1982) 2 頁以下。また, 一連の判例の動向については, 唄・前出注(10)「判決の動向」462 頁以下, 新美育文「『死を選ぶ権利』をめぐって——アメリカにおける最近の判例の動向——」自由と正義 34 巻 7 号 (1983) 117 頁以下, 宮野彬「米ニューヨーク州上告裁判所の自然死の判断」明治学院大学法学研究 29 号 (1983) 117 頁以下, 町野朔「法律問題としての『尊厳死』」加藤＝森島編・前出注(3)『医療と人権』209 頁以下, さらに, 丸山英二「臓器移植および死を選ぶ権利における Substituted Judgment の法理」アメリカ法 [1979-1] (1979) 23 頁以下参照。また, 宮野・前出注(2) 365 頁以下では, 本章で扱った判例以外のものも含め, 判例の流れが詳細にフォローされているので, 併せて参照されたい。なお, 医学用語に関しては, 草間良男編・藤田択男改訂『英和医学小辞典〔改訂第13版〕』(1978・金原出版)〔および『ステッドマン医学大辞典〔改訂第 5 版〕』(2002・メジカルビュー社) ならびに『最新医学大辞典〔第 2 版〕』(1996・医歯薬出版)〕を参照した。

13) 137 N. J. Super. 227. In the Matter of Karen QUINLAN, 348 A. 2 d 801. なお, 唄・前出注(12)「解題カレン事件」および宮野・前出注(12)「高裁判決の前文」参照。

14) 70 N. J. 10, 355 A. 2 d 647. なお, 唄・前出注(12)「解題カレン事件」および宮野・前出注(12)「高裁判決の前文」参照。

15) Superintendent of Belchertown State School et al. v. Joseph SAIKEWICZ, 370 N. E 2 d 417. なお, 丸山・前出注(12)「サイケヴィッチ事件」参照。

16)「インフォームド・コンセント (informed consent) の法理」の詳細については, 新美育文「医師と患者の関係——説明と同意の法的側面——」名大法政論集 64 号 (1975) 67 頁以下, 65 号 182 頁以下, 66 号 (1976) 149 頁以下, 宮野彬「医療におけるインフォームド・コンセントの理論」『団藤重光博士古稀祝賀論文集 第二巻』(1983・有斐閣) 375 頁以下, および平林勝政「Making Health Care Decisions——インフォームド・コンセントに関する大統領委員会報告書 紹介——」唄編・前出注(10)『医療と法と倫理』523 頁以

下参照。
17) 丸山教授の研究によれば，「サイケヴィッチ事件において用いられた substituted judgment の法理，すなわち衡平法裁判所は，無能力者に能力があれば，彼自身がなしたであろう裁判ないし決定を，無能力者に代わって行ってやることができるという法理は，もともとは，無能力者の財産から，彼が扶養義務を負っていないものに対して，財産（多くは金銭）の贈与を，裁判所が無能力者に代わってなすための法理であった。この法理は 1816 年のイギリスの衡平裁判所の判例である Ex Parte Whitbread におけるエルドン卿（Lord Eldon）の意見に由来するものとされている」（丸山・前出注(12)アメリカ法 [1997-1] 27 頁）。以後，これがアメリカでも 1844 年の Willoughby 事件において承認され，それが発展して 1969 年のストランク事件 (Strunk v. Strunk, 445 S. W. 2 d 145) で臓器移植の事案に適用された（丸山・同誌 28 頁注(6)および 29 頁以下参照）。これを契機として，延命処置の適否をめぐる問題にもこの法理が応用されつつある（丸山・同誌 38 頁以下参照）。
18) このような区別は，すでに *Albin Eser*, Lebenserhaltungspflicht und Behandlungsabbruch in rechtlicher Sicht, in : Alfons Auer/Hartmut Menzel/Albin Eser, Zwischen Heilauftrag und Sterbehilfe. Zum Behandlungsabbruch aus ethischer, medizinischer und rechtlicher Sicht, (1976) S. 75 ff. において行われている。詳細は，甲斐克則＝井上祐司・判例タイムズ 395 号 (1979) 38 頁以下の紹介参照。エーザーは，最初から治療を断念・放棄するとか，途中で発生した併発症と敢えて闘うことをしない形態を「治療断念 (Behandlungsabbau)」とし，一度取り付けられた生命維持装置を取り外すとか，継続的な薬剤投与を中止する形態を「治療中断 (Behandlungsabbruch)」として区別し，前者は傾向として「臨死における介助 (Hilfe im Sterben)」，後者は結果的に「臨死への積極的介助 (aktive Hilfe zum Sterben)」であるとする。しかし，われわれの分類によれば，治療断念が第 1 形態，治療中断のうち生命維持装置の取外しが第 2 形態，継続的な薬剤投与の中止が第 3 形態ということになる。
19) 唄・前出注(10)「判決の動向」492 頁以下参照。
20) 唄・前出注(10)「判決の動向」494 頁以下参照。
21) 唄・前出注(10)「判例の動向」475 頁。no-code order については，さらに，町野・前出注(12)232-233 頁参照。
22) In the Matter of Shirley DINNERSTEIN. 380 N. E. 2 d 134.
23) Commissioner of Correction v. Kennes MYERS. 399 N. E. 2 d 452. 事件の経過は，この判決文による。本件を敢えて第 1 形態に入れたのは，当初より被告が透析治療を拒否していたからである。
24) Michael J. State Attorney for Broward Country, Florida, v. Abe PERLMUTTER, 362 So. 2 d 160.
25) 379 So. 2 d 359.

26) なお，本件については，唄・前出注(12)「F 修道士の『死』」，宮野・前出注(12)「米ニューヨーク州上告裁判所の自然死の判断」119 頁以下，新美・前出注(12) 25 頁以下が詳しい。
27) In the Matter of Father P. K. Eichner on behalf of Brother J. C. Fox, 423 N. Y. S. 2 d 580.
28) 426 N. Y. S 2 d 517.
29) 438 N. Y. S. 2 d 266.
30) William H. SEVERNS v. The Wilmington Medical Center, 421 A. 2 d 1334.
31) 本件については，宮野・前出注(12)「蘇生処置の適否とスプリング事件」が詳しい。
32) In the Matter of Earle N. SPRING, 399 N. E. 2 d 439.
33) 399 N. E. 2 d at 498. ただし，この部分の訳は，表現を一部変えたうえ，唄・前出注(10)「判決の動向」484 頁注(6)より引用した。
34) 唄・前出注(10)「判決の動向」480 頁参照。
35) 405 N. E. 2 d 115. なお，新聞の報じるところによれば，1 月に一応の結論が出された後，「病院当局が腎臓透析装置をとめたところ，怒った看護婦が彼に『死にたいかどうか』直接問いただし『ノー』の返事を聞いた。このため彼の返事が本当に彼の意思だったかどうか，問題は尾を引いている」という（毎日新聞 1980 年 7 月 15 日付（朝刊）報道）。
36) 本件については，宮野・前出注(12)「米ニューヨーク州上告判所の自然死の判断」127 頁以下，新美・前出注(12)28 頁以下が詳しい。
37) In the Matter of John Storar, 433 N. Y. S. 2 d 388.
38) 434 N. Y. S. 2 d 46.
39) 438 N. Y. S. 2 d 266. なお，本件は，輸血拒否をめぐる事件であるが，アメリカにおける一連の輸血拒否の事件および判例の流れついては，唄孝一「アメリカ判例法における輸血拒否――『死ぬ権利』論の検討過程における一つのデッサン――」都立大学法学会雑誌 18 巻 1＝2 合併号 (1978) 101 頁以下〔唄・前出注(10)『生命維持治療の法理と倫理』3 頁以下所収〕参照。ただ，本件は，これまで概観してきた新しい一連の判決の中から生まれたものであり，今後の輸血拒否事案の解決にも大きな影響を与えるように思われる。その意味で，本件は興味深い。
40) ここで分析・検討の対象とする判例は，もちろん，先に概観したものが中心であるが，判決原文未見ながら新聞報道等で知りえた事案も，必要に応じて取り上げることにする。
41) 348 A. 2 d at 819. なお，この判決の背景については，唄孝一「カレン事件をめぐって――ミューア判事にきく――（上）（下）」ジュリスト 713 号 (1980) 138 頁以下，714 号 108 頁以下，特に 109-111 頁参照。[このインタビューは，唄・前出注(10)『生命維持治療の法理と倫理』331 頁以下に所収されている。]

42) 朝日新聞1985年1月12日付（朝刊）報道。これによれば、「この事件が報じられ、チャーチル病院に非難が集中したため、病院側はセイジさんが血圧降下剤を飲まないので透析が危険になったといい出した」という。さらに、「同病院に対する批判と同時に問題になってきたのは、透析施設の不足。100万人に22台という5年前の状態から、現在は33台までに増えた。しかし、ヨーロッパではベルギー、スペインの61台、西独56台に比べて大幅に遅れている」ともいう。物的施設の不足が本件のような患者にしわよせとなる可能性が高いことを忘れてはならない。

43) 札幌地判昭和53・9・29判例タイムズ368号132頁。この判決を報じた朝日新聞1978年9月29日付（夕刊）報道によれば、ロボトミーとは次のようなものである。「爆発型精神病質、精神分裂病などの治療のため、大脳の前部にある前頭葉白質の神経繊維を切る手術。ポルトガルの医師E・モニスが開発し、1949年ノーベル賞を受賞している。患者の凶暴性はなくなるが、人間らしさを失う、無気力化するなど、後遺症も多く、また傷ついた脳細胞は復元しないことなどから、日本精神神経学会は50年5月、ロボトミーに代表される『精神外科』を否定する決議を行った。日本でも昭和20年代に盛んに行われたが、精神安定剤の開発などで、30年代後半から手術は急速に減り、最近はほとんど行われていない」（詳細は、前出判例タイムズ368号145頁以下参照）。このような重大な人権侵害が医師の裁量で行われるとすれば、きわめて問題であり、また、それゆえに、「医師の裁量」に理論的にメスを入れる必要性があるものと思われる。

44) 朝日新聞1983年8月20日付（朝刊）報道。この事件の経過および社会的背景については、毎日新聞1980年10月4日（朝刊）から5回連載の「乱療の軌跡・富士見病院事件」、同・1981年10月4日の「富士見産婦人科病院事件の1年」等参照。傷害事件の不起訴処分により、事件の核心はヴェールに閉ざされたままであるが、民事事件としての取扱いが注目される。[本件で関係者は、無資格診療について医師法違反の罪として処罰された（浦和地川越支判昭和63・1・28判時1282号7頁、東京高判平成1・2・23判タ691号152頁）。また、民事判決である東京地判平成11・6・30判タ1007号120頁について、手嶋豊「判批」年報医事法学15（2000）162頁以下参照。]

45) Barber v. Superior Court, 163 Cal. App. 3 d 1006, 195 Cal. Rptr. 484 (1983). なお、朝日新聞1983年10月14日付（夕刊）でも本件は報道されている［本判決については、本書第2章参照］。

46) 唄教授は、サイケヴィッチ事件判決に対するハーバード大学教授A・レルマンの批判、すなわち、「医師の伝統的なプロフェッショナルな役割に対する挑戦」、「以前は医師・患者・家族の私的領域と考えられていた医療領域に対する司法権の新たな侵入」との非難に対し、「個人の最上の保護のため、さればこそ、社会一般の保護のためには、法廷でなされるのがベストだ、というのがS［サイケヴィッチ］事件の結論であり、それは確かに一つの方法なので

ある」,と位置づけておられる(唄・前出注(10)「判決の動向」500頁)。
47) *Eser*, a.a.O. (Anm. 18), S. 76 ff.
48) *Eser*, a.a.O. (Anm. 18), S. 79 ff.
49) この点については,(西)ドイツの医師ハルトムート・メンツェルが,多くの症例を用いて論じている。Vgl. *Hartmut Menzel*, Ziel und Grenzen ärztlichen Handelns im Extrembereich menschlicher Existenz, in A. Auer/H. Menzel/A. Eser, a.a.O.(Anm. 18), Zwischen Heilauftrag und Sterbehilfe, S. 53 ff.
50) *Eser*, a.a.O. (Anm. 18), S. 81 ff. なお,行政法上の「行為裁量」と「判断裁量」との区別については,例えば山田幸男「自由裁量」『行政法講座第二巻・行政法の基礎理論』(1964・有斐閣)125頁以下参照。
51) 唄孝一「医療における法と倫理」日本法哲学会『法と倫理』(1976・有斐閣)54頁。なお,唄孝一「バイオエシックスと法の役割――『社会的合意』探究と表裏して」理想1981年9月号53頁以下をも参照。町野・前出注(12)233-235頁も同旨か。その他,説明と裁量との関係を論じたものとして,松倉豊治「医療行為における裁量の特質――特に説明義務に関連して」判例タイムズ415号(1979)9頁以下参照。
52) 大谷・前出注(2)238-239頁。その他,この問題に関して,加藤・前出注(2)669頁以下,矢崎光圀「医療をめぐる法と倫理」,唄編・前出注(10)57頁以下,金沢文雄『刑法とモラル』(1984・一粒社)127頁以下等参照。
53) 朝日新聞社が最近全国調査を行ったところ,1985年段階で,全国の30%の大学医学部や医科大学がすでに「倫理委員会」を設置しており,また,39%(31校)が設置の方向で検討を進めている。設置の動きがなかったのは31%(25校)だという。朝日新聞1985年5月8日付(朝刊)報道参照。
54) 1975年に東京で修正されたヘルシンキ宣言について,大嶋一泰教授は,その主要な要件について,次のように整理しておられる。「(1)治療の計画を文書にまとめて,独立の委員会の審査をうけること(Ⅰの2)。(2)治療は医学的有資格者によって,その監督と責任の下に行われるべきこと(Ⅰの3)。(3)新しい実験的治療によって得られる利益が,現行の最も有効な裁量の診断法及び治療法による場合より優越し,予想される危険を冒しても,これを行う価値があること(Ⅰの4,5,Ⅱの2,3)。(4)患者の身体・精神・性格に及ぼす影響を最小限にとどめるため,あらゆる予防手段を講ずべきこと(Ⅰの6)。(5)治療に伴う危険性が予知できることに自信が持てる場合以外は治療を差し控えるべきこと。治療に伴う危険性が治療によって得られる利益より大きいことがわかったときは治療を中止すべきこと(Ⅰの7)。(6)治療の目的,方法,予想される効果と危険性,及び,治療がもたらすかもしれない不快さについて患者に十分知らせ,患者の自由意思による同意をできれば書面で入手すべきこと(Ⅰの9,10,Ⅱの5)」(大嶋・前出注(2)66-67頁)。
55) 生命倫理ないし医の倫理として特に興味深いものとして,最近〔1985年段

階〕，次の文献が公刊されている。ホアン・マシア『バイオエシックスの話——体外受精から脳死まで——』(1983・南窓社)，同『続バイオエシックスの話——生命操作への疑問——』(1985・南窓社)，池田義昭『生命科学の哲学』(1980・南窓社)，慶應義塾大学文学部人間科学フォーラム編集『人間生命を考える』(1985・慶応通信)，イエッツィ『医の倫理——いのちを考える拠点——』日野原重明＝斉藤武監修 (1985・医学書院サウンダース)，H・ブロディ『医の倫理』舘野之男＝榎本勝之訳 (1985・東京大学出版会)，国際交流基金編集『生命科学と人間の会議』(1984・メヂカルフレンド社)，石原明「医学上の人体実験研究を規制する倫理委員会——スイスの現状と西ドイツの議論状況ならびに我国の倫理委員会——」神戸学院法学14巻1号 (1983) 129頁以下，坂上正道「現代医療と医の倫理」自由と正義1983年7月号4頁以下等。

56) この点について興味深いものとして，団藤重光「科学と人権」法と人権9号 (1975) 1頁以下参照。また，科学的研究の自由を法と倫理との衝突の観点から考察したものとして，*Albin Eser*, Risiken und Privilegien des Forschers—Eine Problemanalyse, in A. Eser/K. F. Schumann (Hrsg.), Forschung im Konflikt mit Recht und Ethik. Zur Problematik von Zeugnisverweigerungsrecht, strafrechtlicher Immunität und freien Datenzugang des Forschers, (1976) S. 7 ff. がある。別の機会に取り上げて検討したい。

57) 新美・前出注(12)31頁。

58) 211 N. Y. 125, 105 N. E. 92 (1914). 本件では，民事事件ながら，患者の同意を得ずに手術を強行した医師が，暴行の責任を負わされた。

59) この経緯については，町野朔「安楽死——ひとつの視点——(二・完)」ジュリスト631号 (1977) 115頁以下，唄・前出注(39)101頁以下，山田卓生「私事と自己決定」法学セミナー303号 (1980) 52頁以下および304号98頁以下〔後に，山田卓生『私事と自己決定』(1987・日本評論社) 221頁以下および245頁以下所収〕，石井美智子「プライヴァシー権としての堕胎決定権——アメリカ判例法における堕胎自由化——」都立大学法学会雑誌19巻2号 (1979) 79頁以下〔なお，石井美智子『人工生殖の法律学』(1994・有斐閣) 117頁以下〕参照。

また，アメリカにおける「死のプライバシー化」傾向については，(西)ドイツのユルゲン・メーレリンクが鋭い分析をしている。Vgl. *Jürgen Möllering*, von der "Privatheit" des eigenen Todes. Zugleich eine Darstellung der rechtlichen Grundlagen der Suizid-und Euthanasieproblematik in den USA ; in Eser, a.a.O. (Anm. 3), Suizid und Euthanasie, S. 347 ff. なお，判例タイムズ353号65-66頁の井上祐司教授の紹介をも参照。

60) 410 U. S. 113 (1973). 本件については，ジュリスト530号 (1973) 107頁以下の紹介，および松尾浩也「アボーション・ケース」法学教室3巻 (1973)

201頁以下，さらに石井・前出注(59)参照。
61) この点について，石井・前出注(59)82頁および122頁以下参照。Vgl. auch Möllering, a.a.O. (Anm. 59), S. 350.
62) 石井・前出注(59)127頁。
63) 松田道雄「自己決定権について」世界409号 (1979) 233頁。
64) J・S・ミル『自由論』塩尻公明＝木村健康訳（岩波文庫）参照。ミルの命題を基礎に据えて現代的諸問題に取り組むものとして，山田・前出注(59)を含む「私事と自己決定」法学セミナー290号 (1979) 以下の連載がある［同・前出注(59)『私事と自己決定』参照］。
65) 被害者の同意と自己決定の関係については，特に，須之内克彦「刑法における『自己決定』に関する一考」愛媛法学会雑誌3巻2号 (1977) 73頁以下，曽根威彦「『被害者の承諾』の違法阻却根拠——被害者の承諾・その一——」早稲田法学50巻3号 (1975) 1頁以下（同著『刑法における正当化の理論』(1980・成文堂) 105頁以下所収），川原広美「刑法における被害者の同意 (一)(二・完)——自律性原理の確認——」北大法学論集31巻1号 (1980) 209頁以下，2号357頁以下参照。Vgl. auch Hans Joachim Hirsch, Einwilligung und Selbstbestimmung, in Festschrift für Hans Welzel, (1974) S. 775 ff. この論文は，石原明教授が翻訳されている（神戸学院法学14巻3号 (1983) 207頁以下）。
66) 甲斐・前出注(1)「安楽死問題における病者の意思」特に75頁以下〔甲斐・前出注(1)『安楽死と刑法』21頁以下〕参照。
67) 井上正治「裁かれる"医の倫理"」自由と正義22巻9号 (1971) 7頁。
68) 松田道雄『安楽死』（岩波ブックレット No. 24・1983) 47頁。
69) 両事件を含むドイツの判例および学説の流れについての詳細は，唄孝一「治療行為における患者の承諾と医師の説明義務——西ドイツにおける判例・学説——」同著『医事法学への歩み』(1970・岩波書店) 3頁以下，西山雅明「治療行為と刑法」西南学院大学法学論集2巻3号 (1969) 29頁以下，町野朔「刑法解釈論から見た治療行為 (一)(二)」法学協会雑誌87巻4号 (1970) 29頁以下，88巻9＝10号 (1971) 1頁以下，同「治療行為における患者の意思 (一)(二)——刑法上の違法性阻却論との関連において——」上智法学論集22巻2号 (1979) 34頁以下，24巻2号 (1981) 41頁以下〔いずれも，町野朔『患者の自己決定権と法』(1986・東京大学出版会) 所収〕，金沢・前出注(52)155頁以下等参照。
70) 例えば，井上祐司「被害者の同意」『刑法講座第2巻』(1963・有斐閣) 171頁以下，特に174頁，西山・前出注(69)29頁以下，町野・前出注(69)論文のほか，同「患者の自己決定権」ジュリスト568号 (1974) 44頁以下，同「患者の自己決定権と刑法」刑法雑誌22巻3＝4号 (1979) 34頁以下，生田勝義「医療行為の法的性質」莇立明＝中井美雄編『医療過誤法入門』(1979・青林書院) 201頁以下〔同著『行為原理と刑事違法論』(2002・信山社) 221頁以下所収〕

参照。

71) この点について，金澤文雄「医療と刑法——専断的治療行為をめぐって——」中山研一ほか編『現代刑法講座第2巻　違法と責任』(1979・成文堂) 133頁，および同「患者の自己決定権と医師の説明義務——西ドイツの連邦憲法裁判所判決とシュライバーの判例批判をめぐって——」広島法学4巻2号 (1980) 57頁以下，さらに町野・前出注(69)『患者の自己決定権と法』参照。
　なお，金澤教授自身は，次のような独自の見解を主張される。「① 成功した治療行為については，傷害又は死の構成要件的結果が生じないから，専断的治療行為（説明義務違反を含む）であっても現行法上は犯罪を構成しない。② これに対して，失敗した治療行為には傷害又は致死の客観的構成要件が存在する。その場合，（イ）医療過誤によるものであれば過失傷害・致死罪が成立することはいうまでもないが，（ロ）医療過誤はなく，医学的に適正に行われたのであるが，ただ，承諾ないし説明が欠けた場合には，やはり許されない危険を冒したものとしてそこに過失的要素が認められるのではないかと思う。そこで，その過失と結果との結びつきが証明されるならば過失傷害・致死罪の成立がありうる」。結局，「過失犯を構成するのは，患者の意思に反して行った結果，失敗に終わった場合にかぎられることになり，大多数の説明義務違反は犯罪を構成しないということになるであろう」，と（前出注(52)167-168頁）。「同意」というモメントに重点が必ずしも置かれていない点に注意する必要がある。

72) 井上・前出注(70)171頁以下参照。

73) 例えば，「乳腺症手術事件」判決（東京地判昭和46・5・19下民集22巻5=6号622頁），「舌癌手術事件」判決（秋田地大曲支判昭和48・3・27判時718号98頁），「結膜腫瘤手術事件」判決（京都地判昭和51・10・1判時848号93頁），「副鼻腔炎手術」判決（広島高判昭和52・4・13判時863号62頁），「僧帽弁置換手術事件」判決（熊本地判昭和52・5・11判時863号66頁），「札幌ロボトミー事件」判決（札幌地判昭和53・9・29判タ368号132頁）等（大谷・前出注(2)74頁より）。

74) 新美・前出注(16)参照。なお，イギリスについては，宇都木伸「患者の承諾——イギリスにおける未成年者の取扱——」有泉亨＝唄孝一編『現代損害賠償法講座4』(1975・日本評論社) 105頁以下参照。また，フランスについては，江口三角「フランス刑法における被害者の同意（一）」岡山大学法学会雑誌28巻2号 (1978) 特に159頁以下参照。

75) 大谷・前出注(2)83頁。

76) 金沢・前出注(52)157頁。

77) この点について，西山雅明「患者の自己決定権について」ナースステーション4巻3号 (1974) 29頁参照。

78) この問題を深く考察したものとして，町野・前出注(69)「治療行為における患者の意思（二）」42頁以下参照。輸血拒否の問題も，ここに属する。宗教上

の輸血拒否の問題を自己決定権の問題と関係づけて論じたものとして，木内道祥「『エホバの証人』と輸血拒否——自己決定権の新しい局面——」自由と正義1983年7月号39頁以下参照。
79) 甲斐・前出注(1)「安楽死問題における病者の意思」75頁以下〔甲斐・前出注(1)『安楽死と刑法』21頁以下〕参照。
80) 町野・前出注(69)「治療行為における患者の意思（二）」71頁。
81) 町野・前出注(59)「安楽死——ひとつの視点——（二・完）」121頁参照。
82) 福田雅章「大阪地裁安楽死事件解題」阪大法学108号（1978）185頁以下，同「安楽死」莇＝中井編『医療過誤法入門』237頁以下，および同「安楽死をめぐる二つの論点——安楽死はタブーか——」自由と正義1983年7月号48頁以下〔いずれも，同著『日本の社会文化構造と人権——"仕組まれた自由"のなかでの安楽死・死刑・受刑者・少年法・オウム・子ども問題——』（2002・明石書店）289頁以下所収〕参照。
83) 甲斐・前出注(1)「安楽死問題における病者の意思」100頁以下（町野教授への批判），103頁以下（福田教授への批判）〔甲斐・前出注(1)『安楽死と刑法』36頁以下，39頁以下〕参照。
84) 福田・前出注(82)「安楽死をめぐる二つの視点」，特に53頁以下参照。
85) 甲斐・前出注(1)「安楽死問題における病者の意思」（同・前出注(1)『安楽死と刑法』19頁以下〕参照。
86) 朝日新聞1983年12月17日付（夕刊）報道。これによれば，「生まれてから自分で歩くことも食事をとることもできない生活に，これ以上耐えられないと，死を決意。この9月，リバーサイド郡の病院の精神科で『異常なし』との診断書をもらって，この決意が自らの理性的な意思に基づくことを証明したうえで，入院中のリバーサイド・ゼネラル病院で固形物の食事を一切拒否してきた。病院側は点滴注射でブービアさんの栄養を補っているが，体重が43キロ以下に減れば，固形物を無理に食べさせる方針。このためブービアさんは，病院側のこの措置を差し止め，"自殺権"を認めるよう訴えていた」という〔本件の詳細については，本書第2章参照〕。
87) 朝日新聞1984年12月30日付（朝刊）報道。報道記事によれば，患者が「死ぬ権利」を求めていた訴訟とされているが，判決原文未見の現段階では，判決文にこの言葉が出ているか否かは，確認できない。なお，患者は，この決定を待たずに，1か月前に腎不全で死亡し，妻が訴訟を引き継いでいたという。本件については，上原正夫「医術革新下の死ぬ権利」判例タイムズ542号（1985）75頁，石川稔「新・家族法事情⑫　死ぬ権利——アメリカにおける最近の動向から」法学セミナー364号（1985）99-100頁にも，概略が述べられている〔本件の詳細については，本書第2章参照〕。
88) 石川・前出注(87)99-100頁。
89) 朝日新聞1985年3月2日付（朝刊）報道。Martha TUNE v. WALTER REED ARMY MEDICAL HOSPITAL, 602 F. Supp. 1452.

90) 朝日新聞 1982 年 10 月 24 日付（朝刊）報道。
91) 朝日新聞 1978 年 1 月 27 日付（朝刊）報道。
92) 朝日新聞 1983 年 7 月 10 日付（朝刊）報道。なお，本件は，石川・前出注(87)103 頁にも概略が示されている。
93) 石川・前出注(87)103 頁。
94) この点について，前出注(35)の毎日新聞報道参照。
95) 朝日新聞 1985 年 6 月 6 日付（朝刊）報道。両親は「エホバの証人」の信者であり，この宗派はその教えとして，他人から輸血されることを拒否するといわれている。本人であれば，信仰の自由から，場合によっては輸血拒否で死亡しても自己決定権の行使として認められると思われる（逆に，医師が強引に輸血しても緊急避難として正当化・免責の途が考えられる）が，本件のように別個の人格たる子供にまで自己の信仰を生命を犠牲にしてまで押しつけるのは，問題である。なお，この問題については，木内・前出注(78)，唄・前出注(39)［およびその後の動向も含め，甲斐克則「医事刑法への旅　第 4 講　輸血拒否と医師の刑事責任」現代刑事法 4 巻 9 号（2002）116 頁以下］等参照。
96) この点について，町野朔「精神医療における自由と強制」大谷実＝中山宏太郎編『精神医療と法』(1980・弘文堂) 26 頁以下，丸山・前出注(12)アメリカ法［1979-1］42-47 頁参照。
97) この問題については，丸山英二「重症障害新生児に対する医療とアメリカ法——二つのドウ事件と裁判所・政府・議会の対応——（上）（下）」ジュリスト 835 号（1985）104 頁以下，836 号 88 頁以下，同「重症障害新生児に対する医療についてのアメリカ合衆国保健福祉省の通知・規則(1)(2)」神戸法学雑誌 34 巻 3 号（1984）616 頁以下，35 巻 1 号（1985）325 頁以下，新美・前出注(12)特に 34 頁以下参照。
98) 10 年以上も植物状態に陥っていたカレン・アン・クィンラン（31 歳）が，1985 年 6 月 11 日午後 7 時 1 分（日本時間 12 日午前 8 時 1 分），入院中のニュージャージー州モリス郡のモリスビュー療養院で死亡したとの報に接した。朝日新聞 1985 年 6 月 13 日付（朝刊）報道等参照。
99) 355 A. 2 d at 664.
100) 町野・前出注(12)228 頁。
101) 本書 32 頁参照。
102) 426 N. Y. S. 2 d at 543. ただし，この部分の訳は，唄・前出注(12)「F 修道士の『死』（上）」64 頁による。
103) 町野・前出注(12)228 頁。
104) 370 N. E. 2 d at 424-427. なお，本件の論理展開について，丸山・前出注(12)「サイケヴィッチ事件」111 頁以下を再度熟読されたい。以下の判決内容も（訳語等を含め），この丸山論文を大いに参照した。
105) 370 N. E. 2 d at 425-426.
106) 370 N. E. 2 d at 426.

107) 370 N. E. 2 d at 426, footnote 11.
108) 370 N. E. 2 d at 426-427.
109) 370 N. E. 2 d at 427.
110) 370 N. E. 2 d at 422.
111) 370 N. E. 2 d at 431-432.
112) 370 N. E. 2 d at 432.
113) 町野・前出注(12)227頁。
114) 先の〔別表1〕の図式化［本書41頁］で示した事件順に，訴訟開始当時の年齢を示すと，次のようになる。マイヤーズ事件(24歳)，サイケヴィッチ事件(67歳)，ディナースタイン事件(67歳)，パールマター事件(73歳)，バートリング事件(70歳)，チューン事件(71歳)，カレン・クィンラン事件(21歳)，アイヒナー事件(83歳)，セバーンズ事件(55歳)，シンク事件(41歳)，ハーバート事件(54歳)，ブービア事件(26歳)，スプリング事件(77歳)，ストウラー事件(52歳)，コンロイ事件(84歳)。
115) 宮野・前出注(2)366頁。
116) *President's Commission for the Study of Ethical Problems in Medicine and Biomedical and Behavioral Research*, Deciding to Forego Life-Sustaining Treatment. A Report on the Ethical, Medical, and Legal Issues in Treatment Decisions, (1983) at 24.（以下，*President's Commission*, Deciding to Forego で引用)。この報告書（本文255頁，附録298頁）は，神戸大学法学部の丸山英二教授（英米法）のご好意で参照することができた。丸山教授に，この場を借りて謝意を表する次第である。

　なお，大統領委員会の構成や背景，委員会の任務における報告書の位置，報告書のねらい，報告書の構成，報告書の内容については，唄孝一教授の紹介がある（ただし未完)。唄孝一「生命維持治療を受けない条件——大統領委員会報告書は『尊厳死』を認めたか——(1)～(7)」判例タイムズ500号(1983)53頁以下，502号39頁以下，504号22頁以下，510号(1984)48頁以下，512号44頁以下，515号41頁以下，517号31頁以下［同・前出注(10)『生命維持治療の法理と倫理』151頁以下］参照。さらに，同「続・『死』に対する医事法学的接近・5——その（二）アメリカの場合(3)」法律時報54巻5号(1982)84頁以下をも参照。大統領委員会の他の報告書については，中谷瑾子＝橋本雄太郎「『死の定義』に関するアメリカ合衆国大統領特別委員会の報告書」ジュリスト763号(1982)119頁以下，平林勝政「Making Health Care Decisions——《インフォームド・コンセントに関する大統領委員会報告書》紹介——」唄編・前出注(3)『医療と法と倫理』523頁以下参照。
117) *President's Commission*, Deciding to Forego, at 30-32.
118) 丸山・前出注(97)「重症障害新生児に対する医療とアメリカ法（上）（下）」参照。以下，丸山教授の研究に基づいて，事案を要約する（「　」部分は丸山論文より直接引用)。

まず、インディアナ州のドウ事件について (Doe v. Bloomington Hospital, 104 S,. Ct. 394, 52 U. S. L. W. 3369)。1982年4月9日に同州ブルーミントン市の病院で生まれた男児（インファント・ドウ）は、ダウン症候群と（気管食道瘻を併発する）食道閉鎖症を患っており、この男児の処置をめぐって、小児科医と産婦人科医の見解が分かれた。誕生後、ドウの看護に当たることになっていた小児科医たちの意見では、許容される唯一の治療方法は、気管食道瘻を矯正する手術を受けさせるためにドウを別の病院に即座に移すことであった。これに対して、ドウの出産を介助した産科医師たちは、矯正手術はブルーミントン病院で行うことはできず、また、この子は栄養を摂取できないためおよび/または肺炎のためにほどなく死亡してしまうことを十分承知のうえで、ドウをブルーミントン病院にそのままとどめることを勧めた。苦痛・不快感を与えないようにするための手当だけを施して、ドウを死にゆかせるべきだというのであった。その理由としては、たとえ手術が成功しても、重症で不可逆の精神薄弱のために、最低限の適切さをもつ生命の質 (a minimally adequate quality of life) が得られる可能性が存在しないことが挙げられていた。ドウの両親は、これら2通りの治療方針を提示され、その選択を求められた（傍点甲斐）。翌日、治療方針の選択を求められたドウの両親は医師たちと相談の後、転院せずにドウを死にゆかせるという産科医師の勧める治療方針に従うことが、ドウおよび自分たちの2人の子、そして自分たちの家族全体の最善の利益にかなう、との決定を下した。そして治療、水分、栄養を差し控える趣旨の同意書に署名した（以上、（上）105頁——傍点甲斐）。病院側がこの治療方針の採用の適法性の有無を裁判所の判断に求め、同州モンロー高裁のベイカー裁判官が巡回裁判所の特別裁判官として審理を行い、同裁判所は、「本事案において、両親は医学的に勧められた治療方法を選択する権利を持つ」との宣言的判決を下し、両親の指示する治療を行うことを認めるよう病院に命じた。以後、これをめぐって、種々の申立てがなされた（連邦最高裁にも申立てがなされた）が、いずれも却下されている。なお、ドウは、1982年4月15日夜に死亡している(以上、「(上)」105-107頁)。

つぎに、ニューヨーク州のジェイン・ドウ事件について (Weber v. Storny Brook Hosp., 60 N. Y. 2 d 208, 456 N. E. 2 d 1186, 469 N. Y. S. 2 d 63)。1983年10月11日、ニューヨーク州ポート・ジェファソン市の病院でこの女児は生まれたが、脊髄髄膜瘤、小頭症、水頭症を患っており、さらに、目を閉じることや舌を使って乳をうまく吸うことができない weak face という症状を示していたほか、脳幹奇形、両上肢の痙攣、直腸脱なども患っていた。二分脊椎のために、この子の直腸、膀胱、下肢の機能および感覚機能は損なわれていた。また、小頭症と水頭症のため、この子は周囲の物や他の人々にまったく反応できないほど重度の精神薄弱〔遅滞〕をもつ可能性がきわめて高かった。この赤ん坊を最初に診察した小児神経外科医の指示で、この子は、二分脊椎と水頭症を矯正する手術を受けるため、即刻ストニー・ブルックの

ニュー・ヨーク州立大学へ移された。そして，この子の両親は，数名の医師，看護婦，信仰上のカウンセラー，ソーシャル・ワーカー，そして家族の者と相談した後，この矯正手術に同意することを拒み，その代わりに，十分な栄養，抗生物質の投与，露出した脊髄瘤の被覆よりなる「保存的(conservative)」治療を行うことを選んだ（以上，「(下)」88頁）。10月16日，弁護士がこの子のための訴訟後見人の任命と大学病院に矯正手術の実施を命じる命令を求めてニューヨーク州高位裁判所に提訴し，同裁判所は，20日，この乳児は「生命を維持するためには即座の外科手術を必要としている」と認定し，訴訟後見人が手術に同意することを許した（「(下)」88-89頁）。この判決に対し，病院側は，高位裁判所上訴部へ上訴し，上訴部は翌日，原判決を破棄した。すなわち，2つの治療を考慮した結果，「本事件は，速やかなそして慈悲深いものと考えられる死を達成するために乳児が医療を奪われている事件ではないのである。むしろこれは，両親が適切な治療方法のあるものを選び，〔適切な治療方法の〕もう一つのものを退けたという状況である。気遣わしく愛情深きことが明白な本事案の両親は，責任ある医学的典拠に基づく，かつそれに支持された，情報に基づき理性にかなった合理的な決定を下したのである。この記録に基づいて，そしてすべての周辺状況に照らして，当裁判所は，この両親の決定が乳児の最善の利益に沿うものであると是認する。したがって裁判所の介入の根拠は存在しないのである」とし，最高裁もこれを支持したのである（以上，「(下)」89-90頁）。なお，本件をめぐり，連邦裁判所でリハビリテーション法504条違反に関する訴訟が行われたが，これについては，「(下)」90-93頁参照。

　ここにみた2つの事件は，重要かつ深刻な問題を提起している。類似の問題は，実は古くより存在していた。この点について，宮野彬「重症奇形児の生命と刑法」鹿児島大学法学論集10巻2号（1975）23頁以下および同・前出注(2) 320頁以下参照。エーザーは，この種の事案と本章が対象としている人工延命措置の差控え・中断の問題とを同じ基準で考えることは危険であると指摘する。Vgl. Eser, a.a.O. (Anm. 18), S. 141. われわれとしては，「生命の質」による差別が議論に登場しないかを絶えず注視する必要があろう。そのかぎりでは，両者は同一の問題を含むものと思われる。この点について，金沢・前出注(52)127頁以下，特に130頁以下参照。なお，『大統領委員会報告書』も，新生児医療に言及している。See President's Commission, Deciding to Forego, at 197-229. 丸山・前出注(97)「(上)」109-110頁参照。

119) 前出注(118)の第2事件の前後に，レーガン大統領のリハビリテーション法504条に関する覚書に従って，保健福祉省によって，「治療または栄養を差し控えることによる障害者に対する差別・医療供給者に対する通知」（1982年6月16日），「障害を理由とする差別の禁止——暫定的終局規制」（1983年3月7日），「障害児に対する医療に関する障害を理由とする差別の禁止——提案規則」（1983年7月5日），「障害を理由とする差別の禁止：障害児のための医

療に関する手続き及び指針——終局規則」(1984年1月12日) が公表されている。これらの翻訳紹介として,丸山・前出注(97)参照。これらをめぐる一連の意見交換の中で,アメリカ医師会が「生命の質」について次のように述べている点に注意する必要がある。

「重症奇型新生児や重度に悪化した傷害・病気・高齢の犠牲者の治療について決定を下す場合,第1に考慮すべきものは個々の患者にとって何が最善であるかということでなければならず,家族や社会に対する負担の回避ということであってはならない。生命の質は,個人にとって何が最善であるかを決定する時に考慮されるべき一つの要素である。このような〔延命が非人道的で非良心的である〕状況においては,病人に対して与えられる通常の看護・手当が中止されないならば,生命維持手段の差し控え又は遮断は倫理的である。新生児が関わる急迫を極める状況においては,医師の助言と判断がいつでもすぐに利用できなければならないが,生命を維持する最大限の努力を尽くすか否かの決定は両親が選ぶところとされるべきである。両親は,提案される医療についての選択肢,その予測される利益,危険,限界:乳児の症状によって将来の人間関係がどのような影響を受けるか:自分たちの疑問に関連する情報とそれに対する解答,を告げられるべきである。両親が通常自分たちの子供に対して持つ愛情が,親が子供にとって最善の利益となるかを決めるさいに下す決定において支配的であろう,との推定がなされるのである。両親は非利己的に行動するものと期待されるべきであり,これは特に生命そのものが問題となっているときにいえるのである。反対の方向の確信的証拠が存しない限り,親の権限は尊重されるべきである」(丸山・前出注(97)「(2)」342頁)。See *President's Commission*, Deciding to Forego, at 299-300.

この問題について,最近の興味深い論文として,*Edward W. Keyserlingk*, Die Strafbarkeit der Nichtbehandlung von Neugeborenen und Kindern in Kanada und in den Vereinigten Staaten von Amerika, ZStW 97, 1985 S. 178 ff. がある。

120) 宮野彬「患者の死ぬ権利と法」明治学院論叢法学研究20号 (1978) 161-162頁,同・前出注(2)399頁。宮野教授の主張の具体的中身および理論的背景等については,すでに詳細に批判的検討を加えた。甲斐・前出注(1)「法益論の一側面」103頁以下参照。
121) 甲斐・前出注(1)「法益論の一側面」110-111頁参照。
122) 町野・前出注(12)228頁参照。
123) この点については,法益論の一般論的考察からも検討した。甲斐克則「法益論の基本的視座」伊藤寧先生退職記念論集『海事法の諸問題』(1985・中央法規) 特に87頁参照。さらに,詳細については,甲斐・前出注(1)「法益論の一側面」111-113頁参照。
124) *Peter Noll*, Tatbestand und Rechtswidrigkeit: Die Wertabwägung als Prinzip der Rechtfertigung, ZStW 77, 1965 S. 14.

125) *Peter Noll*, Übergesetzliche Rechtfertigungsgründe im besondern die Einwilligung Verletzten, 1955 S. 29 ff. ただ，前出注(124)では「心情無価値」という語は影を潜めている。
126) *Noll*, a.a.O. (Anm. 125), S. 36 f.
127) 曽根威彦「刑法における正当化原理」刑法雑誌22巻2号 (1978) 189頁，同『刑法における正当化の理論』(1980・成文堂) 167頁参照。正当化をめぐる諸議論についても同書参照。
128) 内藤謙「違法性における行為無価値と結果無価値論」中義勝編『論争刑法』(1976・世界思想社) 48頁，同「戦後刑法学における行為無価値論と結果無価値論の展開（二）」刑法雑誌22巻1号 (1978) 99-100頁。
129) 西原春夫＝中山和久「名古屋中郵判決における労働刑法理論の検討」法律時報49巻13号 (1977) 55頁参照。なお，阿部純二「刑法における利益衡量」石原一彦＝佐々木史朗＝西原春夫＝松尾浩也編『現代刑罰法大系1 現代社会における刑罰の理論』(1984・日本評論社) 127頁以下は，民事法・刑事法における利益衡量論を学説史的に研究したものであり，示唆に富む。法益論との関係で後日詳細に検討したい。
130) 丸山・前出注(12)アメリカ法 [1979-1] 44頁。
131) 町野・前出注(12)227頁。
132) 町野・前出注(12)227頁。
133) 丸山・前出注(12)44頁。
134) 本書21-23頁参照。
135) 以上14の州およびコロンビア特別区の各法律の原文については，*President's Commission*, Deciding to Forego, at 318-387を参照。初期の8州については，日本安楽死協会編『アメリカ8州の安楽死』(1979・人間の科学社) をも参照。もっとも，『安楽死』というタイトルの付け方には問題がある。なお，1985年7月現在までに，23の州で法律が成立しているという。宮野彬「アメリカの二〇を超える尊厳死法とわが国における立法の問題」年報医事法学1 (1986) 16頁参照。そこでは，各州の立法の分析も行われている。
136) この点については，宮野彬「アメリカの厳かな死法案について」明治学院論叢法学研究16 (1976) 69頁以下，同「アメリカにおける尊厳死の立法化傾向（上）（下）」ジュリスト640号 (1977) 107頁以下，641号113頁以下，同・前出注(2) 419頁以下，同・前出注(135)参照。しかし，成立した州でも，反対がかなりあるところもある点を認識しておく必要がある。
137) *President's Commission*, Deciding to Forego, at 310-311による。ただし，比較事項の訳は，厚生省健康政策局医事課編『生命と倫理について考える——生命と倫理に関する懇談報告——』(1985・医学書院) 106頁に従った。また，別表中の注番号は『報告書』原典の注番号（15まである）と一致しておらず，これも注の訳とともに前出『生命と倫理について考える』に従った。

なお，別表中，便宜上，yes を○，no を×，possibly を△，uncertain を？でそれぞれ表記した。

138) カリフォルニア州自然死法の詳細については，宮野彬「米カリフォルニア州の自然死法について」ジュリスト630号（1977）65頁以下，唄孝一「カリフォルニア自然死法の成立過程」都立大学法学会雑誌22巻1号（1981）195頁以下［同・前出注(10)『生命維持治療の法理と倫理』402頁以下〕参照。
139) この訳は，日本安楽死協会編・前出注(135)67頁（ただし，宮野・前出注(138)から転載）による。以下，同様。
140) この点については，唄・前出注(138)参照。
141) 日本安楽死協会編・前出注(135)88頁。
142) 日本安楽死協会編・前出注(135)95頁。
143) 町野・前出注(12)247頁は，「カリフォルニア自然死法のように，濫用に対するおそれから，数多くの詳細・煩瑣な規定を置くことは，本来は，医師と患者の信頼関係を基礎として医師に認められてきた裁量に大きな制約を加えることになり，『病室の官僚主義』，医療現場の混乱をもたらすことになる」，と指摘する。(西) ドイツのメーレリンクも，「自然死権」をこういう形で形骸化したり官僚主義化（Bürokratisierung）することは，死にゆく人の尊厳を侵害する，と警告する。Vgl. *Jürgen Möllering*, Schutz des Lebens—Recht auf Sterben. Zur rechtlichen Problematik der Euthanasie, 1977 S. 87. 本書の紹介として，甲斐克則・判例タイムズ371号（1979）27頁以下および九大法学37号（1979）117頁以下がある。
144) *President's Commission*, Deciding to Forego, at 29. ただし，この部分の訳は，唄・前出注(116)「生命維持治療を受けない条件(3)」25頁による。
145) 阿南成一『安楽死』（1977・弘文堂）106頁。同旨，丸山雅夫「安楽死と生存無価値な生命の毀滅(2)」ノートルダム清心女子大学紀要文化学編6巻1号（1982）82頁。
146) 大谷教授も，この点を警戒しておられる。大谷實『いのちの法律学』（1985・筑摩書房）94頁，97-98頁［同書第3版（1999・悠々社）170頁，173-174頁］参照。
147) 日本安楽死協会編集『安楽死論集第3集』（1979・人間の科学社）308-311頁。この協会案については，町野教授が鋭い分析・検討を加えておられ，批判の論旨も正当と思われる。町野・前出注(12)245-247頁参照。なお，井上紫電「安楽死立法化のもたらすもの」南山法学1巻1号（1977）33頁以下，特に37頁以下をも参照。
148) 日本安楽死協会（現・日本尊厳死協会）の草案1条（目的）は，「全ての人は自己の生命を維持するための措置を受容すべきか否かにつき自ら決定する権利を有する。この権利に基きこの法律は不治且つ末期の状態にあって過剰な延命措置を望まない者の意思に基きその延命措置を停止する手続き等を定めることを目的とする。」として，2条の定義条項で，「この法律で『不治且つ

末期の状態』とは，合理的な医学上の判断で不治と認められ，延命措置の施用が単に死期を延長するにすぎない状態をいう」とし，また，「この法律で『過剰な延命措置』とは，その措置によって患者が治癒現象を呈せず単に死期を延長するにすぎない措置をいい，苦痛緩和のための措置は含まない」，と規定する。しかし，この表現では，なお不明確なように思われる。

149) 大嶋一泰「生命維持装置の取外しと刑法」福岡大学法学論叢23巻3=4号 (1979) 306頁，同「植物状態患者の取扱いと刑法」同誌22巻3=4号 (1978) 338頁参照。

150) President's Commission, Deciding to Forego, at 2 footnote 1.

151) President's Commission, Deciding to Forego, at 141-145. その中で，Note, The California Natural Death Act: An Empirical Study of Physicians'Practice, 31 STAN. L. REV. 913, 938-939 (1979) を参照しつつ，カリフォルニア州法施行後の運用実態を具体的に示している (at 144)。

152) 大統領委員会は，やはり1983年3月に，『総括レポート』を出している。President's Commission, Summing up. Final Report on Studies of the Ethical and Legal Problems in Medicine and Biomedical and Behavioral Research, March 1983 が，それである。本書は，厚生省医務局医事課監訳『アメリカ大統領委員会：生命倫理総括レポート』(1984・篠原出版) として翻訳公刊されている。以下，本書では，このレポートの訳については，この訳書によるが，一部表現を修正した。これによれば，『大統領委員会報告書』の主眼は，次のように説明されている。

「ヘルス・ケアについての意思決定は意思決定能力のある患者の手に委ねられるべきであるというインフォームド・コンセントに関する報告書の基本的結論を踏まえて，生命維持処置を止めるという患者の選択が，どのような場合に倫理的または法的理由により制約される必要があるかを検討した。問題点を明確にすることに加え，報告書では，意思決定能力のある患者とない患者の両方に当てはまる意思決定の適切な手順・手続きを示唆し，このプロセスを形成・規制しようとする場合の各分野の私的・公的機関の役割を吟味した。報告書『生命維持処置の中止決定』は，将来生じるかもしれない個々の事例について判断を下そうとするものでも，このような決定に直面する患者と医療関係者に道徳的に正しい選択肢を示すガイドラインを示そうとして作られたものでもない。むしろ，委員会は，種々の問題意識と施策の長所と短所に焦点をあてようと試みた。有用な配慮事項と禁止事項を明確にすれば，直接的に痛ましい現実に直面せざるをえないことになっても，意思決定を行う者の参考となると考えたからである」(42-43頁)。

なお，この『総括レポート』によれば，『報告書』に対する反応は相当なものである。すなわち，「この研究は，これまでの委員会の研究のうちで最大といえる国民の反応をもたらした。報告が発表される前でさえ，委員会がこの問題を研究している期間中の報道機関の注目により，1000人以上の人々が原

案の入手を希望した。この報告書は，新聞の全国紙の記事，論説欄や専門雑誌のトップに敬意の念を持って掲載され，委員会や事務局長は国内テレビ，ラジオに出演して報告書についての解説を加えた。報告書の内容の一部は医科大学や看護学校のカリキュラムにすでに取り入れられ，病院，ナーシングホームやその他の医療施設の企画立案を担当する人々は報告書の内容を吟味している」という(45頁)。人々の問題関心の深さを示すものといえよう。

153) 『総括レポート』は，次のように述べる。「報告書の前半では，生命維持処置についてのすべての意思決定に共通する配慮事項を検討した。本報告書の社会的な位置づけは，主題の歴史的，文化的，心理的側面に注目することによって示された。医療を提供する者と患者の間で意思決定の責任を分かち合うことが基本方針ではあるが，委員会は，特に重篤な患者で意思決定者として不適格である場合，決定にあたって制約が生じることがあることを指摘した。一方，生命は保護されるべきで，不当な死は防止され，違反した場合，罰せられるべきであるとする社会の要請は，別の制約因子となる。報告書は，妥当な治療中止と妥当でない治療中止の区別を吟味し，このような区別がそれ自体では倫理的重要性を持たない場合があっても，どうすれば健全な意思決定に有用なものとなりうるかを示唆した。報告書は，家族やケアに携わる専門家の行為・資源の平等な配分に対する社会の要請，さらに，これら多くのファクターが重なってくる典型的な舞台ともいうべき医療施設(病院，ナーシングホーム，ホスピス)の方針や実状に由来する患者の自己選択権の制約に注目した。

報告書は，次に，特別な公的政策上の問題を生じさせる患者グループの状況を検討した。委員会は，まず，事前の指示書(advance directives)(「尊厳死の遺言」のようなもの)，施設内審査(倫理委員会など)，法定手続など，一般的に意思決定能力がないと認められる患者の意思決定に関連する若干の概念と手順を示した。ついで，永遠にかつ完全に意識を喪失し意思決定能力がない患者と重篤な新生児の2つのグループに目を向けた。最後に，報告書は，入院患者の心臓の鼓動が停止した場合，『蘇生処置を行わない指示』をいつ，どんな理由で書くかを検討し，このような指示命令に関して各医療機関が方針を明確にするよう勧告した」(43-44頁)。なお，『報告書』の構成・目次等については，唄・前出注(116)「生命維持治療を受けない条件(2)」40頁参照。

154) 大谷実「死の判定と人工蘇生術の中断」同志社法学25巻1号(1973) 2頁 (この論文は同著『刑事規制の限界』(1978・有斐閣) 89頁以下に収録されている)。

155) この点について，池見酉次郎＝永田勝太郎編『死の臨床――わが国における末期患者ケアの実際――』(1982・誠心書房) 参照。

156) 前出・注(152) 『総括レポート』44頁。なお，*President's Commission, Deciding to Forego*, at 2-9 にも結論の要約がなされている。

157) 前出注(152)を見よ。

158) *President's Commission*, Deciding to Forego, at 26-27. この部分の訳は，唄・前出注(116)「生命維持治療を受けない条件(3)」23-24頁による（ただし，表現を一部修正)。なお，ここで『報告書』が，「……社会は，万人が適当なレベルのケアへのアクセスをもち，過重な負担（財政的にも時間的にも）なく，このようなケアを得ることができることを確保すべき道徳的義務がある……。健康状態の相違は，個人のコントロールを超える自然的社会的偶発事情により主に決せられるものであり，しかもそれらは，きわめて不平等に分配されているので，ある人々は自分自身の努力によっては適切なケアを得ることはできないから，公平なアクセスを確保すべき道徳的義務が社会一般（society as a whole）にあるのである」(at 27，唄・前出注(116)「生命維持治療を受けない条件(3)」24頁）と述べているのは，法律論の前提として重要な指摘である。
159) *Id* at 37-38.
160) *Id* at 45. 唄・前出注(116)「生命維持治療を受けない条件(4)」48頁参照。See also *id* at 56-68 and 121-124.
161) *Id* at 44, 51 and 126-136. なお，厳密な意味では，「代理」と「代行」は同義ではないと思われるが，『報告書』は特に意識していないようである。本章では，唄教授に従って surrogate を「代理者」あるいは「代行」と訳している。唄・前出注(116)「生命維持治療を受けない条件(6)」42頁参照。
162) *Id* at 122-123.「決定無能力」とは，医学的ないし精神病上の診断カテゴリーではなく，事情を知らされた素人が行うであろうようなタイプの判断に基く，ともいう (at 123)。
163) *President's Commission*, Deciding to Forego, at 128.
164) *Id*. at 128-129.
165) *Id*. at 129-132.
166) *Id*. at 132.
167) *Id*. at 132-134.
168) *Id*. at 133.
169) *Id*. at 133-134 footnote 38.
170) *Id*. at 133-134.
171) *Id*. at 134.
172) *Id*. at 134-136.
173) *Id*. at 134-135.
174) *Id*. at 135 footnote 43.
175) *Id*. at 136.
176) *Id*. at 145 *infra*. 各州立法については，see at 389-437.
177) この点について，富田清美「無能力時のヘルスケア決定に関する代理人指名のための法律について」年報医事法学 1 (1986) 36頁以下参照。カリフォルニア州法の正式名称は，Durable Power of Attorney for Health Care (Cal.

Civ. Code §§ 2430-43) である。「およそ"power of attorney"とは, 自分の代理人として行為することを他の人に認許する文書のことである。また, 本法において, "durable" というのは, 本人が無能力になった後も代理人の権限が存在するという意味である」(富田・前出 36 頁)。

178) *President's Commission*, Deciding to Forego, at 160 *infra*. なお, 第 5 章 (at 171 *infra*) で, 改めて「永久に意識を喪失した患者」について論じている。

179) *Id*. at 4. また,「これらは元来, 不明瞭である。悪いことには, それらの呪文 (invocation) はあまりにも機械的であるので, 現実の事例を照らし出すこともなく, 論理的に説得力ある論拠を提供することもない」, とも言う(at 61)。なお, 唄・前出注(116)「生命維持治療を受けない条件(6)」41 頁参照。

180) *Id*. at 4. 唄・前出注(116) 41 頁参照。

181) この点の詳細については, 宮野彬「生きる価値のない生命を絶つことの許容性——ビンディングとホッヘの見解を中心に——」鹿大法学論集 3 号 (1967) 130 頁以下, 同「ナチスドイツの安楽死思想」同誌 4 号 (1968) 119 頁以下, 同・前出注(2) 299 頁以下, 313 頁以下, 丸山雅夫「安楽死と生存無価値な生命の毀滅(1)(2)」ノートルダム清心女子大学紀要文化学編 5 巻 1 号 (1981) 91 頁以下, 6 巻 1 号 (前出注(145)) 67 頁以下参照。

182) この文言は, 例えば *Eser*, a.a.O. (Anm. 18), S. 111 および Eser, 後出注(193)の諸文献にみられる。だが, その明確な意味づけはなされていない。

183) 甲斐・前出注(1)「法益論の一側面」は, すでにこの点を意識したものである。

184) 中山研一「植物状態患者をめぐる法的問題(下)」ジュリスト 664 号 (1978) 102 頁[この論文は,「(上)」ともども同著『安楽死と尊厳死』(2000・成文堂) 1 頁以下に収録されている]。

185) 本書 43 頁以下参照。

186) *Walter Sax*, Zur rechtlichen Problematik der Sterbehilfe durch vorzeitigen Abbruch einer Intensivbehandlung. Überlegungen zum „Unterlassen durch Tun", zum „Schutzzweck der Norm" und zur „scheinbaren Rechtsgutsverletzung," JZ 1975 S. 149 f. この論文の詳細な紹介については, 甲斐克則「ヴァルター・ザックス『集中治療の早期中断による死の介助の法的問題性について』」九大法学 45 号 (1983) 177 頁以下参照。

187) Vgl. *Karl Binding und Alfred Hoche*, Die Freigabe der Vernichtung lebensunwerten Lebens. Ihr Maß und ihre Form, 1920, S. 27 ff. ザックスの見解とビンディングの見解の近似性について, およびザックスの基礎理論の批判的考察については, 甲斐・前出注(1)「法益論の一側面」85 頁以下参照。

188) 藤木英雄『刑法講義各論』(1976・弘文堂) 191 頁。

189) 内藤・前出注(4)『刑法講義総論(中)』556-557 頁, 同「尊厳死(二)」法学教室 44 号 (1984) 60 頁参照。

190) 本書 49-50 頁参照。なお, 宮野・前出注(12)「患者の死ぬ権利と法」161-162

頁，同・前出注(2) 399 頁と，この考えに対する批判である甲斐・前出注(1)「法益論の一側面」103 頁以下，特に 109 頁以下を熟読されたい。
191) 宮野彬「法学からみた生物学的生命の意義」理想 1976 年 8 月号 110-114 頁。
192) 宮野・前出注(191) 115 頁。
193) Vgl. *Eser*, a.a.O. (Anm. 18), S. 119 ff. （甲斐＝井上・前出注(18)判例タイムズ 395 号 38 頁以下の紹介参照）; *ders.*, Neues Recht des Sterbens? Einige grundsätzliche Betrachtungen, in Eser (Hrsg.), Suizid und Euthanasie (a.a.O. (Anm. 3)), S. 392 ff., insbes. S. 400 ff. （甲斐克則＝井上祐司・判例タイムズ 353 号 (1978) 69-71 頁の紹介参照）; *ders.*, Sterbehilfe und Euthanasie in rechtlicher Sicht, in Volker Eid (Hrsg.), Euthanasie oder Soll man auf Verlangen töten? (1975) S. 45 ff.; *ders.*, Der manipulierte Tod? Möglichkeiten und Grenzen der Sterbehilfe auf rechtlicher Sicht, in Auer (u.a.), Der Mensch und sein Tod (1976), S. 61 ff.; ders., Zum „Recht des Sterbens"―einige grundsätzliche Überlegungen, in Fritsche/Goulon/Eser/Braun/Riquiet, Das Recht auf einen menschenwürdigen Tod?, S. 21 ff.
194) *Eser*, a.a.O. (Anm. 18), S. 129. 前出注(193)のエーザーの他の文献も同旨なので，以下ではこの文献のみをエーザーの見解の典拠とする。
195) *Eser*, a.a.O. (Anm. 18), S. 126 f.
196) *Eser*, a.a.O. (Anm. 18), S. 128 f.
197) *Eser*, a.a.O. (Anm. 18), S. 131 f.
198) 大嶋一泰「生命維持装置の取外しと義務衝突」刑法雑誌 22 巻 3＝4 号 (1979) 79-80 頁，同・前出注(149)福大法学論叢 22 巻 3＝4 号 330-331 および 335 頁。なお，同・前出注(149)福大法学論叢 23 巻 3＝4 号 305 頁でも同じ趣旨が述べられている。
199) Vgl. *Eser*, a.a.O. (Anm. 18), S. 140. 大嶋・前出注(198)刑法雑誌 22 巻 3＝4 号 82 頁，同・前出注(149)福大法学論叢 22 巻 3＝4 号 334 頁参照。
200) 中山・前出注(184) 95 頁。
201) 町野・前出注(12) 239 頁。同旨，大谷・前出注(146) 94-95 頁，同「末期医療と医師の刑事責任」警察研究 56 巻 7 号 (1985) 9 頁，同「ターミナル・ケア」唄孝一編『医療と人権』(1985・中央法規) 280-281 頁，内藤・前出注(4)『刑法講義総論（中）』561-562 頁，同・前出注(189)「尊厳死（二）」62-63 頁，同「いわゆる『尊厳死』と刑法」年報医事法学 1 (1986) 44 頁以下。
202) 齊藤誠二「最近の安楽死論争をめぐって――生命維持装置の取外し――」法学セミナー276 号 (1978) 58 頁。
203) 大嶋・前出注(149)福大法学論叢 22 巻 3＝4 号 341 頁，同・前出注(149)福大法学論叢 23 巻 3＝4 号 296 頁参照。
204) *Karl Jaspers*, Philosophie II Existenzerhellung (1932). ただし，ここでは，山本信編『中公・世界の名著・続 13　ヤスパース　マルセル』のヤス

パース『哲学』小倉志祥＝林田新二＝渡辺二郎訳（1976・中央公論社）による。
205) ヤスパース・前出注(204)109 頁。
206) ヤスパース・前出注(204)80 頁。なお，泉治典＝渡辺二郎編『西洋における生と死の思想』(1983・有斐閣) 356 以下をも参照。
207) 上田閑照＝柳田聖山『十牛図――自己の現象学』(1982・筑摩書房) 17 頁。
208) 上田＝柳田・前出注(207)49 頁以下参照。なお，上田教授は，この観点から生死の問題を興味深く論じている。Vgl. *Shizuteru Ueda*, Der Tod im Zen-Buddhisumus, in Auer (u.a.), a.a.O. (Anm. 3), Der Mensch und sein Tod, S. 162 ff. 同書には，ほかにも諸種の分野から興味深い論稿が寄せられている。これと関連して，木村尚三郎編『生と死 1』(1983・東京大学出版会) をも参照。さらに，哲学的な死の観念を 5 つに分類して自殺や安楽死との関係で論じたものとして，*Josef M. Häussling*, Philosophische Todesauffassungen und deren anthropologisch-problemgeschichtliche Interpretation für Suizid und Euthanasie, in Eser (Hrsg.), Suizid und Euthanasie, S. 61 ff. がある。紹介として，土井政和・法政研究 44 巻 2 号 (1977) 164 頁以下がある。
209) カール・マルクス『経済学・哲学草稿』城塚登＝田中吉六訳 (岩波文庫) 134-135 頁参照。
210) アルトゥール・カウフマン「法と道徳」『現代法哲学の諸問題』宮沢浩一＝渋谷勝久訳 (1968・慶応通信) 177 頁〔なお，アルトゥール・カウフマン『責任原理――刑法的・法哲学的研究――』甲斐克則訳 (2000・九州大学出版会) 142 頁〕参照。
211) 甲斐＝井上・前出注(18)44 頁。
212) 町野・前出注(12)241 頁，大谷・前出注(146)96 頁以下，同・前出注(201)「末期医療と医師の刑事責任」9 頁以下，同・前出注(201)「ターミナル・ケア」288 頁以下 (ただし，大谷教授は，「生命の回復不可能性」という言葉を多用されるが，「意識の回復可能性」という趣旨であろう)。同旨，内藤・前出注(4)『刑法講義総論 (中)』564 頁，同・前出注(201)「いわゆる『尊厳死』と刑法」46 頁。
213) Vgl. *Albin Eser*, Zwischen „Heiligkeit" und „Qualität" des Lebens. Zu Wandlungen im strafrechtlichen Lebensschutz, in Joachim Gernhuber (Hrsg.), Tradition und Fortschritt im Recht. Festschrift gewidmit der Tübingen Juristenfakultät zu ihren 500 jährigen Bestehen 1977, von gegenwärtigen Mitglieden und in deren Auftrag), S. 377 ff. なお，アルビン・エーザー「ドイツ刑法の変遷における生命の保護――比較法史における生命の『神聖性』と『質』について――」(野村稔・関哲夫訳) 比較法学 21 巻 2 号 (1988) 179 頁以下参照。
214) Vgl. *Eser*, a.a.O. (Anm. 213), S. 379 ff. ローマ時代には奇形児の殺害は

義務とさえされた (S. 385)。奴隷に対する差別は有名だが，また，ゲルマン法思想にとっても，下男は「人」ではなく，「法的動産」であった (S. 382)。

215) Vgl. *Eser*, a.a.O. (Anm. 213), S. 385.
216) Vgl. *Eser*, a.a.O. (Anm. 213), S. 387. なお，塙浩訳「カルル5世刑事裁判令（カロリナ）」神戸法学雑誌18巻2号（1986）262頁以下参照。
217) Vgl. *Eser*, a.a.O. (Anm. 213), S. 389 f.
218) Vgl. *Eser*, a.a.O. (Anm. 213), S. 396 ff.
219) *Alfons Auer*, Das Recht des Menschen auf einen „natürlichen Tod" aus der Sicht einer theologischen Ethik, in Eser (Hrsg.), a.a.O. (Anm. 3), Suizid und Euthanasie, S. 250 ff.；*ders.*, Das Recht des Menschen auf einen „natürlichen Tod", in Auer (u.a.), a.a.O. (Anm. 3), Der Mensch und sein Tod, S. 82 ff.；*ders.*, Die Unverfügbarkeit des Lebens und das Recht auf einen natürlichen Tod, in Auer/Menzel/Eser, a.a.O. (Anm. 18), Zwischen Heilauftrag und Sterbehilfe, S. 1 ff. 最初の論文については，大野平吉教授による詳細な紹介がある(判例タイムズ353号(1978) 53-54頁および広島法学1巻2号(1978) 65頁以下参照)。本章も，これを十分参照している。第2論文もほぼ同趣旨であり，第3論文はより詳細である。以下，順番に *Auer*, ①②③ で略記する。なお，ここで「実態を踏まえて」というのは，（西）ドイツにおいて住民の53％が嘱託殺人を擁護し，38％が精神病者の殺害を擁護している，という世論調査を意味する。
220) *Auer*, ① S. 250, ② S. 83, ③ S. 34 f.
221) *Auer*, ① S. 251, ② S. 85, ③ S. 36.
222) *Auer*, ① S. 252. なお，*Auer*, ② S. 80, ③ S. 38 ff. にも，同じ趣旨が述べられている。
223) *Auer*, ① S. 252 f., ② S. 86 f., ③ S. 40 ff.
224) *Auer*, ① S. 253, ② S. 87.
225) *Auer*, ① S. 253, ② S. 87.
226) *Auer*, ① SS. 254-258, ② SS. 88-91, ③ SS. 44-50. 具体的検討過程については，大野・前出注(219)参照。
227) *Auer*, ① S. 258, ③ S. 50.
228) *Auer*, ③ S. 7 ff.
229) *Bernhard Häring*, Moraltheologische Überlegungen zu Suizid und Euthanasie, in Eser (Hrsg.), a.a.O. (Anm. 3), Suizid und Euthanasie, S. 261 ff. 紹介として，金沢文雄・判例タイムズ353号（1978）54-55頁がある。本章も，この紹介に負うところが大きい。
230) *Häring*, a.a.O. (Anm. 229), S. 265.
231) *Häring*, a.a.O. (Anm. 229), S. 266 f.
232) *Häring*, a.a.O. (Anm. 229), S. 267.
233) *Häring*, a.a.O. (Anm. 229), S. 268 ff. なお，その他の倫理学者の諸見解

については，金沢文雄「エーザー編・自殺と安楽死――倫理的・法的考察――」ジュリスト651号 (1977) 94頁以下，同編「ドイツにおける最近の自殺・安楽死論議――倫理的・法的考察――」判例タイムズ353号 (1978) 49頁以下参照。また，宮川俊行『安楽死の論理と倫理』(1979・東京大学出版会) も必読の書である。

234) 例えば，マシア・前出注(55)『バイオエシックスの話』188-189頁，唄孝一「生きる権利・死ぬ権利――今法学が直面する一つの課題として――」世界375号 (1977) 114-116頁，阿南・前出注(145) 82頁以下参照。

235) マシア・前出注(55)『バイオエシックスの話』189頁。もっとも，それぞれの事案の差異を十分意識して問題を論じている (159頁以下参照)。なお，これと関連して，鯖田豊之『生きる権利・死ぬ権利』(1976・新潮社) 等参照。本書は，内容が充実していることは言うまでもないが，タイトルですでに人々の関心をひきつけるに十分なところがある。それだけに，本当は「死ぬ権利」という用語の使用については慎重でなければならないと思われる。

236) Vgl. *Eser*, a.a.O. (Anm. 3), Neues Recht des Sterbens?, S. 394 ff.; *ders*., a.a.O. (Anm. 213), S. 413 f.

237) *Nicholas N. Kittrie*, Das Recht auf Leben und das Recht auf Sterben: Probleme der Entscheidungsfindung, in Eser (Hrsg.), a.a.O. (Anm. 3), Suizid und Euthanasie, S. 378 ff. 紹介として，福田雅章・判例タイムズ353号 (1978) 68-69頁がある。ここでは，福田教授の紹介の文章を援用する。

238) *Kittrie*, a.a.O. (Anm. 237), S. 388 ff. insbes. S. 390. 福田・前出注(237) 69頁。

239) *Gerd Roellecke*, Gibt es ein "Recht auf den Tod"?, in Eser (Hrsg.), a.a.O. (Anm. 3), Suizid und Euthanasie, S. 336 ff. この論文についても，大野平吉教授の詳細な紹介がある (広島法学1巻3=4号 (1978) 139頁以下，判例タイムズ353号 (1978) 64-65頁)。本章でも，これを十分参照した。

240) *Roellecke*, a.a.O. (Anm. 239), S. 337.

241) *Roellecke*, a.a.O. (Anm. 239), S. 337 f.

242) *Roellecke*, a.a.O. (Anm. 239), S. 339.

243) *Roellecke*, a.a.O. (Anm. 239), S. 340 f.

244) *Roellecke*, a.a.O. (Anm. 239), S. 345.

245) 宮沢俊義編『世界憲法集 [第2版]』(1976・岩波文庫) 159頁。

246) この点について興味深いのは，田口精一「ボン基本法における人間の尊厳について」法学研究33巻12号 (1960) 167頁以下である。

247) *Roellecke*, a.a.O. (Anm. 239), S. 339.

248) ホセ・ヨンパルト「書評・金沢文雄『刑法とモラル』(一粒社・一九八四年)」法哲学年報1984年度『権利論』186頁。なお，日本国憲法との関連で「人間の尊厳」を論じたものとして，同「日本国憲法解釈の問題としての『個人の

尊重』と『人間の尊厳』――尊属殺違憲判決をめぐって――（上）（下）」判例タイムズ377号（1979）8頁以下，378号13頁以下〔その後のものとして，同『人間の尊厳と国家の権力』（1990・成文堂），同「再び，『個人の尊重』と『人間の尊厳』は同じか」法の理論19（2000）103頁以下〕，奥貴雄「人間の尊厳の顕現」大阪学院大学法学研究3巻1＝2号（1978）1頁以下，同『生存権の法理』（1985・東京有信堂）〔さらに，青柳孝一『個人の尊重と人間の尊厳』（1996・尚学社），ホセ・ヨンパルト教授古稀祝賀『人間の尊厳と現代法理論』（2000・成文堂）所収の各論稿〕がある。

249) 金沢・前出注(52)129-130頁。なお，これと関連して，ホセ・ヨンパルト「『人間の尊厳』と『人命の尊重』――法と道徳の問題として」ソフィア30巻1号（1981）26頁以下参照。

250) 金沢・前出注(52)131頁以下参照。同旨，阿南・前出注(145)79頁以下。

251) フレッチャーは，「人間性（humanhood）の最低基準を理想的機能におき，知能指数（IQ）40未満のものは人格であるかどうか疑わしく，20未満は人格でないと主張している」（金沢・前出注(52)131頁）。

252) 金沢・前出注(52)132頁。そこで，金沢教授は，「心理学や脳神経科学の意味での意識とか知能は，精神そのものでなく，精神の作用にすぎない。それなのに意識・知能を精神・人格そのものと同一視し，その喪失（いわんやその低下）をもって直ちに生命の価値を否定してしまうというのは余りにも軽率といわなければならない」，と言明されている。同旨，宮川・前出注(233)『安楽死の論理と倫理』38頁，阿南・前出注(145)80-81頁。

253) ヨンパルト・前出注(248)「書評」187頁。なお，ヨンパルト教授は，「生命の尊重」と「生命の尊厳」との区別も強調される。平野龍一博士は，「神聖」という言葉でなく，「尊厳」という言葉を意識的に用いておられる。平野龍一「生命の尊厳と刑法――とくに脳死に関連して――」ジュリスト869号(1986)40頁参照。

254) この点について興味深いのは，医学者三好和夫教授の「人間の尊厳と生命科学とのかかわりあい」松尾孝嶺ほか・前出注(2)『生命科学ノート』125頁以下である。「人間は，自然史的ならびに社会史的にかけがえのない歴史をもっている存在である。自然史的には，進化過程の高等動物のある段階で，人間は自己の生存と生活の活動を通じて自らの意識をもつようになり，その後は，多くはこの意識のもとに生物を含む自然に積極的に働きかけ，自己の生命と生活をまもり，そして拡充してきた。また，この活動は集団的から社会的な活動として行われ，この時点から人間は，同じ人間同士の連帯感に基づいて，自由と平等を志向して闘い，その実現をすすめてきた。自らも人間の一人であるわれわれは，このような歴史的な存在である人間を尊厳なものと意識する」（139頁）。このような基本観念から三好教授は，「人間の尊厳」と「人間の生命の尊厳」との重複・交叉を認めつつも両者を区別される。「人間の尊厳というのに対して，人間の生命の尊厳というときには，より科学的ないし自

然科学的なアプローチがなされていると考えるわけである」，と(142頁)。これと関連して，西山編・前出注(2)『人間の尊厳と科学』をも参照。

255) *Roellecke*, a.a.O. (Anm. 239), S. 339.
256) カント『人倫の形而上学の基礎づけ』『中公・世界の名著32　カント』野田又夫訳（第4版・1976・中央公論社）274頁。
257) 宮川・前出注(233) 42頁。金沢・前出注(52) 132頁も，同旨であろう。なお，宮川教授によれば，「人格とは理性的本性の自立存在者である」とみるトマスの存在論的人格観は，精神的霊魂（anima rationalis）なるものの存在を認め，次のように考えるという。「そもそも存在は，現象，活動，機能に先行し，活動や機能を失うことは何も存在を失うことではない。自我意識，他の人格との交流，自由な自己決定，選択，知的認識などの諸機能，諸現象の存在論的な前提に，精神的能力（potentia spiriualis）である理性（intellectus）および意志（voluntas）があり，この能力の基礎に実体的存在としての精神的霊魂がある。この精神的霊魂こそが，個々の人間の実体的形相（forma substantialis）として人間を人格たらしめている本質的存在論的原理である。……通常，人格の特徴とされる前記諸現象，諸活動はこの精神的霊魂の活動であり，外部への現われにほかならない。精神的霊魂が身体の実体的形相として現存しているところ，人間人格が存在している」（宮川・前出注(233) 252頁注(12)），と。阿南・前出注(233)をも参照。
258) 金沢・前出注(52) 78頁。
259) *Roellecke*, a.a.O. (Anm. 239), S. 339 f.
260) 金沢・前出注(52) 157頁参照。なお，近時，患者の自己決定権を「人間の尊厳」の公準として詳細に論じているものとして，*Udo Fiebig*, Freiheit für Patient und Arzt. Das Selbstbestimmungsrecht des Patienten als Postulat der Menschenwürde, (1985) がある。
261) 金沢・前出注(52) 39頁，奥・前出注(248) 5頁参照。この点についての詳細な言語学的検討として，ヨンパルト・前出注(248)「日本国憲法解釈の問題としての『個人の尊重』と『人間の尊厳』（上）」10-11頁参照。［その後，「人間の尊厳」についての私自身の見解をまとめたものとして，甲斐克則「『人間の尊厳』と生命倫理・医事法——具現化の試み——」三島淑臣教授古稀祝賀『自由と正義の法理念』（2003・成文堂）489頁以下参照］。
262) 専断的治療行為と傷害罪との関係について明確に論じているものとして，町野・前出注(69)『患者の自己決定権と法』85頁以下，特に116頁以下参照。町野教授は，正当にも治療行為傷害説に立たれる。
263) BGH, Urt. v. 4.7. 1984—3 StR 96/84—LG Krefeld: NJW 1984 Heft 46, S. 2639; MedR 1985 Heft 1 S. 40. 本件の詳細については，甲斐克則「自殺企図患者に対する医師の救助義務—西ドイツのヴィッツィッヒ医師事件BGH判決から」年報医事法学1 (1986) 215頁以下，同「患者の自殺企図と医師の刑事責任——西ドイツのヴィッツィッヒ医師事件BGH判決とA. エー

ザーの批評をめぐって——」海保大研究報告32巻1号 (1986) 63頁以下〔なお，甲斐・前出注(1)『安楽死と刑法』67頁以下〕，岩間康夫・警察研究56巻12号 (1985) 69頁以下参照。本件に関する（西）ドイツの判例解釈として，Albin Eser, Sterbewille und Ärztliche Verantwortung. Zugleich Stellungnahme zum Urteil des BGH im Fall Dr. Wittig, MedR 1985 Heft 1 SS. 6-17.（紹介として，甲斐・前出「患者の自殺企図と医師の刑事責任」74頁以下〔邦訳として，アルビン・エーザー『先端医療と刑法』上田健二＝浅田和茂編訳（1990・成文堂）79頁以下〕参照）; Rudolf Schmitt, Der Arzt und sein lebensmüder Patient, JZ 1984, S. 866 ff.; Michael Schultz, Aufhebung von Garantenstellungen und Beteiligung durch Unterlassen, JuS 1985. S. 270 ff. 等がある。

264) 判決文の主要部分は，甲斐・前出注(263)「患者の自殺企図と医師の刑事責任」64-74頁に訳出しているので参照されたい〔なお，エーザー・前出注(263)『先端医療と刑法』347頁以下の要約（甲斐克則執筆）参照〕。

265) Vgl. Eser, a.a.O. (Anm. 18), S. 109.; ders., in Schönke-Schröder, Strafgesetzbuch Kommentar, 18. Aufl. (1976), S. 127 f.

266) 内田文昭『刑法各論［第二版］』(1984・青林書院) 19-20頁。

267) Vgl. Eser, a.a.O. (Anm. 18), SS. 99-111.

268) Vgl. Eser, a.a.O. (Anm. 263), MedR 1985, SS. 9-12. 甲斐・前出注(263)「患者の自殺企図と医師の刑事責任」78-82頁参照。

269) この点について，大嶋・前出注(2) 56頁参照。

270) Vgl. Eser, a.a.O. (Anm. 18), S. 108 ff. なお，エーザーは，ヴィティヒ医師事件連邦通常裁判所判決に対して，法政策的観点から次のように批判する。すなわち，本判決は，患者に対する禁治産宣言に等しく，また，医師に大幅な裁量を認めることは，心理学的には患者に不信感を募らせ，法的には医師に最終的により重い責任が課されることになる。さらに，近親者は，愛する者の意思表明を尊重せず，その運命を第三者に委ねるというジレンマに陥り，その結果，死を家族から病院へと遠ざけるインヒューマンな傾向が促進される。結局，生に疲れた者は，家族を刑事訴追の危険にさらすまいとして完全な孤独に追い込まれるであろう，と。Vgl. Eser, a.a.O. (Anm. 263), MedR. 1985, S. 13 ff.

271) Vgl. Eser, a.a.O. (Anm. 18), S. 105 ff.; Möllering, a.a.O. (Anm. 143), S. 51 ff. なお，町野・前出注(12)214-215頁参照。

272) この問題については，木内道祥・前出注(78)39頁以下，橋本雄太郎＝中谷瑾子「患者の治療拒否をめぐる法律問題――『エホバの証人』の信者による輸血拒否事件を契機として――」判例タイムズ569号 (1986) 8頁以下，山田卓生「信仰上の輸血拒否と医療」ジュリスト843号 (1985) 86頁以下，鈴木篤「輸血拒否死亡事件と患者の自己決定権」判例タイムズ555号 (1985) 7頁以下，浅井登美彦「信仰の自由と医師の救助義務」からだの科学125号 (1985) 112

頁以下［甲斐・前出注(95)］参照。
273) この点について，中森喜彦「医師の診療引受義務違反と刑事責任」法学論叢91巻1号（1972）1頁以下，金沢文雄「医師の応招義務と刑事責任」法律時報47巻10号（1975）39頁参照。
274) 本書26頁以下を熟読されたい。
275) 町野教授は，この点について，医師の裁量をかなり認めておられる（町野・前出注(12)230頁）。しかし，おそらくその裁量も，「判断裁量」という意味において用いておられるものと思われる。
276) 本書55頁以下参照。
277) Vgl. *Eser*, a.a.O. (Anm. 18), S. 119.
278) no-codr order は，Do Not Resusiate＝DNR とも呼ばれているが，この詳細については，see *President Commission*, Deciding to Forego, at 231-255.
279) *Möllering*, a.a.O. (Anm. 143), SS. 54-59. なお，メーレリンクの考えの詳細については，甲斐・前出注(143)参照。また，その批判的検討の詳細については，甲斐・前出注(1)「法益論の一側面」93頁以下参照。
280) *Möllering*, a.a.O. (Anm. 143), S. 59 f. なお，(西)ドイツ外科学会「瀕死者および死にゆく者の治療」委員会は，その後1979年4月10日に，「瀕死者および死にゆく者の治療に関する決議——医学的・法学的指示」を公表している（詳細は後述）。この決議については，大嶋・前出注(2)57頁以下〔およびエーザー・前出注(263)『先端医療と刑法』329頁以下の邦訳（松宮孝明訳）〕参照。
281) Vgl. *Claus Roxin*, Über die mutmaßliche Einwilligung, in Festschrift für Hans Welzel zum 70. Geburtstag, 1974, S. 468 f. ロクシンの見解については，伊藤寧「推定的同意による行為と許された危険について（一）（二）」海保大研究報告21巻1号（1975）13頁以下，22巻2号（1976）1頁以下が詳しい。
282) この議論の詳細については，特に，神山敏雄「作為と不作為の限界に関する一考察——心肺装置の遮断をめぐって——」平場安治博士還暦祝賀『現代の刑事法学（上）』（1977・有斐閣）99頁以下，中森喜彦「作為と不作為の区別」同書126頁以下，金沢文雄「人工呼吸器の遮断と刑法」広大政経論叢26巻5号（1977）113頁以下，齊藤誠二「刑法における死の概念と人工蘇生術の中断(3)」法律のひろば30巻6号（1977）46頁以下，同『刑法における生命の保護』（1987・多賀出版）285頁以下［同書はその後，新訂版が1989年に，3訂版が1992年に出されている］参照。
283) この点を指摘するものとして，金沢・前出注(282)124頁，齊藤誠二「最近の安楽死論争をめぐって——生命維持装置の取り外し——」法学セミナー276号（1978）62頁，平野龍一「刑法における『出生』と『死亡』」『犯罪論の諸問題（下）』（1982・有斐閣）274頁，町野・前出注(12)237頁注(21)，ホセ・ヨン

パルト「安楽死，延命処置とその中断の是非についての覚え書き」『上智大学法学部創設二十五周年記念論文集』(1983) 562頁等参照．

なお，『大統領委員会報告書』は，次のように述べる．「作為と不作為の区別は，より精査に価する事例とその必要のなさそうな事例とを区別することにより，目の子算（rule of thumb）〔必ずしも論理的ではないが実地には役立つ法則〕としては役に立つものである．治療を省いて死が起こるにまかせるという決定のすべてが受け入れうるものではないが，このような選択は，それが患者または代行者によりなされるときは，通常は道徳的にも受容できるし，殺人に関する法とも矛盾はない．反対に，積極的に生命を終わらせる行為——例えば毒を盛る——は，道徳的にも法的にも重大な悪である可能性が多い．にもかかわらず，作為（acts）と不作為（omissions）との間の区別だけでは——それはケースによってはしばしば線を引くのが難しいのだが——，何が道徳的に受け入れうるかをそれ自身で決定しうるわけではない．むしろ，特定の作為または不作為が受け入れられるか否かは，その他の道徳的に有意な諸考慮，たとえば，達成されそうな害悪と便益との均衡，死にゆく人に対して他者が負う義務，作為あるいは抑止により他人に及ぼす危険，結果の確実性などにより決まる」（*President's Commission*, Deciding to Forego, at 61. 唄・前出注(116)「生命維持治療を受けない条件(6)」42頁）．

284) *Paul Bockelmann*, Strafrecht des Arztes, (1968) S. 112. 同旨，神山・前出注(282)，中森・前出注(282)．

285) *Gerd Geilen*, Das Leben des Menschen in den Grenzen des Rechts. Zu den Wandlungen des Todesbegriffs und zu neuen Schutzproblemen des werdenden Lebens. FamRZ (1968) Heft 3, S. 126.

286) *Geilen*, a.a.O. (Anm. 285), S. 126 Anm. 35. また，*ders.*, Euthanasie und Selbstbestimmung, (1975) S. 22 でも，同旨を述べている．同旨，*Eser*, a.a.O. (Anm. 18), S. 138.

287) *Bockelmann*, a.a.O. (Anm. 284), S. 125 Anm. 45.

288) 中森・前出注(282)135頁．

289) *Karl Engisch*, Tun und Unterlassen, in Festschrift für Wilhelm Gallas zum 70. Geburtstag. (1973) S. 163 ff. この論文の紹介として，神山敏雄・龍谷法学9巻3＝4号（1977）150頁以下がある．

290) *Engisch*, a.a.O. (Anm. 289), S. 178.

291) Vgl. *Erich Samson*, Begehung und Unterlassung, in Festschrift für Hans Welzel zum 70. Geburtstag, (1974) S. 587.；*Möllering*, a.a.O. (Anm. 143), S. 63 f. なお，神山・前出注(282)120頁，中森・前出注(282)130頁参照．

292) 町野・前出注(69)『患者の自己決定権と法』99頁以下は，治療行為の「社会的意味」を批判的に考察する．

293) 町野・前出注(69)『患者の自己決定権と法』150頁以下参照．

294) 内藤謙『刑法講義総論（上）』(1983・有斐閣) 164頁。なお，社会的行為論については，佐伯千仞『刑法講義総論［四訂版］』(1981・有斐閣) 149頁，米田泰邦『行為論と刑法理論』(1986・成文堂)，宮澤浩一「社会的行為論」同著『刑法の思考と論理』(1975・成文堂) 335頁以下等参照。また，行為論の動向については，上田健二「行為論の課題と展望」中山研一＝西原春夫＝藤木英雄＝宮澤浩一編『現代刑法講座第1巻 刑法の基礎理論』(1977・成文堂) 211頁以下参照。
295) 平野龍一『刑法総論Ⅰ』(1972・有斐閣) 113頁。
296) 梅崎進哉「いわゆる不真正不作為犯の因果論的再構成」九大法学44号 (1982) 60頁は，次のように論じる。「『できごと』は，『事象』の存在，不存在にのみ還元されうるものではない。そして，『できごと』としての人間の態度も，それが時間を含んだ吾々の世界において現象するものである限り，『態度の変化』として，動的視点において捉えられねばならない」。これは，示唆に富む指摘である。［この論文は，後に同著『刑法における因果論と侵害原理』(2001・成文堂) 256頁以下に収録されている］。
297) *Claus Roxin*, An der Grenze von Begehung und Unterlassung, in Festschrift für Karl Engisch zum 70. Geburtstag, (1969) S. 380 ff., insbes. S. 395 ff. この論文の紹介として，米田泰邦・法学論叢89巻3号 (1971) 65頁以下がある。また，齊藤・前出注(282)『刑法における生命の保護』327頁をも参照。なお，ロクシンが引き合いに出したオーヴァーベックの論文は，*Alfred v. Overbeck*, Unterlassung durch Begehung, GS 88, (1922) S. 319 ff. である。
298) *Roxin*, a.a.O. (Anm. 297), S. 398 f.
299) Vgl. *Sax*, a.a.O. (Anm. 186), S. 141 f. 邦語文献として，金沢・前出注(282)121頁，神山・前出注(282)119頁，同「作為犯と不作為犯の限界に関する問題――"作為による不作為犯"をめぐって――」岡大法学会雑誌26巻3＝4号 (1977) 108頁以下，中森・前出注(282)133頁以下，加藤友朗「作為による不作為犯という概念についての一考察」早大大学院法研論集11号 (1975) 44頁以下参照。
300) 中森・前出注(282)135頁。
301) *Sax*, a.a.O. (Anm. 186), S. 142.
302) これまで掲げた諸文献のほかに，以下の文献参照。*Günter Spendel*, Zur Unterscheidung von Tun und Unterlassen, in Festschrift für Eberhard Schmidt zum 70. Geburtstag, (1961) S. 183 ff. (この論文の紹介として，中山研一・法学論叢71巻5号 (1962) 90頁以下がある); ders., Zur Dogmatik der unechten Unterlassungsdelikte, JZ 1973, S. 137 ff.; *Otfried Ranft*, Zur Unterscheidung von Tun und Unterlassen im Strafrecht, JuS 1963, S. 340 ff.; *Uhrlich Sieber*, Die Abgrenzung von Tun und Unterlassung bei der „passiven" Gesprächsteilnahme, JZ 1983, S. 431 ff.

162　第1章　人工延命措置の差控え・中断の問題について

なお，川口浩一「作為と不作為の区別について（一）（二）（三）」大阪市大法学雑誌32巻3号（1986）29頁以下，33巻1号63頁以下，33巻3号（1987）83頁以下（ただし未完）参照。

303) 名和鉄郎「不作為論における方法論的問題——不作為概念の規範的および存在論的構成——」静大法経研究21巻3号（1972）21頁は，「行為・行為者・行為環境の客観的相互関連性を認識しうる存在論的方法論」の確立を提唱するが，これは，示唆に富む指摘と思われる。なお，同「ドイツの不作為犯理論における方法論史——刑法思想と不作為犯論——」同誌23巻2=3=4号（1975）31頁以下，同「ドイツの不作為犯論史——方法論的問題に関連して——(I)〜(IV)」同誌20巻2号（1971）1頁以下，22巻1号（1973）27頁以下，3号（1974）59頁以下，25巻3=4号（1977）203頁以下に見られる問題意識は，本題を考えるうえでも興味深い。いずれ検討を加えたい。その他，不作為犯論全体については，堀内捷三『不作為犯——作為義務の再構成——』（1978・青林書院新社），日髙義博『不真正不作為犯の理論』（1975・慶應通信）参照。

304) アルトゥール・カウフマン「安楽死・自殺・嘱託殺人」宮澤浩一監訳『法哲学と刑法学の根本問題』（1986・成文堂）138頁（上田健二訳），Arthur Kaufmann, Euthanasie-Selbsttötung-Tötung auf Verlangen, in Essays in Honour of Professor Shigemitsu Dando, (1983) S. 101. ただし，カウフマンも，第三者が行う場合は作為だと解している。なお，ハンス・J・ヒルシュ「治療中止と安楽死」福田平=宮澤浩一監訳『ドイツ刑法学の現代的展開』（1987・成文堂）160頁（石原明訳）。

305) Eser, a.a.O. (Anm. 18), S. 93 ff. u. S. 138 ff. なお，エーザーも第三者の場合は作為だと解している（S. 141）Vgl. auch Eser, a.a.O. (Anm. 193), Neues Recht des Sterbens?, in Eser (Hrsg.), Suizid und Euthanasie (a. a.O. (Anm. 3)), S. 401 ff.

306) *Glanville Williams*, Textbook of Criminal Law (1978), at 236-237.

307) 植松正「安楽死の新局面」ジュリスト622号（1976）118頁。

308) 内藤・前出注(294)164頁以下参照。

309) 内藤謙「尊厳死（三）」法学教室45号（1984）81頁では，「すでに取りつけられて生命維持作用を果たしつつある器械としての装置を『取外す』（たとえば電源のスイッチをきる）という動作それ自体は，手でマッサージをくりかえしているのをやめる場合とは異なって，生命という法益の既存の事実状態に物理的・積極的に干渉してこれに変更を加える活動であるから，その作為性を否定することはできないように思われる」との叙述があるが，同・前出注(4)『刑法講義総論(中)』574頁では，次のように変化している。「たとえば，レスピレーターを取り外す（電源のスイッチを切る）という動作それ自体を物理的・形式的に見れば，その作為性を否定しえないであろう。しかし，レスピレーターの取外しは，患者の生命を延長しないで病勢の推移にまかせる

という点では，積極的安楽死における生命を積極的に奪う形の作為とは異なっており，消極的安楽死における生命延長の積極的措置をとらないという不作為と基本的性格は同じである。そして，心臓マッサージをやめることを『不作為』とし，生命維持装置（たとえばレスピレーター）の電源のスイッチを切ることを『作為』とすることは，両者が生命維持治療の中断である点では同じであるから疑問がある。そこで，生命維持装置の取外しの基本的性格は『不作為』とみるのが妥当であり，医師が生命維持装置を使用するという刑法上の作為義務が存在するかどうかを問題とすることになるのである」。なお，内藤・前出注(201)「いわゆる『尊厳死』と刑法」51-52頁でも，同旨が述べられている。

310) 大谷實『刑法講義総論』(1986・成文堂) 130頁以下，同・前出注(201)「末期医療と医師の刑事責任」13頁。
311) *President's Commission*, Deciding to Forego, at 65. 唄・前出注(116)「生命維持治療を受けない条件(6)」43頁。
312) *President's Commission*, Deciding to Forego, at 65-66. 唄・注(116)「生命維持治療を受けない条件(6)」43頁。なお，作為が不作為よりも道徳的に悪だとされる伝統的因子，①作為の場合の方が不作為のそれよりも動機（例えば私益，悪意など）が悪い，②作為で他人の死を惹起することを思いとどまる限りその人が危害をうける危険はないが，他人を救うために（傍観や不作為の代わりに）割って入ることを余儀なくされると——特に医療以外では——実質的な危険にさらされる，③他人の行為で生命を終了せられる人の否定される未来の生命は，治療の不作為により少々死を早められることにより否定される生命よりも，性質も期間も大である，④不作為があってもなおかつ生き残る可能性はかなりあるが，作為によって生存はきわめてしばしば打ち切られる，そして⑤殺人を抑止すべき法的義務が救命に介入すべき法的義務よりもはるかに厳格である，以上の点を検討して，作為か不作為かを決めてみても，それが道徳的に受容しうるか否かを決めることにはならない，と結論づける (at 66, 唄・前出注(116) 44頁)。この前後の議論も興味深い。
313) 「新事態設定」という語は，ヨンパルト教授が提唱されたものである（前出注(283) 561頁以下参照）。
314) 梅崎・前出注(296) 61-67頁参照。梅崎論文に対する論評として，川口浩一・犯罪と刑罰1号 (1986) 171頁以下がある。
315) 私自身は，前出注(8)で述べたように，九州大学医学部附属病院の集中治療室を見学したわけであるが，主治医の指示の下に看護婦〔現在の呼称は看護師〕その他の医療従事者も働いており，主治医とこれらの人々の行為（併発症予防行為も含む）と人工呼吸器の操作との関係等をみるにつけ，身体の動静だけではこの種の医療行為は把握できないことを実感した。なお，Menzel, a.a.O. (Anm. 49), S. 53 ff. には，人工呼吸器による治療を受けている患者その他が症例写真として掲載されている。

316) 梅崎・前出注(296)70頁。
317) 甲斐克則「生命と刑法」竹内正＝伊藤寧編『刑法と現代社会』(1987・嵯峨野書院) 81頁 [改訂版 (1992) 81頁] で簡潔に示した結論は，以上の理由による。他方，大谷教授は，「保障者的義務を有するものが，生命維持装置を取り外したり，あるいは必要な投薬をしないことによって作為義務を怠り死の結果を招いたと解すべきであるから，身体の動作を伴うかどうかに関係なく，生命維持治療の中止は不作為の殺人罪を構成すると解すべきであろう」，と言われる（大谷・前出注(201)「末期医療と医師の刑事責任」13頁）。
318) 医師にとっては，治療中断は，心理学的には治療断念よりも重要なものに感じられるという。Vgl. *Honkomp und Wawersik* in Hartmut Menzel (Hrsg.), Rechtsprobleme in der Intensivmedizien, 5. Bielefelder anaesthesiologisches Colloquim zu Fragen der Intensive Medizin, 1975 S. 96 u. S. 98 (zit. bei *Eser*, a.a.O. (Anm. 18), S. 96).
319) 大嶋・前出注(149)福大法学論叢22巻3＝4号340頁。同・前出注(198)刑法雑誌22巻3＝4号83頁も同旨。
320) 大嶋・前出注(149)福大法学論叢22巻3＝4号339-340頁。
321) 同旨，大谷・前出注(146)105頁，中谷瑾子「医療行為の限界——生命科学の進歩がもたらしたもの——」ジュリスト852号(1986)27頁。Vgl. auch *Karl Engisch*, Suizid und Euthanasie nach deutschen Recht, in Eser (Hrsg.), a.a.O. (Anm. 3), Suizid und Euthanasie, S. 314 （この論文の紹介である中森喜彦・判例タイムズ353号(1978)61頁参照）.；*Eser*, a.a.O. (Anm. 18), S. 107 ff.；ders., a.a.O. (Anm. 193), Neues Recht des Sterbens?, S. 401 f.；*Günter Stratenwerth*, Sterbehilfe, SchwZStr. Bd 94 (1978), S. 67 ff. このような結論は，スイス医学アカデミー「『死亡援助の指針』ならびに『死の定義と診断のための指針』」(1968年) も認めているし（大嶋一泰訳・福大法学論叢24巻1号(1979) 55頁），1980年のローマ教皇庁声明や（西）ドイツ外科学会も認めており（大嶋・前出注(2) 56頁，59頁），最近では1986年の（西）ドイツ「臨死介助法対案」も認めている（Alternativentwurf eines Gesetzes über Sterbehilfe, (1986) S. 11. これについては，Vgl. *Albin Eser*, Freiheit zum Sterben—Kein Recht auf Tötung. Ein Beitrag zum strafrechtlichen Thema des 56. Deutschen Juristentags 1986 in Berlin-, JZ 1986, S. 795 [この論文の邦訳として，エーザー・前出注(263)『先端医療と刑法』119頁以下（松宮訳)，議論の詳細については，甲斐・前出注(1)『安楽死と刑法』80頁以下参照]）。
322) 福田雅章・前出注(82)阪大法学108号185頁以下，同・前出注(82)「安楽死」237頁以下，同・前出注(82)自由と正義1983年7月号48頁以下参照。
323) 甲斐・前出注(1)「安楽死問題における病者の意思」103頁以下 [甲斐・前出注(1)『安楽死と刑法』39頁以下] 参照。なお，本書35頁をも参照。
324) 本書36-37頁〔および本書第2章183-184頁〕参照。

325) (西) ドイツでも,「臨死介助 (Sterbehilfe)」という概念でこの種の問題を論じることが, 1986 年の第 56 回ドイツ法曹大会において問題とされている。Vgl. *Herbert Tröndle*, Warum ist die Sterbehilfe ein rechtliches Problem?, ZStW 99 (1987) S. 25 ff. [この点の詳細については, 甲斐・前出注(1)『安楽死と刑法』74 頁以下参照]。なお, 死にゆく人々の心理過程の描写・分析については, E・キューブラー・ロス『死ぬ瞬間——死にゆく人々との対話——』川口正吉訳 (1971・読売新聞社), 同『死ぬ瞬間の対話』川口正吉訳 (1975・読売新聞社), 同『続・死ぬ瞬間——最期に人が求めるものは——』川口正吉訳(1977・読売新聞社), 同『死ぬ瞬間の子供たち』川口正吉訳(1982・読売新聞社), 同『新・死ぬ瞬間』秋山剛＝早川東作訳 (1985・読売新聞社) 参照。

326) ザックスおよびメーレリンクの説の詳細およびその分析・批判については, 甲斐・前出注(1)「法益論の一側面」68 頁以下, 93 頁以下参照。なお, 本書 71 頁以下参照。

メーレリンクの説だけは, ここでも簡潔に確認しておく必要がある。彼は, 不作為による嘱託殺人を必ずしも否定しないので, 嘱託殺人規定 ((西) ドイツ刑法 216 条) に体化されている利益の観点の下で正当化を論じる。すなわち, この場合も, 「自己自身からの保護 (Schutz vor sich selbst)」という擬制的個人利益と「生命それ自体の保護 (Schutz des Lebens an sich)」という国家的利益を検討する。まず, 個人的利益について。技術的延命措置の中断を要求する患者は, 自己の生命維持に関する自己の利益を放棄する点で, 最初からこのような治療を拒否する患者や, 致命的注射による苦痛の終了を希望する患者と異ならない。治療拒否する患者の場合, 患者の自己決定(権)を尊重するため, 擬制的個人利益は引き下がる。患者が, 自己の身体領域への延命的侵襲を許可するか, あるいはそのようなものに煩わされずに死ぬかは, 個人の自律に委ねられる。ところが, 致命的注射を望む患者の場合, 事情により「自己自身からの保護」を優先させることがある。しかし, 延命治療の中断を欲することは, 治療拒否権と死の執行委任の両方を内容として含む。一度技術的治療装置に掛けられた患者にはもはや治療の持続に反対する可能性がないとすれば, その患者は, 自己の生命に関する自己決定を実際上奪われることになる。場合によっては, 治るか死ぬまでその装置に掛けられたままになる。これを避けるため, 治療中断の希望も, なお医的侵襲に対する「拒否権」として取り扱う必要があり, 「自己自身からの保護」という考えを取り下げねばならない。もちろん, この際も, 患者の意思の真摯さを念入りに調べる必要がある。つぎに, 国家的利益について。患者の要求によって, 自動的に動いている技術的装置を遮断する医師は, 生命に反して振舞っているのではなく, むしろ身体的領域と意思の領域への干渉およびその継続に対する法的に認められた患者の「拒否権」に照応しているのである。このような行為は, 決して生命に反する行為ではなく, 生の過程にふさわしくない治

療の取止めにすぎない。自己決定ないし患者の尊厳を侵害する治療の中断にとって不可避的な「遮断という積極的活動」は，人間の生命それ自体の尊重の減少という危険をもたらしはしない。かくして，敢えて裸の不作為と解釈しなくても，このような行為の不可罰性は根拠づけられる，と(*Möllerring*, a.a.O. (Anm. 143), S. 66 f.)。

　確かに，傾聴に値する見解である。しかし，生命に対する尊重の有無という行為無価値的要素を重視する点で問題があるし（甲斐・前出注(1)「法益論の一側面」98頁以下参照），治療拒否権というのは，むしろ不作為説の方になじむものといえよう。

327) 町野・前出注(12)244頁は，「延命措置中断の許容される時期をより死期の切迫した時点にとるなら，一切の延命措置・生命維持措置の放棄が法律上許されるとしてもさほどの不都合はない」，と言われる。患者の意思がある場合とない場合とを含むか必ずしも明らかでないが，おそらく両者を含むものであろう。したがって，われわれの考えとほぼ同旨と解される。

328) 「代行判断」の詳細およびその問題性については，本書31頁以下参照。

329) 滝本昇＝高橋道知＝杉本侃「昏睡の成因とその鑑別　3・頭部外傷領域」臨床科学12巻7号 (1976)『特集・昏睡』776頁参照。

330) 田崎義昭「昏睡の成因とその鑑別　1・内科領域」臨床科学12巻7号 (1976) 765頁参照。

331) 滝本＝高橋＝杉本・前出注(329) 776頁参照。

332) 鈴木昌樹「昏睡の成因とその鑑別　2・小児科領域」臨床科学12巻7号 (1976) 771-774頁参照。

333) この点について，池見＝永田編・前出注(155)参照。Vgl. auch *Paul Fritsche*, Grenzbereich zwischen Leben und Tod, Klinische, juristische und ethische Probleme. 2., überarbeitete Auflage (1979). 本書は，最近邦訳された。ポール・フリッチェ『生と死の境界——医学・法律・倫理からみた諸問題——』佐藤登志郎＝古郡悦子訳 (1985・国際医学出版)。

334) 鈴木二郎＝児玉南海雄「わが国脳神経外科における植物状態患者の実態——特に頭部外傷による患者を中心に——」日本医事新報2621号 (1974) 18-19頁，同「植物状態患者の社会的背景と今後の問題」神経研究の進歩20巻5号 (1976) 181頁以下参照。

335) 石井昌三「人工的延命方策の現状と展望」厚生省健康政策局医事課編・前出注(137)『生命と倫理について考える』42-46頁，同「人工的延命方策の現状と限界」厚生省医事局編集『生命と倫理に関する懇談』(1983・薬事日報社) 114-118頁参照。これによると，昭和54年度から57年度までの4年間に植物状態と一応認定された862人のうち54症例，6％が植物状態を脱却しているという。

336) 厚生省医務局編集・前出注(7) 181頁。

337) 石井・前出注(335)「人工的延命方策の現状と展望」42頁，同・前出注(335)

「人工的延命方策の現状と限界」113-114頁参照。法律家の文献としては，中山・前出注(184)94頁参照。
338) 植松・前出注(307)117頁。
339) この種の問題のわが国における先駆的業績として，中義勝「刑法における死の概念について」植松正博士還暦祝賀『刑法と科学・法律編』(1971・有斐閣) 115頁以下，大谷実「死の判定と人工蘇生術の中断」同志社法学25巻1号 (1975) 1頁以下 (同著『刑事規制の限界』(1978・有斐閣) 89頁以下所収) がある。この当時から，脳死の問題と人工呼吸器取外しの問題とは同時に論じられていた。
340) 判例タイムズ570号 (1986) 80頁以下，ジュリスト852号 (1986) 235頁以下〔なお，竹内一夫『脳死とは何か』(1987・講談社)〕参照。
341) 時実利彦「『脳死と脳波に関する委員会』中間報告」日本医事新報2358号 (1969) 106頁参照。
342) 詳細については，前出注(340)の文献参照。
343) 脳死論議については別途考察する必要性を感じるが，とりあえず以下の文献 [1986年までのもの] 参照。唄孝一「医療問題――『死』に対する医事法学的接近」野村好弘＝宮澤浩一＝唄孝一『現代の社会問題と法』(1978・筑摩書房) 329頁以下，同「続・『死』に対する医事法学的接近」法律時報54巻1号 (1982) 138頁以下 (以後連載)，同「『脳死論』の当面する諸問題」自由と正義34巻7号 (1983) 14頁以下，同「脳死問題に対するわが法学者の対応(1)〜(3)」法学教室61号 (1985) 78頁以下 (以後連載) [唄教授の一連の研究は，後に同著『臓器移植と脳死の法的研究――イギリスの25年――』(1988・岩波書店) および『脳死を学ぶ』(1989・日本評論社) としてまとめられている]，唄孝一＝竹内一夫「脳死調査は何を語るか――厚生省『脳死に関する研究班』報告書の意義――」ジュリスト844号 (1985) 38頁以下，福間誠之「脳死の基準と死の宣告」法律時報55巻4号 (1983) 90頁以下 (日本医事法学会編『医事法学叢書5　医療と生命』173頁以下所収)，大谷實「脳死問題への提言」ジュリスト822号 (1984) 69頁以下，同「刑法における人の生命の保護」『団藤重光博士古稀祝賀論文集第二巻』(1984・有斐閣) 346頁以下，同・前出注(146)109頁以下，中山研一「脳死論」唄孝一編『医療と人権』(中央法規・1985) 297頁以下，同「脳死と臓器植の問題点――日本生命倫理懇談会中間報告の検討――」ジュリスト886号 (1987) 95頁以下 [中山研一博士の脳死問題に関する一連の研究は，その後のものも含め，同著『脳死・臓器移植と法』(1989・成文堂) および『脳死移植立法のあり方――法案の経緯と内容――』(1995・成文堂) としてまとめられている]，「特集・脳死をめぐる諸問題」法律のひろば38巻8号 (1985) 所収の中谷瑾子・長野敬・原秀男・大谷實・河村博各氏の論稿，金沢文雄「死の判定をめぐって――法律上の立場から――」判例タイムズ233号 (1969) 2頁以下，同・前出注(52)196頁以下，齊藤・前出注(282)『刑法における生命の保護』1頁以下，同「刑法における『死』の概念と脳死

説——最近のヨーロッパの動きをふまえて——（上）（下）」ジュリスト853号（1986）78頁以下、854号88頁以下［齊藤誠二博士の脳死問題に関する一連の研究は、その後のものも含め、同著『医事刑法の基礎理論』（1997・多賀出版）および『脳死・臓器移植の論議の展開——医事刑法からのアプローチ——』（2000・多賀出版）としてまとめられている］、丸山英二「脳死説に対する若干の疑問」ジュリスト844号（1985）51頁以下、石原明「脳死論に関する一試論」ジュリスト826号（1984）78頁以下、大嶋・前出注(2) 39頁以下、加藤一郎「脳死の社会的承認について」ジュリスト845号（1985）43頁以下、金川琢雄「脳死と法」法学セミナー356号（1984）22頁以下、米澤慶治「脳死問題をめぐって」判例タイムズ552号（1985）89頁以下、平野龍一「生命の尊厳と刑法——とくに脳死に関連して——」ジュリスト869号（1986）40頁以下、松倉豊治「『法・医学』的にみる死の問題」法学研究58巻9号（1985）57頁以下、植松正「死の判定に関する脳死説への一寄与」『団藤重光博士古稀祝賀論文集第一巻』（1983・有斐閣）357頁以下、飯田忠雄「死の法律的決定」からだの科学臨時増刊『現代の生と死』（1984・日本評論社）81頁以下、橋本雄太郎「脳死論議の直面する問題」判例タイムズ617号（1986）12頁以下、関哲夫「死の概念と脳死説」早稲田法学61巻2号（1985）177頁以下、植田博「生命科学の進歩と人権」愛媛大学「社会科」学研究12号（1986）1頁以下、渥美東洋「脳死をめぐる諸問題」判例タイムズ565号（1985）8頁以下、沢登俊雄「脳死問題と法律家の役割」法律時報58巻8号（1986）2頁以下、中義勝「死の判定」ジュリスト増刊総合特集『日本の医療——これから』(1986) 221頁以下、中谷・前出注(321) 24頁以下、立花隆『脳死』（1986・中央公論社）［同書は後に『脳死』（1988・中公文庫）としても刊行され、版を重ねている。なお、同『脳死再論』（1991・中公文庫）、同『脳死臨調批判』（1994・中公文庫）をも参照］、東大PRC企画委員会編『脳死』（1986・技術と人間）。

344) 周知のように、筑波大学附属病院の移植医の岩崎洋治教授、深尾立助教授、脳外科医の能勢忠男講師らが、1984年9月に、脳死患者から膵臓および肝臓を摘出して移植した事件で、東大医学部附属病院医師を中心として結成された「患者の権利検討委員会」および「脳死立法反対全国署名活動委員会」の会員から殺人罪として告発がなされ（詳細については、東大PRC企画委員会編・前出注(343) 125頁以下参照）、最近、最高検も正面からこの問題に取り組むことを表明した（朝日新聞1987年6月12日付報道）［ただし、最終的には起訴までには至らなかった］。

345) この点について、特に立花・前出注(343) 15頁、442頁以下、中・前出注(339) 226頁等参照。なお、読売新聞解説部編『いのち最先端：脳死と臓器移植』（1985・読売新聞社）192頁以下所収の『「脳死判定と臓器移植」に関する読売新聞社の全国世論調査』は、これを裏づけるもので興味深い。

346) 立花・前出注(343) 169頁以下、中・前出注(339) 221頁以下等参照。

347) 唄・前出注(343)「脳死問題に対するわが法学者の対応」、中山・前出注(343)

「脳死論」等参照。
348) 例えば，加藤・前出注(343) 44 頁は，次のように言われる。「社会的合意論は，何らかの具体的な内容をもつものではなく，脳死のような個々人の生死にかかわる重要な問題については国民の十分な納得を得ることが必要だとする慎重論ということになる。つまり，社会的合意論は，そういうムードを抽象的に表現したものであり，そもそも具体的な内容をもちえないものだと思われる。そのために，この社会的合意論は，社会的合意を積極的に獲得するため，ないしはそれを確認するための具体的な方法や手続を提案することはできず，『まだ社会的合意は得られていないから時機尚早だ』という一応の拒否ないしは引き延ばしのための議論としてしか機能しえないことになりそうである」。同旨，齊藤・前出注(282)『刑法における生命の保護』72 頁以下。
349) 甲斐・前出注(123) 87 頁以下参照。
350) 脳死に関するシンポジウムは，医学界や法学界ではかなり行われるようになった。最近では市民レベルの公開シンポジウムも開かれるようになった。例えば，筆者の在住する広島でも，広島弁護士会主催で，「脳死と臓器移植をめぐる人権シンポジウム」が 2 度開催されている。第 1 回目は，1985 年 6 月 4 日(於広島 YMCA チャペル，演者は広島大学法学部の金澤文雄教授と同医学部麻酔科の弓削孟夫講師)，第 2 回目は，1987 年 6 月 1 日 (於広島 YMCA 国際文化ホール，演者は評論家の立花隆氏と広島大学医学部脳神経外科の魚住徹教授) であった。市民各層からかなり議論が出されたが，第 1 回目より第 2 回目の方がかなり議論がかみあうようになった印象を受けた。こうした議論を通して，合理的疑念がどの程度払拭されるかが注目される。結論を急ぐことばかりが重要だとは思われない。アメリカでは，大統領委員会が多数の人々の意見を聞きながら入念な検討を加えた後, 報告書「Definding Death —A Report on the Medical, Legal and Ethical Issues in the Determination of Death」を 1981 年に出している。この点については，唄・前出注(343)「続・『死』に対する医事法学的接近(5)～(14)」および中谷瑾子＝橋本雄太郎「『死の定義』に関するアメリカ合衆国大統領特別委員会の報告書」ジュリスト 763 号 (1983) 119 頁以下参照。ヨーロッパでも，1972 年 5 月 4 日から 6 日にかけて，ウィーンのホーフブルクで学際的検討が行われている。Vgl. *Wolfgang Krösl u. Erich Scherzer* (Hrsg.), Die Bestimmung des Todeszeitpunktes. Kongreß in der Wiener Hofburg vom 4. bis 6. Mai 1072, (1973) Wilhelm Maudrich Verlag (Wien).
351) 例えば，植松・前出注(343) 360 頁以下。大谷實「刑法における脳死問題」法律のひろば 38 巻 8 号 (前出注(343)) 4 頁も同旨か。
352) この点については，特に，齊藤・前出注(282)『刑法における生命の保護』27 頁以下，河村博「外国における脳死問題の現状」法律のひろば 38 巻 8 号 (前出・注(343)) 38 頁以下参照。
353) この考えを表明するものとして，石原・前出注(343)参照。なお，同「臓器移

植と死の判定基準」莇＝中井編・前出注(70)『医療過誤法入門』219頁以下，特に227頁以下をも参照。
354) 立花・前出注(343)『脳死』37頁。なお，東大PRC企画委員会編・前出注(343)『脳死』154頁の表を参照（正確な数値が示してある）。
355) 石井・前出注(335)「人工的延命方策の現状と展望」46頁，同・前出注(335)「人工的延命方策の現状と限界」118頁参照。
356) 本書71頁以下参照。なお，甲斐・前出注(1)「法益論の一側面」85頁以下，109頁以下参照。
357) 本書74頁以下参照。
358) *Möllering*, a.a.O. (Anm. 143), SS. 61-67. Vgl. auch *ders*., Die tödliche Freiheit—Kritische Stellungnahme zu neueren Tendenzen in der Euthanasiediskussin, Med. Welt 25 (1974), S. 1258 f.
359) 本書86頁以下参照。
360) 詳細については，甲斐・前出注(1)「法益論の一側面」89頁以下参照。*Günther Stratenwerth*, Sterbehilfe, SchwZStr. Bd. 94 (1978), S. 74 ff. は，医師の良心に委ねようとするが，最初からそのような方向性を出すのは，違法論自体として問題である。
361) 本書16頁以下参照。
362) 本書55頁以下参照。
363) 本書31頁以下参照。
364) 宮野・前出注(120)「患者の死ぬ権利と法」163-164頁，同「生命伸長術の中止と違法阻却の理論」警察学論集32巻6号 (1976) 12頁，同「生命維持装置の取外しと刑法」刑法雑誌22巻3＝4号 (1979) 73-74頁，同・前出注(2) 413頁。
365) 宮野・前出注(364)「生命維持装置の取外しと刑法」74頁，同・前出注(2) 413-414頁。
366) 内藤・前出注(4)『刑法講義総論（中）』546-545頁，ほぼ同趣旨の論文として，同・前出注(201)「いわゆる『尊厳死』と刑法」42頁，同・前出注(4)「尊厳死（一）」86-87頁。
367) スイス医学アカデミー・前出注(321)（大嶋訳）56頁。なお，推定的同意については，伊藤・前出注(281)のほか，西村克彦「推定的承諾という法理の反省」警察研究50巻3号 (1979) 3頁以下，齊藤誠二「『推定的な承諾』の法理をめぐって」警察研究49巻1号 (1878) 15頁以下，須之内克彦「推定的同意について」平場安治博士還暦祝賀『現代の刑事法学（上）』(1977・有斐閣) 221頁以下，川原広美「推定的同意に関する一試論」刑法雑誌25巻1号 (1982) 75頁以下参照。
　ガイレンは，意思決定能力なき患者の場合にも推定的同意により治療拒否権＝死ぬ権利のことを論じるが，このような論理は疑問である。Vgl. *Geilen*, a.a.O. (Anm. 286), S. 20 f. 同じことは，エンギッシュに対しても言える。

Vgl. *Engisch*, a.a.O. (Anm. 321), S. 318. (西)ドイツ外科学会の決議内容も，同様に甘い。大嶋・前出注(2) 60 頁参照。他方，齊藤誠二教授は，「いわゆる患者の側の同意を必要とするという立場をとるとすると，患者があらかじめ意識のあるときに承諾していないし，また，その患者に近親者がいないときには，たとえその患者がどんな治療をくわえても差し迫った脳死の状態に移ることを避けることができないような状態になり，いわゆる『人間としての尊厳を保った生存状態とはいえなくなった状態』になったとしても，医師の治療義務はつづき，生命維持装置を取り外すことはできない，ということになる」という観点から，「患者の側の承諾がなくても，医師の治療義務はなくなる」という立場を堅持される（齊藤・前出注(282)『刑法における生命の保護』347 頁)。しかし，「人間としての尊厳を保った生存状態とはいえなくなった状態」をよほど正確に把握しないかぎり，患者の意思を抜きにして正当化の問題を論じることは，危険と思われる。

368) 金沢・前出注(52)235-236 頁。この考えは，同・前出注(282)123 頁以下ですでに展開されていたものである。

369) 丸山英二・前出注(343)57 頁も，同旨と思われる。なお，現時点で脳死説を採る論者からすれば，脳死以後は人の死となるので，何ら問題は生じないことになる。

370) 医学上の段階的な治療解除の基準について論じているのは，（西)ドイツの麻酔科医メンツェルである。Vgl. *Menzel*, a.a.O. (Anm. 49), insbes. S. 71 ff.; ders., Kriterien für einen Behandlungsabbau, in Eser (Hrsg.), a.a.O. (Anm. 3), Suizid und Euthnasie, S. 143 ff., insbes. S. 147 f. (この論文の紹介として，大嶋一泰・法政研究 44 巻 2 号 (1977) 178-179 頁がある。)

371) Vgl. *Eser*, a.a.O. (Anm. 18), S. 137 f.

372) この点について，甲斐・前出注(1)「安楽死問題における病者の意思」106 頁［甲斐・前出注(1)『安楽死と刑法』41-42 頁］参照。責任阻却を考慮するものとして，大谷・前出注(201)「末期医療と医師の刑事責任」13 頁，団藤重光『刑法綱要総論［改訂版］』(1979・創文社) 208-209 頁。

373) アメリカの事件については，本書 9 頁以下，および補足的に本書 25 頁以下で概観したが，その後も，この第 3 形態に該当する事件が 2 件起きている。ひとつは，ブロフィー(Brophy)事件である (Brophy v. New England Sinai Hospital, 497 N. E. 2 d. 626 (1986))。マサチューセッツ州の消防官ブロフィー (49 歳) は，1983 年 3 月に血管が破裂して以来，意識を失って病院で管による栄養補給を受けており，ただ肉体が存在しているだけという状態が続いているが，ほかに精巧な生命維持装置に頼っているわけでなく，病状も末期的でない。しかし，病気になる以前に，自分は人工的な手段で生き長らえたくはないと明言していた。家族は，処置に迷ったが，結局，本人の意思に従って栄養補給管を外して死ねるようにする訴えを提起した。同州裁判所は，1986 年 9 月 11 日，次のような理由で家族の請求を認める判決を 4 対 3 で

言い渡した。「一定の稀有の状況の下では、肉体の存在を維持していく負担が、そのために維持していこうとする人間性そのものの面目を失わせる。法は個人の人間性の保持が、たとえ病気または苦痛の自然の成り行きに任せて尊厳ある死に至る場合でも、個人には人間性を保持する権利があると認める。生命を保持しようとする州の利益に対し、尊厳ある死を選ぶ本人の願望の方が優先する。長い期間にわたって栄養補給管によって肉体だけ存続させることは、本人に対する出過ぎた行為であるばかりでなく、異常なことである。しかし裁判所には、患者の医師に対し彼らの倫理上の義務感に反する積極的措置をとるよう、強制する権限はない。ただ Brophy 夫人は夫が死ねるように自宅または他の施設に夫を引き取ることができる」、と（判例タイムズ 617 号 (1986) 19 頁）［詳細については、甲斐克則・アメリカ法［1989-2］431 頁以下［本書第 2 章 186 頁以下］参照］。

　もうひとつは、コロラド州のヘクター・ロダス事件である。患者（34 歳）は、1986 年 1 月、麻薬中毒が原因で脳梗塞となり、首から下が麻痺し、食べ物も飲み物も飲み込めないため、チューブで栄養を補給していた。しかし、1986 年 6 月、「これ以上苦しみたくない」とチューブの取外しを求めたが、病院側はこれを拒否したので、同年 7 月にアメリカ市民自由連合（ACLU）が患者の意思を確認して、コロラド州メサ郡裁判所へ提訴した。同裁判所は、1987 年 1 月 22 日、患者には十分な判断能力があり、医療を拒否する憲法上の権利もあるとして、チューブ取外しの訴えを認める判決を下した。患者は、チューブを取り外して以後 15 日間断食状態を続け、同年 2 月 6 日に死亡したという（朝日新聞 1987 年 2 月 8 日付（朝刊）報道、中国新聞 1987 年 2 月 7 日付（夕刊）報道）。なお、新聞報道は、例によって「死ぬ権利」行使という見出しを付けているが、誤解を招きかねないので、問題である［本書 77 頁以下参照］。

374) 甲斐・前出注(1)「安楽死問題における病者の意思」82 頁以下［甲斐・前出注(1)『安楽死と刑法』26 頁以下］参照。
375) 本書 92-93 頁参照。
376) 本書 31 頁以下参照。
377) 本書 22-23 頁参照。
378) 本書 95-96 頁参照。
379) 前出注(373)の実例参照。
380) 本書 19 頁以下参照。
381) 438 N. Y. S. 2 d 266. 本書 22-23 頁参照。
382) 本書 39-40 頁参照。
383) 98 N. J. 321, In the Matter of Claire C. CONROY. 486 A. 2 d 1209. この判決文は、本章の元となる原稿連載中に、他のいくつかの判決文とともに丸山英二教授のご好意で入手することができた。かなり長い判決文であり、内容的にもより詳細に分析・検討する必要性を感じるが、論述の流れからし

て本章ではそれを果たせなかった［詳細については，本書第2章193-194頁および第3章207頁，さらには甲斐克則・海保大研究報告35巻1号 (1989) 85頁以下参照］。いずれにせよ，丸山教授に改めて謝意を表する次第である。

384) Vgl. *Eser*, a.a.O. (Anm. 18), S. 133 ff.；*Stratenwerth*, a.a.O. (Anm. 360), S. 77 f. 大嶋・前出注(198)刑法雑誌22巻3＝4号84頁以下，同「刑法における義務衝突と緊急避難」福大法学論叢21巻3＝4号 (1977) 19頁以下，齊藤・前出注(282)『刑法における生命の保護』348頁以下参照。

385) *Eser*, a.a.O. (Anm. 18), S. 133 f.

386) 大嶋・前出注(198)刑法雑誌22巻3＝4号84-85頁。なお，大嶋・前出注(384)福大法学論叢21巻3＝4号293頁以下をも参照。

387) 特に，大嶋・前出注(384)福大法学論叢21巻3＝4号257頁以下参照。

388) *Eser*, a.a.O. (Anm. 18), S. 134 f.

389) 大嶋・前出注(198)刑法雑誌22巻3＝4号85-86頁。なお，大嶋・前出注(384)福大法学論叢21巻3＝4号293頁以下をも参照。

390) 齊藤・前出注(282)『刑法における生命の保護』352頁。齊藤教授によれば，(西)ドイツの学説は，「① (回復の見込みがどちらが大きいかということについては担当の医師がほかの2人の医師に相談したうえできめなければならないが) より回復の見込みのある人のために回復の見込みが少ない人に取りつけられているヴェンティレーターなどを取り外して使うことは，超法規的な責任阻却事由としての緊急避難であり，この場合の医師は責任が阻却されるとする考え」(ヴェルツェル)，「② この場合の医師は義務の衝突の状態にあるので，この問題の医師の行為は一方の義務の履行のための行為として違法性が阻却され，犯罪とならないとする考え」(レンクナー)，「③ この場合の医師の行為は殺人罪となるとする考え」(ボッケルマン，ロクシン)，「④ この場合の医師の行為は殺人罪となるが，その刑罰は西ドイツ刑法213条の殺人罪の刑罰減軽事由によって減軽されるという考え」(クライ)，以上4つがあるという (348-351頁参照)。エーザー説や大嶋説については，特に言及されていない。

391) Vgl. *Stratenwerth*, a.a.O. (Anm. 360), S. 78 f.

392) 大嶋・前出注(149)福大法学論叢22巻3＝4号337-338頁，同・前出注(149)福大法学論叢23巻3＝4号305-306頁，同・前出注(2)61頁。

393) *Eser*, a.a.O. (Anm. 18), S. 137 f. も，基本看護義務の存在を認めるが，必ずしも刑事制裁による対応を考えていない。同旨，金沢・前出注(52)240頁，内藤・前出注(4)『刑法講義総論 (中)』575頁。ただし，同・前出注(201)「いわゆる『尊厳死』と刑法」52-53頁では，この点が必ずしも明らかでない。なお，内藤教授は，以前は大嶋教授の考えに賛同しておられた。内藤・前出注(309)「尊厳死 (三)」81頁。

394) 大谷・前出注(146)103頁以下，同・前出注(201)「末期医療と医師の刑事責任」15頁以下，同・前出注(201)「ターミナル・ケア」292-293頁，町野・前出注(12)

244頁。中谷・前出注(321)27頁も同旨か（民事責任については不明）。
395) 大嶋教授の本意も，ここにあるのではないかと思われる。
396) Vgl. *Menzel*, a.a.O. (Anm. 49), S. 71 ff.; *ders*., a.a.O. (Anm. 370), S. 147 f. 参考までに，メンツェルは，次のような方向付けをしている（*Menzel*, a.a.O. (Anm. 49), SS. 72-73）。基本的に支持できる考えと思われる。
 1．障害ある生命諸機能の維持のための集中医療措置の導入は，次の場合指示されない。
 1.1 脳死がすでに明確に生じているとき。
 1.2 生命諸機能を開始させることが不可能な場合（このような予後は，例えばすでに生じている不可逆的な器官損傷，例えば心臓損傷から生じる）。
 1.3 不治の原苦痛があって，死亡過程が引き伸ばされるにすぎないであろうとき。
 2．開始された集中治療は，漸次的かつ適切な治療解除によって，患者の個人的状況に合致した基本治療へと縮小されうる。
 2.1 生命機能の永続的妨害となっている原病が，事前的にも予後にも完全に危険であると証明されたとき。
 2.2 生命諸活動のために用いられるべき措置が，ますます増加傾向を示して非常に攻撃的となり，それ自体で死を惹起する程度になるとき。このことは，例えば呼吸困難症候群（Atemnotsyndrom）の場合に，つまり100%酸素を数日間吸い続けたにもかかわらず，なお血液中の酸素圧の低下が記録されうる場合（酸素中毒）に起こりうる。
 2.3 生命にとって重要な器官の不可逆的機能喪失が生じうるとき。
 3．集中医療措置が患者にとって何らの救助をも意味しえない場合には，漸次的かつ適切な治療解除が指示される。個別的手順は，次の通りである。
 3.1 抗生物質，強心剤，輸血，血漿増加剤（Plasmaexpander）のような効果のない特殊治療の解除。
 3.2 故障した生命諸機能に代わる措置の中止，すなわち，自発呼吸が残っている場合には，人工呼吸から補助呼吸へと移行させる。
　　完全な自発呼吸への何らかの可能な移行，必要とあれば，酸素濃度を高めた呼吸器をチューブを通して気管内に挿入する。
　　循環剤を使用しない。
　　臨床死が発生した場合，蘇生措置をとらない。
 4．あらゆる治療解除において，以下の措置は無条件に，絶対必要な基本治療とみなされる。
 4.1 患者が起きている場合の回診と会話による人的接触。
 4.2 清拭，寝具，病室，床ずれ防止のような身体衛生。
 4.3 胃ゾンテを用いた口からの栄養補給，もしくは大静脈カテーテル（Vena-cava-Katheter）を通して腸管外からの栄養補給。
 4.4 鎮痛剤による苦痛緩和。

4.5 鎮痛剤による精神的苦痛状態の回避。
4.6 空気調節および呼吸空気の十分な酸素供給への配慮。
4.7 排尿，腸活動，排便への配慮。
5. 死が不可避的に迫っている場合には，臨死における医師の援助が行われるべきである。
5.1 近代麻酔術は，苦痛緩和および苦痛除去の様々な可能性を提供するが，それらの可能性は，場合によってはありうる生命短縮の付随的効果を伴うとはとても思われないほどである。
5.2 呼吸困難で苦しむ場合，人工呼吸は臨死における援助として指示される。
5.3 臨死における援助は，死にゆくことを甘受し，平穏なものたらしめる目的をもって，患者の全人格的状態に向けられるべき基本治療の維持をも意味する。

397) 医学と刑法に関して，保護法益を意識して包括的に論じている興味深い文献として，*Albin Eser*, Medizin und Strsfrecht. Eine schutzgutorientiere Problemübersicht, ZStW 97 (1985), S. 1 ff. がある。この文献は，最近邦訳されている。上田健二・同志社法学37巻3号 (1985) 81頁以下 [エーザー・前出注(263)『先端医療と刑法』1頁以下（上田健二訳）] 参照。
398) Vgl. *Möllering*, a.a.O. (Anm. 143), S. 2.

# 第2章

# アメリカ判例法における「尊厳死」論の さらなる展開

## 1 序

　前章では，1975年のカレン・クィンラン事件以後の約10年間のアメリカにおける「尊厳死」論の展開を分析・検討したが，その後，多くの州で自然死法ないし尊厳死法ができたにもかかわらず，その枠を超えた問題が生じ，判例法において新たな展開が見られる。ひとつは，意思決定能力のある患者からの要求に応じて人工延命措置の打切りを認める潮流であり，自殺との実質的区別が問題となる。もうひとつは，本人が事前に延命拒否の意思表示を明確にしていないにもかかわらず家族の意思で延命拒否が認められる潮流であり，「代行判断」の限界が問題となる。そこで，本章では，そのうちの1980年代後半の代表的な重要判例を取り上げて，その論理を分析・検討してみよう。

## 2 意思決定能力ある患者からの人工栄養補給チューブ抜去を認めた事例（ブービア事件）

1　まず，意思決定能力のある患者からの要求に応じて人工延命措置の打切りを認めたカリフォルニア州のブービア事件判決（Elizabeth Bouvia v. Superior Court of the State of California for the Country of Los Angeles, 225 Cal. Rptr. 297 (1986)）を取り上げ，その前後の関連判例を分析することとしよう。

2　【事実の概要】　　原告（エリザベス・ブービア，28歳の女性）は，生来の脳性

麻痺で苦しみ，四肢も麻痺して，Los Angeles の公立病院に入院中であり，寝たきりで，片手の指数本，頭，顔をわずかに動かせるが，身体的に自分でどうすることもできず，身辺の世話も他人に全面的に依存している。また，退行性の関節炎にも罹患し，かろうじてモルヒネで苦痛および不快感が癒されている状態である。彼女は，聡明で精神能力も十分あり(有学士号)，結婚もしたが，夫が彼女を置き去りにしたので，両親と生活した後，友人と公共施設に留まり，一貫したケアが受けられる生活の場を求めていた。もちろん，財源との関係上，公的援助を受けざるをえない。彼女は，何度か死の願望を表明しており，1983 年には Riverside County の公立病院で，餓死するにあたりケアを受ける権利を求めたが，裁判所はこれを否定した。その後，いくつかの公立，私立の施設を経て，現在の病院に至っている。現在の関係スタッフやソーシャル・ワーカーが，公共料金で住み込みのヘルパー付のアパート，定期的な訪問看護婦，その他適当な施設を彼女のために見つける努力をしたが，無駄であった。彼女は，スプーンで食事をとっていたが，吐き気がするのでこれ以上口から飲み込むことはできないと思い，食事をやめて，現在は流動食をとっている。彼女が以前，餓死の決意をしたことがあるので，医療スタッフは，彼女の体重減少が生命を危殆化するのではないかと心配した。そこで，スタッフは，彼女の意思および指示に反して，彼女に栄養補給のための鼻腔チューブ (nasogastric tube) を付けた。

　原告は，チューブ抜去とこの類の処置の禁止を求める予備的命令 (preliminary injunction) をカリフォルニア州 Los Angeles 地区上位裁判所 (Superior Court)に請求したが，同裁判所は，1983 年 2 月 16 日，原告の動機は治療拒否権 (プライバシー権) の誠実な行使とはいえず，州の公共施設の助けを借りて自殺を企図するものであり，しかも十分な食物摂取をすれば後 15 年から 20 年は生きることができるであろうとして，この請求を棄却した。

　これに対して，原告は，控訴裁判所(Court of Appeal, Second District, Division 2) に控訴して，先の請求について職務執行強制令状 (writ of mandamus) およびその他の特別救済請求の訴を提起した。控訴裁判所は，1986 年 4 月 16 日，

本件は迅速な解決を要する特異なケースであるとし，次の理由で原告の請求を認め，その手続きを Los Angeles 地区上位裁判所に命じた。

3 【判　旨】　原告は，自己の意思に反して人工器具を身体に強制挿入されているが，このような非人道的な処置を拒否する権利を有する。望みもしない装置を付けて生きることは，原告にとり陰うつな前途である。原告は，即座にそれが抜去される権利を有する。そもそも患者は，いかなる治療であれ医療サービスであれ（栄養補給や水分補給でも），これを拒否する権利を有する。この権利は，たとえその行使が生命を危殆化するとしても存在する。治療拒否権は，基本的なものであり，州および連邦の憲法により保護されたプライバシー権の一部として認められている。それを行使するには，許可を必要としない。

ところで，バートリング事件判決（Bartling v. Superior Court, 163 Cal. App. 3 d 186, 209 Cal. Rptr. 220 (1984)）が述べているように，このような治療拒否権を「末期」患者に限定する実践的ないし論理的理由はない。治療拒否権は，立法上の制裁ないし許可を必要としないし，それがいかにしていつ行使されるべきかを指示する必要もない。総じて裁判所は，医療供給者を刑事責任および不法行為責任から保護しようとしており（see Barber v. Superior Court, 147 Cal. App. 3 d 1006, 195 Cal. Rptr. 484 (1983))，カリフォルニア州自然死法（California Natural Death Act）をはじめとする諸立法や大統領委員会報告書（*President's Commission for the Study of Ethical Problems in Medicine and Biomedical and Behavioral Research*, Deciding to Forego Life-Sustaining Treatment. 1983) などもその方向にある。本件では，患者に精神能力があることは明白である。深昏睡ではなく，完全に理解能力があり，敏活であり，諸リスクを理解している。

本来，治療ないし生命維持装置の中止を許容するすべての決定は，ある程度死期を早める。一連の事件では，部分的に，生命維持において生命の質が著しく減退したがゆえに中止が許容されている。原告の見解によれば，彼女の生命の質は，望みのない，役に立たない，楽しみのない，フラストレーショ

ンの点にまで減じられている。彼女は，患者として自分のケアもできず，どうしようもなくベッドに横たわっているのであるが，自己の存在を無意味と考えているのかもしれない。彼女がそのような結論を出すことを，誰も非難できない。もし彼女の選択権が，裁判所，医師あるいは委員会の意見で，まだ生きる時間がかなりあるという理由で行使されないとすれば，彼女の権利は，その価値と意義を失うであろう。結局，治療ないし技術的手段による生命維持を差し控える決定は，彼女自身に属するものでなければならない。それは，担当医が行う医学的決定でもなく，法律家ないし裁判官が解決すべき法律問題でもなく，倫理委員会ないし法廷が証明する条件的権利でもなく，能力ある成人である彼女自身の道徳的および哲学的決定である。

　本件では，もし食物摂取が強制されれば，原告は，15年から20年にわたり一貫してモルヒネを使用するだけの痛々しい耐え難い存在となる。彼女の状態は，不可逆的である。麻痺ないし関節炎のためのキュアはない。その期間，他人に食事その他身辺の世話を受けることになる。精神は自由かもしれないが，彼女自身は拘束されており，不名誉，当惑，屈辱等に屈して，身体的に無力のまま寝ていなければならない。われわれは，すべての生命がその苦痛者の意思に反して保持されなければならないというのが当州のポリシーであるとは考えない。

　かくして，鼻腔チューブの抜去が結果的に原告の死を早め，あるいは惹起するであろうことは，重要でない。彼女は，能力があるので，威厳をもって平和裡に自然な余命を保持して生きる権利を有する。また，彼女が自然に自らのコースをとるよう許容する決定は，自殺の選択と同等ではない (Bartling v. Superior Court, supra, 163 Cal. App, 3 d 186, 209 Cal. Rptr. 220 ; Lane v. Candura, 6 Mass. App. 377, 376 N. E. 2 d 1232 (1978))。そして，自己の権利行使決定の背後にある「動機」は，特に問題にすべきではない。また，自殺幇助そのものは犯罪であるが (In re Joseph G., 34 Cal. 3 d 429, 194 Cal. Rptr. 163, 677 P. 2 d 1176 (1983))，ここで論じている問題とは異質である。十分な情報を受けた能力ある患者の医療サービス拒否の意思を尊重しても，刑事および民事の責任

は問われない。

4 【分　析】　本件の論点は，末期状態ではない患者の身体に挿入された人工栄養補給チューブを患者の要求で抜去することは許されるか，ということにある。人工呼吸器取外しに関する裁判例については，カレン・クィンラン事件判決（Matter of Quinlan, 70 N. J. 10, 355 A. 2 d 647 (1976)）以来相当数出されているが［本書第1章参照］，最近では，本件をはじめ，後述のクレア・コンロイ事件（Matter of Conroy, 486 A. 2 d 1209 (1985)）のように，鼻から胃へと通じる人工栄養補給チューブの取外しをめぐる事件も同一次元で議論されるようになった。その背景には，各州で成立した「自然死法」ないし「死ぬ権利法」，さらには1983年の『大統領委員会報告書』（(*President's Commission for the Study of Ethical Problems in Medicine and Biomedical and Behavioral Research*, Deciding to Forego Life-Sustaining Treatment. 1983)［本書第1章参照］）が示した解決策の中の不明確な部分(許容の程度)を法廷で明らかにしようとする傾向があるように思われる[1]。本件は，自然死法の先駆となったカリフォルニア州で起きているが，まさに同法の問題点を浮き彫りにしているといえる[2]。すなわち，「末期」でない患者が提起した裁判だけに，注目すべきものがある。

ところで，本判決を位置づけるにあたっては，それ以前に下された同州の2つの判決について触れておく必要がある。いずれも，本判決が参照を求めている重要事件である。第1は，1983年のバーバー事件判決(Barber v. Superior Court, 147 Cal. App. 3 d 1006, 195 Cal. Rptr. 484 (1983))，第2は，1984年のバートリング事件控訴審判決（Bartling v. Superior Court, 163 Cal. App. 3 d 186, 209 Cal. Rptr. 220 (1984)）である[3]。また，その前提として，自然死法成立以前に，同州では，「成人であって健常な精神を有する者は，自己自身の身体をコントロールするにあたり，合法的な治療に服するか否かを決定する権利を有する」ことが判例上認められている (Cobbs v. Grant, *supra*, 8 Cal. 3 d 229, 242, 104 Cal. Rptr. 505, 502 P. 2 d 1)。

まず，バーバー事件を取り上げておこう。患者(Clarence Herbertという54歳

の男性)は，回腸瘻形成手術を受けて成功したが，直後に呼吸が停止し，生命維持装置に接続された。やがて昏睡状態，しかも永続的な植物状態と判定され，R. Nejdl 外科医と N. Barber 内科医から回復の見込みが少ないことを知らされた家族は，会合の結果，すべての生命維持装置の撤去を求める文書を作成した。これに基づいて医師らが，レスピレーターその他の生命維持装置を撤去したところ，患者はナーシング・ケアを受けつつ数日後に死亡した。ところが，医師らは謀殺罪および謀殺共謀罪で告発されたのである。Los Angeles Judicial District の magistrate は，予備審問の結果，医師らの行為は死の直接原因ではないので「殺害」にあたらず，また，良心に基づく倫理的で健全な医学的判断の結果だから「不法」といえず，さらに，「悪意」でもなかったとして，告訴を却下する命令を下した。しかし，Los Angeles 地区上位裁判所は，医師らの行為は，たとえ動機が善く，医学的にみて倫理的ないし健全であっても，文書が自然死法 7188 条に従って作成されていないので当州法の下では不法であるとして，告訴回復を命じた。これに対して，控訴裁判所は，1983 年 10 月 12 日，医師らの行為が不法か否かの決定は刑法 195 条および 197 条とは異なる諸原理に基づいて行うべきだとし，また，自然死法に着目しつつも，同法 7188 条が生命維持装置終了のための唯一の基礎を表すものではないという認識から，heroic な(突出した)生命維持装置の終了を不作為と解して，次のように述べて生命維持義務を否定している。

①本件における生命維持技術は，病理学的状況を直接治癒することのない点で伝統的治療といえず，生物学的機能を維持しているにすぎない。②医師は，その治療が効果がないと判断したら，治療を続ける義務がない。その決定は医学的決定であり，その基準は予後の良・不良である。本件患者は，認識ある運動機能の回復の機会がないといえる。③原則として患者が最終的決定権限を有するべきだが，独力で決定できない場合には，患者の願望と感情を知りうる代理人の意見を尊重すべきである。しかし，患者の意思を確認できない場合は，代理人が患者の「最善の利益」により決定すべきである。本件では，患者が無能力になる前に妻に対して，「機械で生き続けたり，カレン・

クィンランのようになりたくない」と言っており，それに基づいて家族は，医師と相談後に決定を下した(指令書作成)。本件のような場合，妻は，患者の代理人として行為するのに適切な人材であり，その資格もあるといえる。

このように，バーバー事件は意識喪失患者に対する人工延命治療中止の問題であったが，これに対して，バートリング事件は，ブービア事件と類似の側面がある。患者 (William F. Bartling という70歳の男性) は，肺気腫，慢性の呼吸困難，動脈硬化症，腹部動脈瘤，悪性肺腫瘍などに罹っていた。また，慢性の激しい心配性，うつ病，そしてアルコール中毒に罹患したことがあった。ある日，うつ病治療で入院した際，肺の検査をしたところ，腫瘍が発見されたので，肺に針が挿入され，腫瘍の生検 (biopsy) が行われたが，それが患者の肺を虚脱させる原因となった。肺を再膨張させるため，肺の中に胸壁を通してチューブが差し込まれた。患者は肺気腫に罹っていたので，生検のための針により開けられた穴は完治せず，肺は再膨張しなかった。肺治療を促進する抗生物質による薬物治療が施され，気管切開が行われ，ベンチレーターが付けられた。患者とその妻は，その撤去等を指令する命令を Los Angeles 地区上位裁判所に求めた。なお，患者は，「リビング・ウィル(living will)」にサインしているし，次のような宣言もしている。

「私は死にたいとは思わないが，肺，心臓，血管組織の悪化により，いま強いられている生存状況に耐えることができないし，私の呼吸と 6 週間半の生命を支えてくれるこのベンチレーターに絶えず接続されていることに耐えることができない。それゆえ，私は，この機械的装置により呼吸を維持することは私の憲法上の権利を侵害し，私のあらゆる願望に反するものであり，そして私の人格への battery (暴行殴打) となる，ということをこの裁判所に命じていただきたい。ベンチレーターを撤去し中断してほしいという私の要求は，たびたび妻や医師らに言ってきたのであるが，それがおそらく呼吸困難の原因となり，最終的には死ぬ結果になるであろうことを，私は十分理解している。私は，耐えることのできない，品位と人間性を失わせるようなこの人工的生存の負担を負い続けるよりも，そのリスクを喜んで受け入れるつもりで

ある。また，私は，ベッドに拘束され，ベンチレーターに接続されることによる大きな苦痛と不快感，そして現在生じているその他の諸問題にも悩まされている」。

　患者は，これ以外にも，「無能力時のヘルス・ケア決定に関する代理人指名 (Durable Power of Attorney for Health Care)」[4]を行って，妻を代理人に指名している。また，上位裁判所の審理の前日に提出されたビデオによる証言でも，「生きたいが，ベンチレーターによって生きたくはない」と言っており，これを撤去すれば死ぬであろうことも十分理解していた（なお，患者は，判決前に腎不全で死亡した）。

　しかし，上位裁判所は，患者は重病だが死期が切迫していないし，植物状態でも昏睡状態でもなく，法的意味で能力もあり，「認識ある賢明な生命 (cognitive, sapient life)」への回復可能性があるという理由で，ベンチレーター撤去の命令を下すのを不適当だと決定した。これに対して，控訴裁判所は，1984年12月27日，前述の先例を参照しつつ，治療拒否権を憲法上のプライバシー権として捉え，これと州の利益（生命保護，自殺防止，医師集団の倫理的統合性の維持）とを衡量して，前者に優位を認めた。そして，「本件は，現当事者らがベンチレーターを撤去することによってバートリング氏に不自然な手段による死をもたらすようなケースではない。むしろ彼らは，自然な原因による不可避な死を単に早めたことになるにすぎないであろう」，と述べている。もちろん，自殺との区別も強調している。この判決の論理は，より発展させられた形で，ブービア事件判決に継受されているのである。

⑤【考察】　さて，以上の2つの先例と今回のブービア事件判決との連続性を踏まえたうえで，若干ながら問題点を指摘し，考察を加えておくことにする。

　第1に，同州自然死法は，「末期」の患者を対象としているが，バーバー事件はともかくとして，バートリング事件とブービア事件では，「末期」とはいえない患者について治療拒否権が認められている。それは，同州自然死法の枠を超えるものであるが，それにもかかわらず控訴審段階でいずれも治療拒

否権が認められているということは，同法の限界を示していると同時に，『大統領委員会報告書』が打ち出した生死についての患者の自己決定権尊重の姿勢[5]が司法判断にも浸透していることを示すものといえる。しかし，それは，患者が判断能力を有する場合だからであると思われる。バーバー事件判決が言うように，heroic な（突出した）生命維持装置の終了は不作為と解され，患者がこれを拒否して仮に死亡しても，少なくとも不作為の嘱託殺人罪を構成しないであろうし[6]，各判決が述べているように，それは，自殺とも区別されるであろうから，自殺幇助にもならず，したがって，このような治療の中断時期は，必ずしも「末期」に限定されないと解される。もちろん，患者に判断能力があって，しかも「末期」であれば，何も問題はないであろう。末期癌患者の生命維持装置中断に関するヴァージニア州のマーサ・チューン事件判決（Martha Tune v. Walter Reed Army Medical Hospital, 602 F. Supp. 1452 (1985)）は，その典型である。バーバー事件の場合には，患者の意思確認そのものに疑問が持たれたが，意識を喪失した患者の場合でも，事前の意思表明が実質的に現実の意思表明と同視しうる場合には，同様に考えてよいと思われる（see Matter of Father P. K. Eichner, 438 N. Y. S. 2 d 266 (1981)）。

　第2に，しかし，ブービア事件の場合，バートリング事件と比較しても，「末期」とは著しくほど遠い病状であり，しかも，治療内容も人工栄養補給ということからして，完全に同一に論じきれない側面もある。現状の治療で，後15年から20年は生存可能だという。こういう状態で人工栄養補給チューブの抜去を要求することは自殺に等しいのではないかという疑問は，出されてしかるべきであるし，第1審がそれを理由として原告の主張を却下したのも，一理あるといえる。その意味では，まさに本件は，治療拒否と自殺の限界線上に位置する事件である。両者の区別は難しいが，治療行為という場を設定したうえで，そこに生命維持利益のほかに治療に直接関係する対抗利益（苦痛除去利益）が生じる場合が治療拒否の範疇であり，それ以外は一般的な自殺であると解するほかないと思われる[7]。この観点から本判決をみると，今後の生存期間は長いとはいえ，現在患者に付けられている人工栄養補給チュー

ブがもたらす不利益（身体の拘束と体内への器具の挿入という苦痛）を除去する権利，すなわち治療拒否権は患者にある，といわざるをえない。バートリング事件でも，患者は，生きたいのだが，ベンチレーターに依存する治療を拒否していたのであり，本件でも同様に解することができると思われる。人工栄養補給チューブとベンチレーターとの相違はあるが，この点については，ニュージャージー州のコンロイ事件上告審判決（前出）が述べているように，人工栄養補給（鼻腔）チューブや胃の切開などの方法による人工栄養補給は，レスピレーター（ベンチレーター）による人工呼吸と同一視することができるといえよう[8]。両者とも，侵襲の程度は大きいといえる。もちろん，ブービア事件でも，食事一般の拒否だとしたら，それは，もはや治療拒否の範疇を超えた一般的な自殺の問題になる，と考えられる。

かくして，本判決は，治療拒否権（自己決定権）行使の限界を明らかにする意義を有するものと解される。

## 3 人工栄養補給チューブ抜去を家族の判断で認めた事例（ブロフィー事件）

[1] つぎに，人工栄養補給チューブ抜去を家族の判断で認めた事例，より厳密には，人工栄養補給チューブが付けられた意識喪失状態患者に対して転院もしくは自宅に帰ることが認められた事例であるマサチューセッツ州のブロフィー事件判決（Patricia E. Brophy v. New England Sinai Hospital, Inc., 497 N. E. 2 d 626 (1986)）を取り上げ，その前後の関連判例を分析することとしよう。

[2]【事実の概要】　健康で強壮なポール・E・ブロフィー（Paul E. Brophy, 49 歳，消防士・緊急医療技師）は，1983 年 3 月 22 日の深夜，妻（Patricia E. Brophy）に激しい頭痛を訴え，くも膜下出血で意識喪失状態に陥った。ブロフィーは，すぐに Goddard 病院に運ばれ，血管造影をしたところ，脳底動脈の尖端に動脈瘤が確認されたので，4 月 6 日，右前側頭部開頭の外科手術が行われたが，うまくいかず，手術後，鼻腔チューブ（nasogastric tube）による栄養補給を受

## 3 人工栄養補給チューブ抜去を家族の判断で認めた事例（ブロフィー事件）

けた。

　ブロフィーは，同年6月28日にNew England Sinai病院に移され，そこで3〜4週間ほど集中的な身体治療および言語療法を受けたが，何ら反応を示さなかったため，その療法は打ち切られた。7月7日，F. Shahrokhi医師は，ブロフィーが「準植物状態もしくは植物状態」であると診断した。8月に患者が肺炎に罹った際，病院は，心臓が停止した場合にはDNR order(蘇生させない命令)を認めるよう患者の妻に要求し，その結果，「DNR order」がカルテに記載された。同年12月21日，患者は，Cardinal Cushing General病院に移され，翌日，栄養補給と水分補給のため，胃瘻チューブ(gastrostomy tube，以下「Gチューブ」という)が胃の中に挿入された。29日には同病院を退院し，New England Sinai病院に再入院した。

　ブロフィーは，脳死ではないが，脳に不可逆的損傷を受けており，自発的活動ができず，認識機能もない。身体は一定の刺激に反応するが，それは反射的なものである。彼は，快適なように見え，不快な徴候を示すときには与薬で癒されているように思われる。R. Granford医師(遷延性植物状態の研究者)の証言によれば，ブロフィーが認識機能を回復する見込みは，実質的に1%以下だという。しかし，彼の他の諸組織は，比較的良好に機能しており，そのまま数年間生きるかもしれない。食物は，2.5フィートのプラスティック管を通ってGチューブ(1.5フィートのやわらかいシリコン・チューブ)に入り，1日4回与えられている。Gチューブを使用すると，一定の副作用を伴うことがあるが，ブロフィーは，約18か月間，副作用も不快な徴候もなかった。Gチューブを抜去すれば，水分や栄養分が不足し，死ぬかもしれない。患者は，一貫したケアを必要とし，毎日7時間半のナーシング・ケアを受けている。

　そこで，ブロフィーの妻が後見人となり，家族と共にGチューブの抜去・差控えを求める訴を検認裁判所と家庭裁判所に提起した。妻は，長い苦痛に満ちた調査，反省，祈りを経て，夫の生命が終わったとの判断を下し，家族や聖職者とも議論をした。これに対して，訴訟のための後見人(guardian ad litem)は，3つの報告書を作成し，①Gチューブは抜去されるべきでないこと，

②「DNR order」はブロフィーのカルテに記入されるべきこと，③生命を脅かすほどの悪影響がある場合，侵害的でない治療計画が実行されるべきこと，以上を裁判所に勧告した。また，L. Koncz 医師(担当医)は，自分が故意に患者の死を惹起することになると考え，妻の要求を拒否した。R. Field 医師(内科医長)をはじめ医療スタッフはこの考えに賛同し，医療行政委員会および病院理事会も，これを支持した(ただし，理事会は，検認裁判所が G チューブ抜去を許可し命じれば，患者を転院させることに反対してはいない)。しかし，医療団体の幹部は，患者や家族が望めば，水分補給および栄養補給の差控えを適切なものと考えている。

　検認裁判官は，ブロフィーは現在無能力だが，能力があればこのような方法での食物や水分の摂取を拒否するであろうし(ただし，ブロフィーが事前にその意思表明をしたことはなかった)，妻や家族および関係者もこの選択に同意するであろうことを認めたものの，G チューブの使用による栄養分・水分の摂取継続の命令を下し，病院と後見人の双方に対し，G チューブの抜去ないしは差控えを禁止した。G チューブ使用は出過ぎた(intrusive)ことでも侵害的(invasive)でもなく，患者に栄養と水分を補給するのに最も問題の少ない方法だと判断したのである。

　これに対して，マサチューセッツ州最高司法裁判所(Supreme Judicial Court)の Liacos 裁判官は，1986 年 9 月 11 日，病院に対し，後見人が患者を適切な施設もしくは自宅に移すことを援助するよう命じる判決を下した（ただし，Nolan 裁判官の反対意見，Lynch 裁判官および O'Connor 裁判官の一部反対意見がある)。

3 【判　旨】　　本件の争点は，人工的栄養補給および水分補給の継続に関する遷延性植物状態の無能力患者の代行判断（substituted judgment）が尊重されるべきか否か，にある。患者の治療拒否権は，コモン・ローおよび憲法上のプライバシー権から生じ（*See* Harnish v. Children's Hosp. Medical Center, 439 N. E. 2 d 240(1982)など)，法律でも自己決定権を保護している(Lane v. Candura, 376 N. E. 2 d 1232 (1978))。ところで，無能力者について代行判断の法理は，短所もなくはないが，個人のプライバシーおよび尊厳を尊重するのに最も役立

## 3 人工栄養補給チューブ抜去を家族の判断で認めた事例（ブロフィー事件）

つと考えられる（Superintendent of Belchertown State School v. Saikewicz, 370 N. E. 2 d 417 (1977)）。無能力者に対しても，能力者と同等の権利および選択が与えられるべきである。

もちろん，生命を脅かす状況下での治療拒否権は，必ずしも絶対的ではないが，他方，州の生命維持利益は，予後が良好な場合の治療拒否権をつねに抑制するわけでもない（Commissioner of Correction v. Myers, 399 N. E. 2 d 452 (1979)）。当裁判所は，対抗する州の利益として，①生命維持，②無辜の第三者の利益の保護，③自殺防止，④医療プロフェッションの倫理的統合性の維持，という4つの利益を承認したことがある（Saikewicz, supra）。他の州の裁判所も，これを応用している。

ところで，代行判断基準の第1の目標は，できるだけ正確に個人が要求している内容を決定することである（Saikewicz, supra）。当事者たちは，ブロフィーの主観的見地に関する裁判官の認定について争っていない。したがって，ブロフィーの代行判断が，Gチューブによる栄養補給を打ち切るであろうことを承認しているとすれば，われわれに託されているのは，当州の利益がその判断を覆すべきものか否かという問題だけである。当然ながら，本件における最も重要な利益は，生命維持利益であり，まずこれについて考察しておく。患者の生命維持利益は，通常，延命利益を含む。病気が治癒され，生命が救助されるとすれば，当州の生命維持利益は非常に高い。しかし，この利益は，不治の病気で，あらゆる治療にもかかわらずやがて死を惹起するであろうときには，減少する。患者の延命拒否権と当州の延命利益とを比較衡量するとき，当州の延命利益は，単なる肉体の存在以上に広い利益を包摂しているといえよう。あまり良くない環境においては，肉体の存在を維持する負担は，本来の人間性を低下させる。しかし，ブロフィーの生命の質について，われわれが判断してはならない。州の生命維持義務は，生命維持の諸努力がその人の人間性を低下ないし退化させると自ら感じるであろうような環境を回避する個人の権利の承認を含むものでなければならない。生命の質に関する問題を決定するのは，患者である。われわれの役割は，治療拒否が

法律規範を侵さないよう保障することに限定される。

　本件では，患者の生命維持利益は複雑である。ブロフィーは，末期の状態ではなく，また，何かの重い身体疾患で死期が切迫しているわけでもない。しかし，彼の生の見込みが身体疾患によって縮められていることは，まちがいない。(検認)裁判官は，Gチューブの継続的使用がそれほど侵害的でも出過ぎた処置でもないと言うが，ブロフィーは，人間の尊厳を喪失すると考えられる状況にある。われわれの考えでは，ブロフィーの生命を維持することは，法律問題としては出過ぎた治療である。

　当州では，本件のようなケースはこれまでないが，他の州に類似のケースがある (Matter of Connroy, 486 A. 2 d 1209 (1985)；Bouvia v. Superior Court for Los Angeles County, 225 Cal. Rptr. 297 (1986)；Corbett v. D'Alessandro, 487 So. 2 d 368 (1986))。とくに，ニュージャージー州のコンロイ事件判決は，1年以上生きられない患者について栄養補給と水分補給のための鼻腔チューブ (nasogastric tube) の苦痛に耐えるよう強制するのを否定し，州の生命維持利益より患者の自己決定利益および身体の完全性の利益が優先することを認めた。また，鼻腔チューブが血液透析とかレスピレーターより侵害的でないという事実を考慮しなかった。確かに，われわれは，治療の侵襲性は個人の利益と州の利益のバランスを量る際に考慮されるべきひとつの重要な要素であることを認めたことがあるが (Saikewicz, supra；Commissioner of Correction v. Myers, supra)，いまは，「第1の焦点は，患者の願望および苦痛と快楽の経験であるべきだ——必要とされている治療形態ではない」というニュージャージー州の裁判所の見解に賛同する。

　われわれは，「通常外のケア」と「通常のケア」との区別を，考慮すべきひとつの要素であると考えるが，本件のような場合にこのような区別を決定の唯一主要な要因として用いることは，無意味である。また，生存のためにGチューブを使用して栄養補給および水分補給を継続することは通常のことにすぎないと言うのは，ブロフィーの病状の全環境を無視することになる。彼は，飲み込むことさえできないのである。(検認)裁判官は，Gチューブ使用に

より，ブロフィーが数年間生きながらえるかもしれない（最長生存記録は37年）と認定したが，このような形での生命維持は，出過ぎているばかりか，通常外のことである。Gチューブは，彼の予後をより十分に決定するための時間かせぎの手段として挿入された。Gチューブを挿入し続けることは，通常のケアかもしれないが，通常外のケアとも考えられる。かくして，後見人がGチューブの外科的挿入の抜去を求めたとすれば，法廷は，生命を引き延ばすような外科的侵襲を拒否する患者の権利を支持してもよい (Matter of Hier, 464 N. E. 2 d 959 (11984))。「通常外（の治療）」と「通常（の治療）」との区別が実際の問題点をかなり曖昧にしているのと同様，「治療の差控え」と「治療の中断」との区別も，道徳上重要でない。最初に治療拒否権を有する人は，治療を中止する付随的権利も有する (Satz v. Perlmutter, 362 So. 2 d 160 (1978), *aff'd*, 379 So. 2 d 359 (1980))。

かくして，われわれは，当州の生命維持利益は，ブロフィーの治療中止権を圧倒しないとの結論に達する。また，われわれは，彼の死が当州の自殺防止利益に反するとも考えていない。彼は，飲み込むことさえできない苦痛を受けているのである。「生命維持システムの撤去後に生じる死は，自然の原因によるものであり，患者により発意されたものでも意図されたものでもない」(Welfare of Colyer, 660 P. 2 d 738, 743 (1983))。「生命維持治療の拒否を，自殺を犯す試みとみなすのは，適当でないかもしれない。治療侵襲を拒否することは，その病気が自然のコースをとるにまかせるということにすぎない。場合によって死が生じようとも，それは，第一次的には，その基になっている病気が原因なのであって，自傷の原因ではないといえよう」(Matter of Conroy, *supra*)。

最後に，われわれも，ブロフィーのGチューブを抜去ないし差し控えることに当該病院を参加させないかぎりで，医療プロフェッションの倫理的統合性の侵害はない，という結論に達する。この考えは，アメリカ医療協会やマサチューセッツ州医師会等の見解と矛盾しない。

なお，本件のようなケースで，患者に対する医療専門家の倫理的義務に反

してまで積極的手段（栄養補給と水分補給の打切り）を強いてとらせるのは正当でない（*See* Brandt v. St. Vincent Infirmary, 701 S. W. 2 d 103 (1985))。病院に対しては，後見人が被後見人を適切な施設もしくは自宅に移す援助をするよう命じる。

4 【分　析──特にコンロイ事件判決との比較】　本件の論点は，代行判断に基づいて，意識を喪失した植物状態患者から人工栄養補給チューブを抜去することが許されるか，という点にある。周知のように，マサチューセッツ州では，代行判断定式を確立したサイケヴィッチ事件判決（Saikewicz, *supra*）という先例があり[9]，本判決も，多分にそれを意識した論理を展開している。しかも，サイケヴィッチ事件判決で懸念された「生命の質」の議論を回避すべく，州の生命維持利益と患者の自己決定権とを巧みに衡量して後者に優位を認め，その他，自殺との区別，医療プロフェッションの倫理的統合性との合致についても，慎重な配慮をして，最終的には病院に対して，後見人が患者を適切な施設もしくは自宅に移す援助をするよう命じたのである。

　ところで，カレン・クィンラン事件判決（Matter of Quinlan, 70 N. J. 10, 335 A. 2 d 647 (1976)）以来，生命維持装置の取外しの問題といえば，レスピレーター（ベンチレーター）に関するものが多いが，最近では人工栄養補給チューブ抜去に関する事件がかなり増えている[10]。その中には，カリフォルニア州のブービア事件（Bouvia v. Superior Court, supra）[11]のように，精神能力が十分な患者のケースもあるが，多くは，本件のように意思決定無能力者のケースである（see Matter of Hier, *supra*；Matter of Conroy, *supra*；Corbett v. D'Alessandro, *supra*；Rasmussen v. Fleming, 741 P. 2 d 674 (1987)；Matter of Peter, 529 A. 2 d 419 (1987)；*In re* Gardner, 534 A. 2 d 947 (1987)；*In re* Guardianship of Grant, 747 P. 2 d 445 (1987)；Matter of Jobse, 529 A. 2 d 434 (1987))。ここでは，その中で最も重要であり影響力も大きいと思われるコンロイ事件判決（Matter of Conroy, supra）[12]を本判決の比較対象として取り上げ，本判決の位置づけと若干の検討を行うことにする。

　コンロイ事件とは，脳組織症候群に罹った患者（Claire C. Conroy という84歳

## 3 人工栄養補給チューブ抜去を家族の判断で認めた事例（ブロフィー事件）

の女性）が無能力者であると宣言され，甥がその後見人に指定されていたところ，折から壊疽で入院していた際に，十分な食事を摂ることができなくなったため，鼻から食道を通って胃に達する鼻腔チューブが付けられ，その後ナーシング・ホームに移されてから後見人たる甥がその抜去を求めた事案である。患者が事前にこのような治療を明確に拒否したという事実はなかったが，1979年に無能力になるまで1度も医師を訪ねたことがなく，肺炎で病院の救急室に連れて行かれたときでも，中に入ろうとせず，すぐに出て行こうとしたし，2人の姉妹共々料金を払ってでも自宅で死ぬことを望んでいたという。

事実審は，チューブを抜去すれば数日内に餓えと脱水症状で苦しみながら死ぬであろうが，患者の知的機能は幼児レベルにまで低下しており，生は永続的に負担になっているとして，抜去を認めた（188 N. J. Super. 523, 457 A. 2 d 1232 (1983)）。しかし，控訴審は，後見人の判断に基づいて生命維持治療を打ち切る権利は，脳死，不可逆的深昏睡，植物状態の患者，および治療継続に何ら医学的利益がない不治で末期の患者に限定されるとして，本件患者はそのような状況にないからチューブ抜去は殺害に等しいので認められない，と判示した（190 N. J. Super. 453, 464 A. 2 d 303 (1983)——控訴審の間に患者は死亡）。ところが，上告審のニュージャージー州最高裁判所のSchreiber裁判官は，1985年1月17日，次のような論理で，控訴審とは異なる趣旨の判決を下した。

① 能力ある患者は死のリスクがあるときでも治療拒否権を有する（自己決定権は通常，対抗するいかなる州の利益にも勝る）。② もしコンロイに決定能力があり延命拒否の決意が固ければ，チューブ抜去を選択しえたであろうし（それは自殺企図ではない），コンロイのように，かつては自分の治療コースを決定する能力のあった成人の権利は，現実にそれを主張できなくなっても，なお残る。③ その代行決定方式として，主観的テスト（subjective test——代行決定者が患者の願望を十分に知ったうえで，その明確な証拠に基づいて決定を下す），制限的・客観的テスト（limited-objective test——患者がその治療を拒否したであろうというある程度信頼に値する証拠があるとき，および患者が治療により生命を保持する負担が生存利益より

明らかに重いと決定者が判断するとき，その治療の差控え・撤去（抜去）が認められる），および純客観的テスト（pure-objective test——治療に伴う患者の生命の負担が生存利益より明らかに重く，その治療を施すことがインヒューマンなものになる場合，主観的証拠がなくても差控え・撤去（抜去）が認められる）が考えられる。本件では，制限的・客観的テストの中の，ある程度信頼に値する治療拒否の証拠はあるものの，コンロイの生存の利益と負担に関する情報が不十分であったので，このテストを充足したとはいえない（他のテストも充足せず）。患者がすでに死亡しているので，本判決は，むしろ将来に向けての事案処理のモデルを呈示したと解され，その他，オンブズマンを参加させてナーシング・ホーム滞留者の代行決定をより精緻にしようという配慮も見られるなど，その意義と影響力は大きい。

5 【考 察】　さて，ブロフィー事件判決をこれと比較してみると，どのような評価ができるであろうか。本判決は，確かに，基本的枠組については，コンロイ事件判決を参照しているが，よく見ると，そこにかなり差異もあると思われる。

第1に，何といってもブロフィーが事前に治療拒否の明確な意思表明をしていないにもかかわらず，当事者が患者の主観的見地について争っていないというだけで代行判断（Gチューブによる栄養補給打切り）を前提として承認している点は，家族の意思とはいえ，あまりに粗雑すぎるように思われる。同じマサチューセッツ州で少し以前に下されたヒアー事件判決（Matter of Hier, supra）では，57年間も精神病院に入院していた92歳の女性について，彼女が法的には意思決定無能力だが事実上人工栄養補給チューブを拒否した点を評価して，代行判断を認めた。これは理解できる。しかし，ブロフィー事件はそういう事実が事前にない。しかも，そういう前提で代行判断を認めてそれが州の諸利益（生命維持利益等）よりも優先すると判断するのは，問題である。コンロイ事件判決は，そういう事態を考慮して，3つのテストを提唱したのである。コンロイ事件判決の肝心な点は，骨抜きされているように思われる。そして，サイケヴィッチ事件判決の解決方式（代行判断の擬制）がなお色濃く

残っているといえよう。

　第2に，レスピレーター（ベンチレーター）と本件のような人工栄養補給チューブは侵襲の程度において差異はない，というのが本判決を含め，アメリカの判例の一般的傾向となっている。しかし，コンロイ事件判決や本判決においても，医師の考えは必ずしも一致しているわけではない。人工栄養補給チューブを用いれば，生存自体は，レスピレーターの場合より可能性が高いからである。しかも，コンロイ事件のように，脳死でも植物状態でもない場合がかなりある。ただ，本件は，脳死ではないが，脳に不可逆的損傷を受けており，自発的活動ができず，認識機能もない，という状況がかなり考慮されたのであろう。病状や予後については，コンロイ事件の場合よりも悪い状態にあったのであるから（ただし生存自体の可能性はコンロイの方が低い），敢えて言えば，コンロイ事件判決の純客観的テストが実際上用いられたと解する余地もある。しかし，それだけに，今後の課題として，純客観的テストの内容をより根本的に検討する必要がある。なぜなら，そこには患者の意思が入る余地がないからである。

　かくして，ブロフィー事件判決は，意思決定無能力者に対する生命維持装置ないし人工延命措置の差控え・中断の範囲をさらに拡大したものとして位置づけることができる。

## 4　結　語

　以上，意思決定能力のある患者からの要求に応じて人工延命措置の打切りを認めたブービア事件判決と，本人が事前に延命拒否の意思表示を明確にしていないにもかかわらず家族の意思で延命拒否が認められたブロフィー事件判決とを取り上げ，併せて，その前後の判例の動向を分析し，若干の考察をしてきた。前者については，意思決定能力のある患者からの要求に応じて人工延命措置の打切りを認める傾向が定着したといってよい。これに対して，後者については，ブロフィー事件判決のように「代行判断」を拡張する傾向

には疑問も出されており，それが一般的傾向になるとは思われない。この点に関して，コンロイ事件判決は，ある意味でそれに歯止めをかけようとするものであると解されるが，それが実質的な歯止めとなるかどうかを含め，なお，今後のアメリカの判例の動向を注視しなければならない[13]。他方，アメリカの事件とはいえ，わが国の問題として考えた場合，患者の生来の病状を考えると，患者をそのような決定に追い込まないような福祉政策の充実も望まれる。

1) アメリカにおける最近の判例・立法の動向および『大統領委員会報告書』の概要その他これらの問題全般については，甲斐克則「人工延命措置の差控え・中断の問題について――アメリカの判例分析を契機として――(1)～(6)」海保大研究報告30巻2号，31巻1号，2号，32巻1号，2号，33巻1号（1985～1987）［本書第1章］参照。
2) 同州自然死法については，唄孝一「カリフォルニア自然死法の成立過程」都立大学法学会雑誌22巻1号（1981）232頁以下［同著『生命維持治療の法理と倫理』（1990・有斐閣）402頁以下所収］，宮野彬「米カリフォルニア州の自然死法について」ジュリスト630号（1977）65頁以下，富田清美「アメリカにおけるいわゆる自然死立法の動向」都立大学法学会雑誌28巻2号(1987)293頁以下参照。
3) これらと前後して W. Dority v. Superior Court of San Bernardino County, 145 Cal. App. 3 d 276, 193 Cal. Rptr. 287 (1983) があるが，生後19日の乳児に対するレスピレーター撤去をめぐる事件なので，本章では割愛する。また，バートリング事件は，上告審まで争われたが（184 Cal. App. 3 d 97, 228 Cal. Rptr. 847 (1986)），上告審は，弁護士報酬をめぐる議論なので，同様に割愛する。
4) これについては，富田清美「無能力時のヘルスケア決定に関する代理人指名のための法律について」年報医事法学1（1986）232頁以下参照。
5) *President's Commission*, Deciding to Forego（正式名称については，ブービア事件判決文参照），at 26-27.
6) この点については，甲斐，前出注(1)「(6)」34頁参照。
7) この点についての刑法上の問題点については，別途考察を要する。
8) コンロイ事件は，患者が判断能力のない状態になっていた点でブービア事件と異なり，他にも重要な論点を提供しているので，他日検討したいと考える［本書第3章参照］。
9) サイケヴィッチ事件については，丸山英二「サイケヴィッチ事件――無能

力者の延命治療拒否権をめぐって——」ジュリスト 673 号 (1978) 109 頁以下参照。
10) 最近の動向については、丸山英二「アメリカにおける生命維持治療拒否権」自由と正義 40 巻 2 号 (1989) 56 頁以下、また、アメリカの医療における自己決定権の展開については、高井裕之「医療における自己決定権の憲法論的一考察（一）（二）完——アメリカ法を素材として——」法学論叢 123 巻 1 号 (1988) 61 頁以下、123 巻 4 号 97 頁以下参照。
11) ブービア事件については、甲斐克則〔1989-1〕アメリカ法 (1989) 169 頁以下［本書 177 頁以下］参照。
12) コンロイ事件判決の詳細については、甲斐克則「意思決定無能力患者からの人工栄養補給チューブ撤去の許容性に関する重要判例——アメリカ・ニュージャージー州のコンロイ事件判決——」海保大研究報告 35 巻 1 号 (1989) 85 頁以下および唄孝一〔1989-2〕アメリカ法 (1990) 438 頁以下参照。
13) コンロイ事件判決およびブロフィー事件判決以後の、本文で引用した判例等についても、近いうちに検討を加えたいと思う［その後、とりわけナンシー・クルーザン事件連邦最高裁判決（Cruzan v. Director, Missouri Dept. of Health, 110 S. Ct. 2841 (1990)）で、代行判断の前提として、「明白かつ説得力ある証拠」の必要性が確認されたことは、ブロフィー事件判決のような潮流に歯止めをかけることになったように思われる。この点については、本書終章参照］。

## 第3章

## 末期医療と延命拒否
——(西) ドイツおよびアメリカの事例を素材として——

## 1 序

　末期医療において患者の延命拒否がどの程度認められるかは，複雑にして困難な問題である。第1に，「末期」とは死期が切迫した状態をいうのか，それとも死期が切迫していない不可逆的意識喪失状態も含むのか，あるいはそれ以上のものを含むのかは，必ずしも明確でない。第2に，これに対応する「医療」の内容も，化学療法，人工透析，人工呼吸器による治療のほかに，最近では人工栄養補給チューブの使用まで議論の対象となっている。第3に，したがって，「延命拒否」の射程範囲を確定しなければならない。同時に，第4に，患者自身が延命拒否の意思表明をなしうる場合となしえない場合があり，特に後者の場合，「代行判断」がどの程度認められるのか，という問題がある。そして第5に，それぞれの組合わせの中で，延命拒否の結果，患者が死亡した場合，一般的な自殺との区別を含め，その介助をした者の刑法上の評価が問題となる[1]。

　これらの問題を考察するには，いかなる状況で問題が生じているのかをある程度理解したうえで理論的検討を加える方向が妥当と思われる。本章では，これらの問題に関して興味深い判例が多く出されている(西)ドイツおよびアメリカの判例を素材として，その動向と問題点を分析・検討し，末期医療における延命拒否の意義と限界について考察を試みることにする。

## 2 （西）ドイツにおける判例の展開

1 まず，最近の（西）ドイツにおける判例の展開を概観しておこう。患者の自己決定権尊重の長い歴史を有する（西）ドイツ[2]では，最近のいわゆる「臨死介助 (Sterbehilfe)」をめぐる議論[3]の中で，自己決定権の意義と限界を問う興味深い判例がいくつか見られる。

最近の議論の契機となったのは，1984年7月4日のヴィティヒ事件連邦通常裁判所 (BGH) 判決 (BGH St 32, 367) である[4]。冠状動脈硬化症や股関節症等で苦しんでいた高齢の女性患者(76歳)が，夫の死後生き甲斐を失い，ホームドクターであるW医師らに何度も死にたい旨や延命拒否の意思を表明していた折，W医師が約束どおり往診に行くと，彼女が多量の薬物を服用して意識喪失状態でソファーに横たわっているのを発見したが，W医師は，患者の救助は不可能であり，かりに救助できても重い後遺症を伴うであろうと考え，また，患者の従前の明確な延命拒否の意思と現に彼女の手中にある紙片に託された入院拒否の意思とを尊重して，応急措置もとらず，その場で彼女を死にゆくにまかせた，という事案である。連邦通常裁判所は，結論こそ原審同様，W医師に無罪を宣告したが，その論理は，自己決定権を尊重するものではなかった。すなわち，本件のような場合，自殺意思は顧慮されず，行為支配を有する保障人が意識喪失者を発見して必要かつ期待可能な救助措置をとらなければ原則として不作為による殺人罪が成立し，ただ，事案の特殊事情からW医師が生命保護義務と患者の自己決定権尊重との良心的葛藤に陥った点を考慮して免責される，というものであった。

この判決に対しては，自己決定権を軽視しているとの批判が相次ぎ，1986年には自己決定権を重視した「臨死介助法対案 (Alternativentwurf eines Gesetzes über Sterbehilfe)」が22名の学者（医学者も含む）により提出されている[5]。本件は，患者が自殺前には末期状態ではなかったが，W医師が発見した時点では末期に近い状態であり，しかも延命拒否の意思は従前から一貫していた

ところに特徴がある。自殺患者の事案だけに、連邦通常裁判所の慎重な態度も理解できるが、もし連邦通常裁判所の論理を一貫させれば、末期患者が延命拒否をして（生命維持装置を自ら取り外す場合もあろう）、その後、意識喪失状態に陥った場合、延命拒否を認める余地もなくなり、延命措置を再び即座にとらない医師にはつねに可罰性が付きまとうことになるであろう。

[2]　しかし、その後の判例は、必ずしもこの連邦通常裁判所判決に拘束されてはいない。それを端的に示すのは、1987年7月31日のハッケタール事件ミュンヘン上級地方裁判所（OLG）決定（NJW 1987, 2940）である[6]。顔面に癌のできた女性(69歳)が病気を苦に死を決意し、医師H教授に死の介助を依頼したところ、H教授がその要求に応じて青酸カリを調達し、他の医師を介して患者にそれを渡し、患者が自らこれを飲んで死亡した、という事案である。彼女の病気は末期状態で、服毒していなくても数日後に死ぬ可能性もあったという。ミュンヘン上級地裁は、患者自身がイニシアチブをとって自殺したのであるから、H教授の行為は嘱託殺人に当たらず、自殺幇助として無罪である、と判示した。その際、①自由答責的に行為する理解能力ある自殺者の意思表明は、通常の患者の場合と同様、強制治療を妨げ、保障人的地位を脱落せしめる、②患者の自己決定権は死への自己決定権をも含み、しかも自由答責的な患者の決定が医師の目から見て理性的であるか否かは、患者の決定の有効・無効の規準にならない、とも述べている。

本件は、末期患者が医師を巻き込んで自殺するという、いわば「積極的臨死介助」に近い事案である。これについても患者の自己決定権を認めたところに、「臨死介助法対案」の影響が出ていると思われる。（西）ドイツには自殺関与罪の規定がないので、嘱託殺人（216条）に当たるか否かは解釈論上重要であるが、本件を自殺幇助と認定したこと自体は理解できる。とはいえ、本件のような典型的な自殺患者の場合にまで自己決定権の趣旨を貫徹させているのは、わが国の現状から見ると驚くべきものがある。本件は、患者が末期状態にあったとはいえ、「延命拒否」の範疇を超えた事案と解される。

[3]　さらに、その事案を超えて、患者が直接医師に殺害を要求する典型的な

「積極的臨死介助」の場合には，さすがに裁判所も自己決定権を認めていない。刑事事件ではないが，1987年12月11日のダニエラ事件カールスルーエ行政裁判所判決（NJW 1988, 1536）は，それを確認するものである[7]。若い女性（23歳）が自動車事故で横断麻痺となり，頭と口と舌しか動かせない状態になり，前述の（ハッケタール事件の）H教授に臨死介助を依頼したところ，H教授は，上記事件で別途起訴されていたので，新たな刑事訴追を受ける危険を冒したくない，と言う。そこで，H教授が患者の同意を得て文書でカールスルーエの地裁付検察官と行政区長官に対して，ぶどう糖液注入器で患者の要求により致命的作用のある麻酔液を注入する旨を通知した。しかし，同長官は，即時執行命令でこの臨死介助を禁止した。H教授らはこの処分について連邦憲法裁判所に異議を申し立てたが，同裁判所は，連邦憲法裁判所法90条2項の要件を充足していないとしてこの訴えを却下し，同長官も，異議裁決により両名の異議を却下した。そこで，両名が，この処分と異議裁決の破棄を訴えたのである。これに対して，カールスルーエ行政裁判所は，バーデン・ヴュルテンブルク警察法1条1項の警察の任務（公共の安全・秩序を脅かす危険の防止，その妨害の除去）および基本法2条1項を根拠に，生命保護，「人間の尊厳」の観点から，第三者による「積極的臨死介助」の請求権は存在しないと判断し，原告の訴えを棄却した。

　このように，本判決は，自己決定権行使の限界を明確に示したところに意義がある。患者は末期でもないし，延命拒否の事案ともいえないので，この判決は妥当といえよう。

　4　それでは，まさに本題ともいうべき末期医療における延命拒否の事案はどうなっているのであろうか。1986年12月3日のラーフェンスブルク地方裁判所判決（NStZ 1987, 229）に，その例を見いだすことができる。事案は，せき髄の病で不治の末期状態にある高齢の女性患者が意識を喪失し，瀕死状態に陥ったものの蘇生措置により一時的に意識を回復した際，耐え難い苦痛を感じ，電気製の特別筆記具で「早く死にたい」旨を記し（以前にも末期病状での人工呼吸の拒否を表明していた），その要求を受けた夫が病室に誰もいない間に人

工呼吸器を取り外し、一時間後に患者が死亡したというものである。夫は嘱託殺人罪で起訴されたが、同地裁は、治療中断に応じる者が医師であれ看護婦であれ近親者であれ、それ自体は決定的でなく、判断能力ある患者の自己決定権と「人間の尊厳」をこそ重視すべきだとして（ただし、構成要件の問題は留保）、次のように論じて無罪判決を下している。

「自己の力ではもはやそれ以上生きることができず、技術的装置の助けを借りたその『延命』が疑いなく死にゆく過程の引き延ばしを意味するにすぎない不可避的な瀕死の者は、このような措置が中止ないし中断されることを要求できる。この要求に従う者は誰でも、不作為によると作為によるとに関係なく、（嘱託）殺人をしているのではなく、死にゆくことにおける介助（Beistand im Sterben）をしているのである」。

本判決は、「臨死介助法対案」が出された直後のものだけに、その影響を受けており、とりわけその中心メンバーであるエーザーの見解[8]の影響を多分に受けている。本判決について、ロクシンは、かの「作為による不作為」の法理をなお堅持して、本件行為は構成要件にさえ該当せず、「法的には、患者の意思に基づいた、したがって結果回避義務を解除する、死にゆくことのさらなる引き延ばしの懈怠」である、と述べている[9]。これに対して、ヘルツベルクは、本件は「作為による不作為」に該当せず、作為による嘱託殺人の構成要件該当性を前提として、緊急避難（刑法34条）による正当化（生命維持利益に対する苦痛除去利益の優位）を主張している[10]。しかも、第三者による一方的治療中断と生命維持努力をしている者の治療中断とを区別している点が注目される。本件行為者は、少なくとも医師の許可なく独自の判断で人工呼吸器を遮断したのであるから、私見からも、新たな因果系列を設定する作為と解され、しかも、日本の刑法上は、なお正当化が困難で、せいぜい期待可能性を基軸とした責任阻却が認められるにすぎないものと思われる[11]。その意味で、本判決は、行為主体を限定せず、患者の自己決定権に相当の優位を認めたものとして位置づけることができる。

[5] このように、（西）ドイツの判例の流れは、末期患者については延命拒否

権のみならず，自殺への介助まで容認しているが，必ずしも末期でない患者については自殺への介助ないし積極的臨死介助を容認していないことが確認される。それでは，アメリカはどうであろうか。

## 3 アメリカにおける判例の展開

[1] アメリカでは，1976年のニュージャージー州のカレン・クィンラン事件判決（In re Quinlan, 70 N. J. 10, 335 A, 2 d 647（1976））以来，今日〔1989年の時点〕まで，延命拒否に関する判例が55件ほどある[12]。しかも，38州で自然死法が成立しているが，その枠を超えて延命拒否を認める判例が相次いでいる[13]。特に1983年に『大統領委員会報告書』[14]が自己決定権尊重を唱えて以来，末期でない患者や延命拒否を表明していない患者についても人工延命措置（人工栄養補給チューブを含む）の中断が認められる傾向にある。

もちろん，1985年のコロンビア地区のチューン事件判決（Tune v. Walter Reed Army Medical Hospital, 602 F. Supp. 1452（1985））のように，悪性の腺癌に罹り肺も悪化した末期患者（71歳）の要求により人工呼吸器の撤去を認めた典型例もある。しかし，実際の問題は，その周辺のケースにある。ここでは，その代表的な最近の判例を取り上げて，分析・検討を加えることにする。

[2] まず注意を惹くのは，カリフォルニア州の動きである。同州は，全米に先がけて自然死法を誕生させたが[15]，その厳格さのゆえか，同法の枠を超えた判例がいくつか見られる。

第1に，1983年のバーバー事件判決（Barber v. Superior Court, 147 Cal. App. 3 d 1006, 195 Cal. Rptr. 484（1983））では，患者（54歳）が回腸瘻形成手術を受けて成功した直後に呼吸が停止し，生命維持装置に接続されたが，やがて回復の見込みのない遷延性植物状態と判定され，家族が作成した生命維持装置撤去を求める文書に基づいて医師らがレスピレーター等を撤去したところ，数日後に死亡したという事案について，謀殺（共謀）罪で告訴された医師らのこの告訴をめぐり，控訴裁判所は，heroicな（突出した）生命維持処置の打切り

を不作為と解し，生命維持義務を否定している。すなわち，① 本件での生命維持技術は病状を直接治癒しない点で伝統的治療とはいえず，生物学的機能の維持にすぎない。② 治療の効果なしと判断したら，医師は治療を続ける義務がない。この医学的決定の基準は，予後の良・不良である。本件患者は，認識ある運動機能回復の機会がない。③ 原則として患者が最終決定権限を有するが，自ら決定できない場合は，患者の願望と感情を知りうる代理人の意見を尊重すべきである。本件では，以前患者が妻に機械で生き続けたくない旨を告げており，それに基づいて妻ら家族が医師と相談して決定を下した。

本判決には，『大統領委員会報告書』の影響が見られる。本判決は，事前の一般的な延命拒否を重視した判決といえる。その点に問題を含むが，同州自然死法7187条fに照らしても，患者はなお「末期状態」と解され[16]，従来の判例の流れをそれほど逸脱してはいない。本件では，文書作成が同法7188条に従って作成されていない点に告訴の根拠があったのであり，本判決は，その形式上の瑕疵にとらわれずに装置撤去を認めたところに意義があるといえる。

ところが，第2に，翌1984年のバートリング事件控訴審判決（Bartling v. Superior Court, 163 Cal. App. 3 d 186, 209 Cal. Rptr. 220 (1984)）では，必ずしも末期でない患者についても延命拒否権が認められている。事案は，肺気腫，慢性の呼吸困難，動脈硬化症，腹部動脈瘤，悪性肺腫瘍などに罹患していた患者 (70歳) が，うつ病で入院した際，肺の検査で腫瘍が発見されたので，肺に針が挿入され，腫瘍の生検が行われたが，それにより肺が虚脱し，治療のためベンチレーターが付けられたところ，患者と妻が撤去を求めたというものである。原審は，患者は重病だが死期が切迫していないし，植物状態でも昏睡状態でもなく，法的に能力もあり，「認識ある賢明な生命」への回復可能性があるという理由で，装置撤去を認めなかったが，控訴審は，憲法上のプライバシー権としての治療拒否権と州の利益 (生命保護，自殺防止，医師集団の倫理的統合性の維持) とを衡量し，前者に優位を認めた (なお，判決前に患者は死亡した)。また，本件は，装置撤去により患者に不自然な手段による死をもたらすケー

スではなく,自然な原因による不可避な死を早めたにすぎず,自殺とも異なる点を強調している。

　本判決は,必ずしも末期状態でなくても,患者の明確な延命拒否の意思があればそれが認められるという途を開いたところに意義がある。本件患者は,「リビング・ウィル」にもサインしているし,また,ベンチレーターに接続された現在の状態に耐えることができないのでそれを撤去してくれるよう宣言し,ビデオでもそう証言していたのである。これだけ明確な治療拒絶意思があれば,確かに,必ずしも末期でなくてもその意思を尊重すべきであろう。しかし,ここに自殺との区別の問題が出てくる。

　そこで,第3に,1986年のブービア事件控訴審判決(Bouvia v. Superior Court, 179 Cal. App. 3 d 1127, 255 Cal. Rptr. 297 (1986))がクローズアップされる[17]。生来の脳性麻痺で四肢も麻痺した女性患者(28歳)は,寝たきりで,身辺の世話も他人に依存し,退行性の関節炎にも罹患し,かろうじてモルヒネで不快感を癒していた。精神能力は十分あり(有学士号),結婚もしたが,夫が去った後,一貫したケアを受けられる施設を求め,やがて,ある公立病院に入院した。通常食が摂れなくなって流動食に切り換えたが,彼女が以前餓死の決意をしたことがあるので,スタッフは体重減少を心配し,彼女の意思に反して栄養補給のため鼻腔チューブを付けた。そこで,彼女がチューブ抜去を求める訴を起こした。原審は,原告の動機は治療拒否権の誠実な行使といえず,公共施設を利用して自殺を企図するもので,十分な食物摂取があれば今後15年から20年間生存可能だとして,請求を棄却した。これに対して,控訴裁判所は,治療拒否権を末期患者に限定する実践的,論理的理由はないとし,決定権者は彼女自身であるから,その意思に反した生命維持は考えられず,チューブ抜去の結果死ぬことがあろうとも,彼女は能力があるので威厳をもって平和裡に自然な余命を保持して生きる権利を有する,と判示した。

　本件は,バートリング事件と比較しても「末期」とは程遠い病状であり,しかも人工栄養補給チューブ抜去の要求であったことからして,本判決は,バートリング事件判決をさらに推進したものといえる。もちろん,延命拒否

と自殺との区別も強調している。しかし，その距離は，従来の判例よりかなり接近している。いったい両者を区別する実益があるのか，という問題さえ生じる。また，栄養補給をどう考えるべきか。

3　人工栄養補給チューブ抜去に関する先例としては，すでに1985年のニュージャージー州のコンロイ事件判決（In re Conroy, 486 A. 2 d 1209（1985））がある[18]。脳組織症候群に罹り無能力者と宣言された患者（84歳）が壊疽で入院中，食事を十分摂れなくなり，鼻腔チューブが付けられ，その後ナーシング・ホームに移されてから後見人（甥）がその抜去を求めた事案である。患者の事前の明確な延命拒否の事実はなかったが，病院嫌いで，自宅で死ぬことを望んでいたという。事実審は抜去を認めたが，控訴審は，後見人の判断に基づいて生命維持治療を打ち切る権利は，脳死，不可逆的深昏睡，植物状態患者，および治療継続に何ら医学的利益がない不治で末期の患者に限定されるとして，本件患者はこのような状況になく，チューブ抜去は殺害に等しいので認められない，と判示した（この間に患者は死亡した）。

ところが，上告審は，それと異なる論理を展開した。① もし患者に決定能力があればチューブ抜去も選択しえたであろうし（自殺とは異なる），彼女のように，かつて決定能力のあった成人の権利は，現実にそれを主張できなくなっても残る。② その代行決定方式として，主観的テスト（代行決定者が患者の願望を十分に知ったうえで明確な証拠に基づいて決定する），制限的・客観的テスト（患者の治療拒否を推定せしめるある程度信頼に値する証拠があるとき，および患者の生命保持の負担が生存利益より明らかに重いと決定者が判断するとき，差控え・撤去（抜去）を認める），そして，純客観的テスト（患者の生の負担が生存利益より明らかに重く，治療実施がインヒューマンなものになる場合，主観的証拠なしで差控え・撤去（抜去）を認める）が考えられる。③ 本件では，制限的・客観的テストの中の，ある程度信頼に値する治療拒否の証拠はあるが，患者の生存の利益と負担に関する情報が不十分なので，このテスト（他のテストも）を充足していない。

本判決が呈示した上記テストによる枠付けは，延命拒否を拡大解釈する現在の判例の潮流の中での精一杯の努力であったと思われる。そして，何より

も，上記テストが充足されれば人工栄養補給チューブの抜去も人工呼吸器などの場合と同レベルで許容されることを明言しているところに，本判決の意義がある。しかし，以後の判例は，この判決の影響を受けつつも，さらに拡大解釈の方向を歩み始めている。

4 その典型例は，1986年のマッサチューセッツ州のブロフィー事件判決 (Brophy v. New England Sinai Hospital, 497 N. E. 2 d 626 (1986)) であろう[19]。くも膜下出血で植物状態になった男性患者(49歳)に栄養補給と水分補給のため胃瘻チューブが挿入された。患者は脳に不可逆的損傷を受けており，自発的活動ができず，認識機能回復の見込みは1パーセント以下だという。しかし，他の諸組織は比較的良好で，そのまま数年間生きるかもしれない。患者の事前の意思表明はなかったが，妻が後見人となり，家族と共にチューブの抜去を求める訴を起こした。検認裁判官はこの要求を認めなかったが，同州最高司法裁判所は，無能力者にも能力者と同等の権利があるとし，妻らの代行判断を認め，しかも州の生命維持利益はそれを覆すに足りないとして，基本的に原告の請求を認めた。患者は末期ではないが，本件患者の生命維持は法律問題として出過ぎた治療である，と。

本判決は，コンロイ事件を継受しつつも，従来の判例と比較すると，いとも簡単に延命拒否の代行判断を前提とし，しかも利益衡量も簡潔に行って「延命拒否」を認めているところに特徴があるし，同時に最大の問題もある。同州で少し前(1984年)に下されたヒアー事件判決 (In re Hier, 464 N. E. 2 d 959 (1984)) では，57年間精神病院に入院していた患者(92歳)について，彼女が法的には意思決定無能力だが事実上栄養補給チューブを拒否した点を評価して代行判断が認められた。この判決は，ある程度理解できる。これに対して，本件では代行判断が完全な擬制のうえに行われているのである。こうして，コンロイ事件判決が呈示した枠組みさえ取り払われ，以後も，類似の判決が続いているのが現状である[20]。

5 このように，アメリカの判例の流れは，〔1989年段階で〕延命拒否権の無限定な容認(ただし自殺は別)の方向に向かっていることが確認される。しかし，

この傾向には警戒を要する。なぜなら，意思決定能力のない状態に陥れば，事前に「そのような治療を受けてでも生き続けたい」という意思表明を明確にしておかないかぎり，たいていの場合，近親者もしくは第三者により「延命拒否」の意思が代行判断され，実行に移されることになりかねないからである。

## 4 結　語——末期医療における延命拒否の意義と限界

[1] 以上，最近の（西）ドイツとアメリカの判例について分析・検討を加えてきたが，最後に，それを踏まえて，末期医療における延命拒否の意義と限界について若干考察しておこう。

まず，前提問題として，「末期」とは何か。アメリカ各州の立法例[21]を見ても必ずしも統一されていないように，その厳密な法的定義づけは困難と思われる。末期癌患者のように死期が切迫した状態が典型的だが，それを含め，様々な人工延命措置を施されている患者やいわゆる植物状態患者のうち，予後がきわめて不良で臨死状態にある患者に対する医療（ケア）を「末期医療」ないし「ターミナル・ケア」と指称して議論しうるであろう[22]。

[2] さて，患者に意思決定能力がある場合には，原則として治療拒否権，その結果としての延命拒否権が認められる（チューン事件参照）。このような状況下での強制治療権限は，誰にもない。日本の刑法解釈論上は，治療拒否＝延命拒否に対応する医師の行為は，「消極的安楽死」と同様，不作為と解され，一応自殺幇助罪の構成要件に該当するが，患者の「引受け」により生じている作為義務＝生命維持義務は，緊急状況下での苦痛除去利益が生命維持利益に優ることにより解除される，と解される[23]。しかし，家族が患者の要求を受けて勝手に中断行為を行い，その結果患者を死亡させるような場合は（（西）ドイツのラーフェンスブルク事件参照），新たな因果系列が設定されるので，作為による嘱託殺人と解され，（西）ドイツのラーフェンスブルク事件判決のような正当化には，なお疑問が残る。行為者は必ずしも医師に限定されないが，「医療

行為の一貫としての治療中断」という枠を外れると，微妙な客観的利益の衡量が曖昧になり，濫用の懸念が生じる。せいぜい免責の余地を残すのみではなかろうか。

　他方，末期とはいえない状態での延命拒否の場合には，一般的な自殺との区別の問題が切実な形で出てくる。その区別の実益を否定する考えもあるが，耐え難い身体的苦痛除去利益が存在するかどうか，によって区別するほかないであろう[24]。バートリング事件の場合，ベンチレーターによる侵襲の程度が大きかったので，上記に準じて正当化が認められよう。しかし，ブービア事件の場合は，人工栄養補給チューブなので微妙である。水分・栄養分の補給は基本的なこととはいえ，人工的手段を用いて侵襲の程度が大きいようであれば，ベンチレーター使用の場合と同様に考えうる余地もある。なお慎重な検討を要する。

3　これに対して，患者に意思決定能力がない場合には，難解な「代行判断」の問題が生じる。これについては，コンロイ事件判決が呈示した3つのテストが参考になる。

　まず，主観的テストが充足されれば，能力ある患者の場合と同様に考えられる。事前もしくは直前の患者の意思表明は一定の拘束力を有し，現実のそれと同視しうるし，そういうアメリカの判例もある（See In re Eichner, 438 N. Y. S. 2 d 266（1981）；In re Gardner, 534 A. 2 d 947（1987））。ヴィティヒ事件も，事情こそ異なれ，この範疇で理解可能である。

　つぎに，制限的・客観的テストについては，慎重な検討を要する。コンロイ事件では，一般的な延命拒否の意思の方は認められたが，生存の利益と負担の衡量に関する情報が不十分だとして，このテストを充足しなかった。それ以前のバーバー事件をこのテストにあてはめると，充足しているように思われる。前者の場合は，完全に意識がないわけではなかった点で，後者と決定的に異なる。いずれにせよ，具体的な患者の意思表明がないだけに，きわめて極限状態にあるときに用いられることになるであろう。正当化の途は，きわめて狭い。

このことは，純客観的テストについてもあてはまる。患者を人体実験や臓器移植の目的だけで人工的に延命させる場合などを考えると，このテストにも意味があるが，それはもはや代行判断の枠を超えたものである。安易にこれを用いれば，濫用の危険は明らかである（ブロフィー事件参照）。

1) これらの問題に関しては，すでにいくつかの考察を試みたことがある。甲斐克則「人工延命措置の差控え・中断の問題について――アメリカの判例分析を契機として――（一）～（六・完）」海保大研究報告 30 巻 2 号 1 頁以下，31 巻 1 号 19 頁以下，2 号 37 頁以下，32 巻 1 号 19 頁以下，2 号 1 頁以下，33 巻 1 号 1 頁以下（1985〜1987）〔本書第 1 章〕，同「末期医療における患者の自己決定権と医師の刑事責任――西ドイツにおける新たな議論の展開を素材として――」刑法雑誌 29 巻 1 号（1988）131 頁以下〔甲斐克則『安楽死と刑法』（2003・成文堂）65 頁以下所収〕，同「自殺患者をめぐる刑法上の問題点――最近の西ドイツおよびアメリカの判例を素材として――」年報医事法学 4（1989）31 頁以下参照。
2) 詳細については，町野朔『患者の自己決定権と法』（1985・東京大学出版会）参照。
3) この議論については，甲斐・前出注(1)刑法雑誌 29 巻 1 号 131 頁以下〔甲斐・前出注(1)『安楽死と刑法』65 頁以下〕のほか，上田健二「臨死介助と自死への権利――西ドイツにおける最近の法政策的論議を中心として――」同誌 95 頁以下〔同著『生命の刑法学』（2002・ミネルヴァ書房）297 頁以下所収〕，松宮孝明「西ドイツの『臨死介助対案』とその基本思想」同誌 167 頁以下参照。
4) 本判決の詳細については，甲斐克則・海保大研究報告 32 巻 1 号（1986）63 頁以下等参照。
5) 詳細については，前出注(3)の各文献参照。
6) 本決定の詳細については，甲斐克則・海保大研究報告 34 巻 1 号（1988）67 頁以下参照。
7) 本判決の詳細については，甲斐・前出注(6) 86 頁以下参照。
8) Vgl. *Albin Eser*, in Schönke-Schröder StGB 22. Aufl. §§ 211 ff. Vorb. Rdnr. 32.
9) *Claus Roxin*, Die Sterbehilfe im Spannungsfeld von Suizidteilnahme, erlaubten Behandlungsabbruch und Tötung auf Verlangen, NStZ 1987, S. 350.
10) *Rolf Dietrich Herzberg*, Straffreie Beteiligung am Suizid und gerechtigte Tötung auf Verlangen, JZ 1988, S. 185 ff.
11) 詳細については，甲斐・前出注(1)海保大研究報告 32 巻 1 号 63 頁以下〔本書第 1 章 120 頁〕参照。

12) Cruzan, By Cruzan v. Harmon, 760 S. W. 2 d 408, 412-413, f. n. 4 (1988) に 54 件掲載されているほか, Tune v. Walter Reed Army Medical Hospital, 602 F. Supp. 1452 (1985) がある。
13) ごく最近のアメリカの判例，立法の動向については，丸山英二「アメリカにおける生命維持治療拒否権」自由と正義 40 巻 2 号 (1989) 56 頁以下参照。
14) *President's Commission for the Study of Ethical Problems in Medicine and Biomedical and Behavioral Research*, Deciding to Forego Life-Sustaining Treatment, (1983).
15) 詳細については，唄孝一「カリフォルニア自然死法の成立過程」都立大学法学会雑誌 22 巻 1 号 (1981) 232 頁以下〔同著『生命維持治療の法理と倫理』(1990・有斐閣) 440 頁以下所収〕，富田清美「アメリカにおけるいわゆる自然死法の動向」同誌 28 巻 2 号 293 頁以下 (1987)，宮野彬「米カリフォルニア州の自然死法について」ジュリスト 630 号 (1977) 65 頁以下参照。
16) 同条の定義によれば，「『末期状態』とは，生命維持処置の適用にもかかわらず，合理的な医学的判断の範囲では，死を招かざるを得ないような傷病によって引き起こされる不治の状態で，そして生命維持処置の適用は患者の死の瞬間を延期することだけに役立つ状態を意味する」(唄・前出注(15)223 頁より)。
17) 本判決，バーバー事件判決およびバートリング事件判決の詳細については，甲斐克則・アメリカ法〔1989-1〕(1989) 169 頁以下〔本書第 2 章 181 頁以下〕参照。
18) 本判決の詳細については，甲斐克則・海保大研究報告 35 巻 1 号 (1989) 85 頁以下参照。
19) 本判決の詳細については，甲斐克則・アメリカ法〔1989-2〕(1990) 431 頁以下〔本書第 2 章 192 頁以下〕参照。
20) See e. g. Rasmussen v. Fleming, 741 P. 2 d 674 (1987); In re Peter, 529 A. 2 d 419 (1987); In re Guardianship of Grant, 747 P. 2 d 445 (1987); In re Jobes, 529 A. 2 d 434(1987); Cruzan, By Cruzan v. Harmon, *supra*.
21) See *Society for the Right to Die*, Handbook of 1985 Living Will Laws, (1986). なお，前出注(15)参照。
22) 大谷實「ターミナル・ケア」唄孝一編『医療と人権』(1985・中央法規) 276 頁以下，同「末期医療と医師の刑事責任」警察研究 56 巻 7 号 (1985) 3 頁以下参照。
23) 甲斐・前出注(1)海保大研究報告 33 巻 1 号 3 頁以下〔本書第 1 章 100 頁以下〕，同・刑法雑誌 29 巻 1 号 164 頁〔甲斐・前出注(1)『安楽死と刑法』92 頁〕参照。
24) 甲斐・前出注(1)年報医事法学 4・35 頁以下参照。

# 第4章

# ドイツ法における「尊厳死」論

## 1 序

　ナチスによる「安楽死」に名を借りたユダヤ人等の大量虐殺（生存の価値なき生命の殺滅）という人類史上に永遠に残る苦い体験をしたドイツでは，第2次世界大戦後しばらく，この種の議論がタブー視されていたが，1970年代になると，もともと患者の自己決定権の主張が強かった土壌もあって，医療技術の進歩とともに生じてきた人工的延命治療の拒否（いわゆる「尊厳死」）をめぐる議論が，伝統的な安楽死，自殺・自殺関与等の諸問題と関連づけられながら活発化した[1]。そして，1970年代末から1980年代になると，ナチス問題を想起させる Euthanasie (安楽死) という用語を避け，Sterbehilfe (臨死介助) という用語が法学界でも医学界でも一般的に用いられるようになり[2]，上記の一連の諸問題がその概念の下で包括的に議論されるようになった。とりわけ1984年のヴィティヒ事件連邦通常裁判所(BGH)判決は，それまではどちらかといえば「理論の試食」的傾向のあった法学者に議論の実践性を自覚せしめ，その批判を契機に公表された学者グループの「臨死介助法対案」(1986年) は，議論に拍車をかけた[3]。1986年9月の第56回ドイツ法曹大会刑事法部会では，「自死への権利 (Recht auf den eigenen Tod) はあるか？」という題目の下に，白熱した議論が展開され，その前後には多くの関連論稿が公表された[4]。その後，1990年代に入ってやや鎮静化したものの，いぜんとして議論は続いている[5]。

では、議論の方向性は、具体的にどうなっているのであろうか。本章では、「尊厳死」の問題に限定して、これまで論じてきたことと必然的に重複する部分のあることを覚悟しつつ、ドイツの議論をその流れに即して分析・検討したいと思う。その際、2つの点に留意しておく必要がある。第1に、ドイツ刑法は、日本刑法と異なり、自殺関与罪の規定を有していない。第2に、ドイツでは、「臨死介助 (Sterbehilfe)」という概念枠の中で「尊厳死」（ドイツ語では menschenwürdiges Sterben ないし menschenwürdiger Tod）も議論されており、その中の「消極的臨死介助」ないし「治療中断」が、ここで取り上げる「尊厳死」に該当するものである。

## 2　ヴィティヒ事件判決の波紋と学説の対応

[1]　まず、議論醸成の契機となった1984年7月4日のヴィティヒ事件連邦通常裁判所 (BGH) 判決 (BGHSt 32, 367) を簡潔に見ておこう[6]。冠状動脈硬化症や股関節症等に罹患した患者(76歳)が夫の死後生き甲斐を失い、家庭医W医師らに何度も死にたい旨や延命拒否の意思を表明していたところ、W医師が約束日に往診に行くと、彼女が多量の薬物服用で意識を喪失して横たわっているのを発見したものの、状況からみて救助不可能であり、かりに救助できても重い後遺症を伴うであろうと考え、また、患者の従前の明確な延命拒否の意思と現に手中にある紙片に託された入院拒否の意思とを尊重して、応急措置もとらず、その場で彼女を死にゆくにまかせた、という事案である。連邦通常裁判所は、原審同様、嘱託殺人罪 (216条) についても救助不履行罪 (323条 c) についても、結論こそ無罪であったが、① 本件のように自殺企図患者が意識喪失後は行為支配が保障人に移行し、行為支配を有する保障人が意識喪失者を発見して必要かつ期待可能な救助措置をとらなければ原則として不作為による殺人罪が成立し、② ただ、事案の特殊事情からW医師が生命保護義務と自己決定権尊重との良心的葛藤に陥った点を考慮して免責される、という理論構成を採った。

本件は，自殺企図患者を死にゆくにまかせるという特異な事案だけに，典型的な「尊厳死」の事案とはいえないが，延命拒否にも関係する以上，「尊厳死」と密接に関連した事案といえよう。

2　しかし，上記のような理論構成に対しては，自己決定権を軽視しているという批判が相次いだ[7]。「通常の患者」と異なり，「自殺企図患者」には延命拒否権はないのか。当然にこういう疑問が出てくる。批判の代表的学者として，アルビン・エーザーは，次のように述べる[8]。第1に，本判決により患者の死ぬ意思が医師の決定の内部での単なる衡量要素にまで格下げされ，自己決定は「権利」の性格を失い，他の要素と並ぶひとつの要素でしかなくなる。しかも衡量は，本人自身でなく，医師による「固有の責任」で行われる。これは，患者の禁治産宣告でしかない。第2に，医師に大幅な裁量権を認めることは，心理学的には患者に不信感をつのらせ，法的には医師に最終的により重い責任が課されることになる。第3に，近親者は，愛する者の意思表明を尊重せずその運命を第三者に委ねるというジレンマに陥り，その結果，死を家族から病院へと遠ざけるインヒューマンな傾向が促進され，生に疲れた者は，家族を刑事訴追の危険にさらすまいとして完全な孤独に追い込まれるであろう，と。

このエーザーの批判は，問題の本質を衝いているだけに説得力があり，後の「臨死介助法対案」への起爆剤になったように思われる。また，弁護士オリバー・C・ブレンデルは，一方で，医師は，エホバの証人が（宗教的動機から）救命のための輸血拒否を望めば輸血を差し控えねばならず，他方で，食物栄養補給を拒否して死を早めることにもなる完全に答責的な自由死（自殺）の意思を有する者に対して，その患者が意識を喪失するや否や強制的に食物補給をしなければならなくなるが，何故に前者では自己決定権が医師の保障義務を排除し，後者では逆なのかは明らかでない，と批判する[9]。これも，連邦通常裁判所が判例上確固たる自己決定権を認めている以上（BGHSt 11, 111），当然に出てくる疑問である。この点に関し，ルドルフ・シュミットが，自殺企図患者とそれ以外の患者とを区別すること自体に疑問を呈示し，患者の意思

に反してまで延命措置を施さなければ医師が処罰されることの不合理性を説いているのは，理解できるところである[10]。

　他方，判決に好意的な見解もある。その代表は，本判決に関与した裁判官クラウス・クッツァーの見解である[11]。クッツァーによれば，第1に，本判決も医師による患者の自己決定権尊重義務を是認しているのであり，ただ，自殺者がすでに意識を喪失している場合には，その事前の意思に従うのではなく，侵襲をなすべきか否かを医師が自己の責任で決定すべきだと説いているにすぎない。第2に，何より「自殺意思の自由答責性」には根本的に疑念があり，これを採用することにより少なくとも年間10万人もいる自殺企図者を刑法の保護領域から去らせるのはインヒューマンであろう。第3に，むしろ自殺者各人の事情を考慮に入れたうえで期待可能性を入念に検討する方が，理論的で，固定した区別よりも適切な結論を可能にする。このクッツァーの見解は，おそらく当時の連邦通常裁判所の裁判官の考えを代表するものと思われるし，ロルフ・D・ヘルツベルクのように有力な学者も支持する[12]内容を有しているといえよう。

3　かくして，本判決は，事件の特異性と判決の射程範囲の不明確性も手伝って，学説および実務に大きな波紋を投じ，賛否両論に分かれる中，批判的グループによる法改正を主張する潮流が表れ，ますます議論が激しくなるのである。

## 3　「臨死介助法対案」とそれをめぐる議論
　　　　──「尊厳死」を中心に──

1　さて，ヴィティヒ事件判決に批判的なユルゲン・バウマン，クラウス・ロクシン，アルビン・エーザーら22名の学者（刑法学者，医学者）は，現行刑法典は医療行為の特殊性をまったく考慮していないとの基本認識に立って，1986年6月（ただし3月11日付）に4箇条を盛り込んだ「臨死介助法対案[13]」（以下「対案」という）を公表した。立法により明確な解決を図ろうとするのが「対

案」のねらいであり，その主眼は，患者の自己決定権に医師をも拘束させようとするものである[14]。その指導思想は，① 生の強制ではなく生命保護(患者の幸福，自己決定権，および生命の終焉にある患者の人間の尊厳の保護)，② 患者の意思と状況を法規制の基礎とすること，③ 臨死への介助 (Hilfe zum Sterben) よりも臨死における介助 (Hife im Sterben) を優先すること，④ 法を医師の裁量の展開の枠とすること(客観化可能な決定基準へと同時に拘束させるに際して医師のために実態に即した行為裁量であること)，⑤「価値」に応じたあらゆる差別を拒否して生命を保護する必要があること（疑わしきは生命の利益に (In dubio pro vita)），⑥ 救助義務を限定することによって自由答責的自殺を尊重すること，⑦ 嘱託殺人を原則として処罰すること，である[15]。

　この指導思想は基本的に妥当であり，「対案」公表直後の1986年9月の第56回ドイツ法曹大会刑事法部会でも，それに依拠した総論的項目は大方の承認を得た[16]。「尊厳死」との関係では，「単に死の自然な過程を引き延ばすにすぎない瀕死者の治療のための医学上の措置は，生命保護の命令ではなく，死の変造である。それゆえ，このような場合には，治療の中断は許容され，また通例命ぜられてもいる（いわゆる消極的臨死介助）」，という項目が，第1文は賛成79，反対2，保留2で，第2文は賛成71，反対9，保留7で採択されている[17]。

　ところが，法制化の問題になると見解が分かれ，「対案」の具体的内容は，それぞれ否決された。むしろ，「現行法の解釈の下でのみ，それらの問題をさらに解明すること。それゆえ，特別の法律上の規定は少なくとも当面は見合わせること」という決議が，賛成50，反対36，保留8で採択されたのである[18]。

　[2]　それでは，「対案」は，具体的にどのようなところに問題があったのであろうか。「尊厳死」に関する214条を中心に検討してみよう。

　対案214条は，消極的臨死介助を規定し，「生命維持措置の中断もしくは差控え」という項目の下に，第1項で「生命維持措置を中断もしくは差し控える者は，次の場合，違法に行為するものではない」として，4つの場合を挙げている。「① 患者が明示的かつ真摯にこれを要求した場合，② 医師の所見に

よれば，患者がその意識を回復不能なほど喪失したか，もしくは重度障害新生児で意識を持ちえないであろう場合，③その他の場合で，医師の所見によれば，患者が治療の開始もしくは継続について永続的に意思表示できず，また，回復の見込みのない苦痛状態の継続および経過，特に目前に迫った死期を考慮すると，このような治療を拒否するであろうことが信頼できる根拠に基づいて認められる場合，④死期が目前に迫っている場合に，患者の苦痛状態と治療行為の見込みのなさからして，医師の所見によれば，生命維持措置の開始もしくは継続がもはや適切でないとされる場合」。なお，第2項では，「第1項は，患者の状態が自殺企図に基づく場合にも適用される」，と規定している。

　さて，この規定（もちろん他の規定も）について，エーザーやハンス・L・シュライバーのように，「対案」作成作業に関与した学者らは，当然これを支持をするが[19]，「対案」が否決されたように，他の学者からは批判もかなり出された。この批判は，大きく2つに分かれる。第1は，ヴィティヒ判決には「対案」グループ同様批判的だが，別の立法提案をする批判グループであり，第2は，現行法の枠内で対処しようとする批判グループである。

　第1の批判グループのうち，ルドルフ・シュミットは，214条の表題および第2項の規定に賛同しつつ，第1項第2号の中に重度障害新生児の規定が設けられている点については，正当にも，立法段階に至っていないと批判し，また，同条に意識喪失者に対する規定が設けられている点についても，これらの問題事例については今日まだ立法者に提案できる状態にない，と批判し，結局，自殺不防止，専断的治療行為，救助不履行罪の追加修正条項と並んで，216条第3項に，「被害者の真摯な意思に従って医学的治療を差し控えるかあるいは中断する者は，処罰されない。これは，治療の開始あるいは継続により，被害者の生命が延引される場合にもあてはまる」，という立法提案をする[20]。しかし，これは，実質的には「対案」214条第1項第1号と同じものと解される。シュミット案はすべて，患者の現実の明示的意思表示に限定した構造になっているのが特徴である。

3 「臨死介助法対案」とそれをめぐる議論 219

　これに対して，ヘルベルト・トレンドレは，第56回ドイツ法曹大会での報告以来，一貫して治療行為非傷害説に立脚し，生命と健康の保護にのみ役立つ医療行為が傷害罪ないし殺人罪の構成要件に該当するとされる点(「対案」の立場)に疑問を呈示し，治療が全体的に医学的に指示され，レーゲ・アルツィスおよび患者の承諾もしくは推定的承諾に合致していたかに重点を置き，苦痛緩和も治療目的に含まれるとの立場から，レーゲ・アルツィスに則った治療行為を傷害罪および殺人罪の構成要件該当性から除外し，自己決定権保護のために専断的治療行為という犯罪類型を設けて処罰すれば足りる，と説く[21]。この「治療行為モデル」によれば，間接的臨死介助や消極的臨死介助すら最初から刑法の外に置かれることになる。しかし，これを突き詰めると，瀕死の末期患者の生命を殺人罪の規範の外に置くことになりかねず，末期患者に著しい不安と危険性をもたらす懸念があり[22]，さらにエーザーが指摘するように，そもそも治療の不開始が構成要件阻却のためにいかにして「治療行為」と解されうるのか，という理論的疑念もあり，妥当でない[23]。

　また他方，第2の批判グループ，すなわち，法改正そのものに反対し，現行法の枠内で対処しようとする通説の見解も，一様ではない。ここでは，代表的なものとして，ハロー・オットーとハンス・J・ヒルシュの見解を挙げておこう。オットーは，3つの理由から立法化に反対する[24]。第1に，対案規定は医師に限定されておらず，患者が家庭で看護を受ける場合には，他の者にも同様の問題状況が生じうる。第2に，立法で不処罰を宣伝することにより，心理的に患者に対して，「法律をよく守るようふるまう」ように，また治療の放棄もしくは中断を請うようにというプレッシャーがかかるのではないか。第3に，消極的臨死介助の法制化は，積極的臨死介助をめぐる議論に波及する懸念がある。これに対して，ヒルシュは，第1に，現行法は合法的な臨死介助と単なる免責的な臨死介助の諸可能性をすでに有しており，第2に，自殺関与が不可罰という点でも他の法秩序より広い自由領域を提供しており，第3に，まさしく限界問題となるものを法律条項によって規定するにはあまりに多層的で微妙である，として法改正に反対する[25]。クッツァーが，「生命

保護」と「自死に向けられた意思の尊重」という対立する法的価値の間の一般的に適切な調整を立法者の行為に委ねることはできないとし，規定の新設はかえって事案に応じた柔軟な判断の妨げになると説いているのも，同義であろう[26]。

[3] このようにみてくると，現時点では立法化慎重論に，より説得力があるように思われる。第1項第1号はともかく，第2号から第4号において「医師の所見」を重視する規定があり，医師の裁量を広く認めすぎると思われる。患者に意思決定能力がない場合を想定しているので医学的判断を要する部分もあるが，第4号を見ると，医師が特定の患者について生命の価値判断を下す危険がないとはいえず，第2号にしても，意識の回復の有無だけで生命維持措置の中断ないし差控えを正当化するのは「対案」の指導思想（自己決定権の尊重）を没却するもので問題がある。「対案」理由書も，この点，いわば強引に推定的承諾の法理を持ち出して説明しており，説得力に欠ける[27]。むしろ推定的承諾の法理の安易な適用には警戒すべき側面がある。第3号にしても，治療拒否を推定する「信頼できる根拠」の内容は定かでない。また，第2号第2文に重度障害新生児の規定を設けているのは，ますます不可解としか思われない[28]。親権者すら登場の余地がない。ここには，「死なせる権利」ないし「一方的治療中断」への途が見え隠れする[29]。第2項は，ヴィティヒ事件のようなケースを想定していると思われ，その趣旨は理解できるが，一般的な形で自殺意思がそのまま延命拒否の意思となるかは疑問である。

かくして，「対案」は，特に意思決定無能力者に関する立法内容になお多くの問題点を残すこととなったのである。

## 4 「対案」後の「尊厳死」論

[1] しかし，自己決定権尊重を基調とした「対案」論議の影響は，判例にも表れた。まず，1987年7月31日のハッケタール事件ミュンヘン上級地裁決定（NJW 1987, 2940）[30]は，顔面に癌のできた女性(69歳)が病気を苦に死を決意し，

医師 H 教授に介助を依頼したところ，H 教授がその要求に応じて青酸カリを調達し，他の医師を介して患者にそれを渡し，患者が自らこれを飲んで死亡した事案につき，① 自由答責的に行為する理解能力ある自殺者の意思表明は，通常の患者の場合と同様強制治療を妨げ，保障人的地位を脱落せしめる，② 患者の自己決定権は死への自己決定権をも含み，自由答責的な患者の決定が医師の目からみて理性的であるか否かは，患者の決定の有効・無効の基準にならない，と述べ，H 教授の行為は嘱託殺人にあたらず，自殺幇助として無罪である，と判示した。このような積極的臨死介助に近い事案についても患者の自己決定権を認めたところに，「対案」の影響がある。

　もっとも，患者が直接医師に殺害を要求する典型的な「積極的臨死介助」の事案では事情が異なり，1987年12月2日のダニエラ事件カールスルーエ行政裁判所判決 (NJW 1988, 1536) は，自動車事故で横断麻痺となった（末期でない）女性 (23歳) からの臨死介助の依頼を受けた（ハッケタール事件の）H 教授の「積極的臨死介助」の請求権を，生命保護，人間の尊厳の観点から否定した[31]。これによって自己決定権行使の限界が一応明らかにされたといえる。

②　「尊厳死」の事案にも，「対案」論議の影響は出ている。時期的に前後するが，1986年12月3日のラーフェンスブルク地裁判決 (NStZ 1987, 229；MedR 1987, 196)[32]をここで挙げておかなければならない。事案は，不治で末期のせき髄の病に罹患した女性 (57歳) が意識を喪失し，瀕死状態に陥ったものの，蘇生措置により一時的に意識を回復した際，耐え難い苦痛を感じ，電気製の特別筆記具で「早く死にたい」旨を記し（以前にも末期病状での人工呼吸の拒否を表明していた），その要求を受けた夫（2年間妻の看護をしていた）が担当医不在の間に（医師でもある息子の同意を得て）人工呼吸器を取り外し，1時間後に患者が死亡したというものである。夫は嘱託殺人罪で起訴されたが，ラーフェンスブルク地裁は，伝統的な連邦通常裁判所の判例 (BGHSt. 11, 111) に依拠して，「判断能力を有する患者が医師による治療を望むか否かを自ら決定しうることは，もはや何ら疑いない」とし，医師でない者が治療に介入した点に懸念を示しつつも，「権利行使としての治療中断の要求に従ったのが医師であれ看護婦で

あれ近親者であれ，それは決定的役割を演じない」との立場から，判断能力ある患者の自己決定権と「人間の尊厳」をこそ重視すべきだとして（ただし，構成要件の問題は留保），次のように述べて無罪判決を下した。

「自己の力ではもはやそれ以上生きることができず，技術的装置の助けを借りたその『延命』が疑いなく死の過程の引き延ばしを意味するにすぎない不可避的に瀕死の者は，このような措置が中止ないし中断されることを要求できる。この要求に従う者は誰でも，不作為によると作為によると関係なく，（嘱託）殺人をしているのではなく，臨死における介助（Beistand im Sterben）をしているのである」。

なお，その際，夫が2年来妻の看病をしており，この「治療関係」は夫人と病院との治療関係よりもはるかに緊密であった点，さらに息子の医師も実質上の「主治医」として人工呼吸器停止の瞬間に立ち会っていた点を考慮し，「任意の第三者が呼吸器を停止させたのではなく，夫であり看護者としての性質を有する最近親者が，装置を作動させた主治医の監視および同意の下で呼吸器を停止させた」，と述べている点に注意する必要がある。

本判決は，エーザーらの見解[33]に依拠しているが，ロクシンもいち早く本判決に好意的論評を加え，「作為による不作為」の法理を堅持しつつ，本件行為は嘱託殺人罪の構成要件にすら該当せず，「法的には，患者の意思に基づいた，したがって結果回避義務を解除する，さらなる死の引き延ばしの懈怠」であると述べている[34]。これに対して，ヘルツベルクは，第三者による一方的治療中断と生命維持努力をしている者の治療中断とを区別しつつ，本件は「作為による不作為」にはあたらず，作為による嘱託殺人罪の構成要件該当性を前提として，緊急避難（刑法34条）による正当化（生命維持利益に対する苦痛除去利益の優位）を主張する[35]。さらに，トレンドレは，前述の「治療行為モデル」論に立脚して，ヘルツベルクのように34条を適用すると，そこに表明されている価値の序列が，望まれた結論に至るために破壊され，「生命救助の阻止」を苦痛に満ちた生命の維持よりも「はるかに優越する」価値とみることになると批判し，無罪の根拠として，死因はむしろ患者の指示にあるとし，夫に

対して要請され，彼によりなされた行為は「殺人」あるいは「死の惹起」ではなく，不自然で苦痛に満ちた（法的に許されない）「死の引き延ばしの終結」であった，と論じている[36]。

ここにも「対案」論議における見解の相違の一端が看取されるが，トレンドレの見解は一種の死因転換論であり，これを採れば，間接的臨死介助のみならず積極的臨死介助すらも行為者の行為が死因でないという帰結になる懸念があり，妥当と思われない。私見によれば，本件行為者は，少なくとも担当医の許可なく（医師である息子の援助があったとはいえ）独自の判断で人工呼吸器を遮断したのであるから，看病者の行為とはいえ新たな因果系列を設定する作為と解され，患者の意思が明確であったとはいえ自己決定権だけでは正当化困難であり，近親者が関与する事案の特性からして，せいぜい期待可能性を基軸とした責任阻却が認められるにすぎないものと解される[37]。

[3] その他の関連事案を2つ挙げておこう。ひとつは，2年来意識を喪失した遷延性植物状態の患者の近親者が医師の治療中断について後見裁判所の合意ならびにさらなる治療差控えの命令を要求した件に関する，1987年8月11日のベルリン・ノイケルン簡易裁判所決定（NJW 1987 2933）[38]である。同決定は，患者の病状改善の可能性もあり，苦痛も確認できないとし，その現状では治療中断は人間の尊厳（基本法1条）に反するがゆえに中断に向けた患者の推定的意思も考慮されない，として請求を却下した。近親者は上訴したが，第2審開始前に患者は死亡した[39]。本決定は，ハンス・G・コッホが指摘しているように，本人の生存中に消極的臨死介助の問題を扱った唯一の判例という点で重要であり，生存の保障，生命保護という観念に支えられている[40]。結論的には本人の意思が確認されていないので，本決定は正当なものと評しうる。

もうひとつは，裁判に至らなかったものの，近親者と医師との葛藤が見られた事案である（Staatanwaltschaft Maiz, Einstellungsverfügung vom 6. 11. 1985-2 Js 6320/85 Und Generalstaatsanwaltschaft Koblenz, Beschwerdeentscheidung vom 6. 9. 1985-Zs 521/85）[41]。患者は，1985年2月15日に卒中発作で意識を喪失し，人工呼吸を余儀なくされていたところ，妻（看護婦資格有り）が大学の医療実習

の担当医ら(とりわけB医師)を説得して人工呼吸器を取り外させようとし，それによって夫に「自然な，尊厳を失わない死」を迎えさせようとした。しかし，医師らはこの要求に従わず，同年3月8日18時頃になり，脳波がもはや測定できなくなってはじめて人工呼吸器を取り外した。双方の告発があり，担当医らに対しては，人工呼吸器を取り外すべきなのに治療を続行した点について傷害罪(刑法223条)の嫌疑で，妻に対しては，故殺教唆未遂(刑法30条1項，212条)の嫌疑でそれぞれ検察の捜査手続が開始された。しかし，次の理由で双方の捜査手続は打ち切られた。

　まず，妻について。①30条の解釈として，構成要件を充足しない行為をとるよう他人に依頼をしても，教唆未遂は成立しない。②多数説によれば，第三者による取外しは作為だが，担当医による取外しは不作為と解されており，治療継続義務は例外状況では脱落する。③基本法1条から，何人も自然死および尊厳死の権利を有することが導かれるがゆえに，人間の尊厳を侵害する態度を刑法は命令しえない。④治療が人間を医学的可能性の客体にまで貶めるときにはもはや保障義務は存在しない。

　つぎに，医師について。①人工呼吸器の遮断はもはや患者の健康の配慮措置とはみなされないが，人工呼吸器を打ち切らないことは，そこに身体の虐待も健康の損傷もないがゆえに刑法223条(傷害罪)の構成要件を充足しない。②患者の状態は，人工呼吸の維持によって不利益に変更されることはなく，逆に，この方法で場合によっては彼の生命が短期間なりとも延引された。

　このように，検察官も，ヴィティヒ事件判決以後の議論の影響を受けていることがわかる。しかし，コッホが，医師と近親者とは患者の状況を「人間の尊厳」をもった現存在という視点の下で対立した形で評価することがまれではない，と指摘しているように[42]，患者の意思が不明確な場合に，安易に「人間の尊厳」を持ち出して解決を図ることは，問題が多い。

　4　かくして，近年の学説は，「尊厳死」の問題で最も難問である，現実の意思表示ができない患者の場合に，その推定的意思をどのように判断するか，という点に関心を向けつつある。最後に，その動向を簡潔に見ておこう。周

知のようにアメリカでは「リビング・ウィル」を法制化すると同時に，それ以外の場合でも患者の意思を推定せしめる「明白かつ説得力ある証拠」を要求して問題解決を図ろうとしているが[43]，ドイツでもその影響が出てきた。

もちろん，ドイツでも，すでに1978年にケルンの裁判官ウーレンブルックがアメリカの影響を受けて書式まで呈示して「患者の遺言（Patiententestament）」を制度として導入すべきことを主張していたし[44]，1981年にはドイツ人道死協会（Deutsche Gesellschaft für Humanes Sterben＝DGHS）も「患者の指示書（Patientenverfügung）」のモデル案を呈示していたし，同年に，ハンブルク医師会も「患者の遺言」モデルを呈示していた[45]。しかし，その後の議論をみると，「対案」でも「患者の遺言」は患者の意思を推定させるひとつの徴憑としか考えておらず[46]，第56回ドイツ法曹大会でも，これに好意的なグンター・アルトが事前に，意思能力のない患者の場合の推定的意思の基礎になりうるのは患者の遺言であり，推定的意思は意思能力ある患者の場合と同様，医師の保障人的地位を限定しうるので，患者の遺言の拘束力の解明は，今回のドイツ法曹大会に期待される最も重要なテーマのひとつである，と期待していた[47]にもかかわらず，期待はずれに終わった。「いわゆる患者の遺言（患者の指示書）の意義は，批判的な検討を必要とする」という決議が賛成62，反対2（保留2）で，また，「いわゆる患者代弁者（Patientensanwälte）の導入は，ドイツ法の下では，患者の状態のいかなる改善も約束しない。それは，患者の幸福に向けられた医師の態度への不信を永続的に真に除去することに適しているとも思われない」という決議が，賛成52，反対4（保留4）でそれぞれ採択されているのである[48]。このように「患者の遺言」等に消極的な理由は，事前の意思が流動的で撤回可能であるがゆえに拘束力がない点に求められている[49]。

しかし，事前の意思表明をいっさい考慮しないのも現実的でないし，まさに「対案」が提唱していたように，「信頼できる証拠」があれば，現実の意思表示と同様の拘束力を認めてよいのではないか。この方向を追求する見解がドイツでも出つつある[50]。詳細は別途考察予定であるが，ここではザビーネ・

リックマンとハンス・G・コッホの見解を取り上げておこう。

　リックマンは，基本法上保障された患者の自己決定の表出として，遺言書作成者の意思も刑法上尊重され，保護されるとして，担当医が遺言書作成者の指示に違反すれば救助不履行罪（刑法323条c）および傷害罪（刑法223条）で処罰されうる，とまで説く[51]。もちろん，リックマンも，事前に形式化された書式の内在的欠点を認識しており，それゆえに独自の文書の定式化を目指すのである[52]。これに対して，コッホは，ドイツ民法典（BGB）の無能力者制度および成年後見制度の改正に着眼して議論を展開する。BGBの新規定では，1896条以下に「世話（Betreuung）」制度が導入され[53]，成年者が心神疾患または身体的，精神的もしくは心的障害に基づいて自己の事務の全部または一部を処理できないときには，具体的に必要な範囲に限って後見裁判所により世話人（Betreuer）が選任される（1896条第1項第1文）[54]。コッホは，これらの規定は患者の指示および代行決定者の指名の暗黙の承認として理解されるとして，末期患者に意思決定能力がない場合，これを手懸りとして，延命拒否に関する患者の指示が具体的に適切な時間間隔でなされていれば，それは自己決定権の明示としてそれに従うべきだ，と説く[55]。もちろん，このような「患者の指示書（Patientenverfügung）」を患者が利用しない場合もあろうが，医師は（義務こそないものの）その作成可能性を情報提供する努力をなすべきであり，利用がない場合は「患者の推定的意思」という法学上の基準によって決定すべきである，とも説く[56]。

　このように，注目すべき新たな方向も出始めており，特に世話制度は，今後の「尊厳死」の問題に影響を与えずにはおかないであろう[57]。

## 5　結　語

　以上，ドイツ法における「尊厳死」論を分析してきたが，事前の意思表明のない，あるいは意思決定できない患者の場合をどうするかという問題は，「代行判断」を含め，まだ未解決の部分が多い。また，「ナチス問題」をいか

に克服してこの問題に対応するかという苦悩も，ドイツの議論の中から看取される。その中で真摯な議論を繰り返すドイツ法から学ぶべき点は，まだ多いし，今後の議論の動向を注視する必要があるといえよう。

1) この時期の代表的な文献として，*Albin Eser* (Hrsg.), Suizid und Euthanasie als human- und sozialwissenschaftliches Problem, 1976 を挙げておく。
2) Vgl. *Hans-G. Koch*, Landesbericht Bundesrepublik Deutschland, in: Eser/Koch, Materialien zur Sterbehilfe, 1991, S. 32. ちなみに，Sterbehilfe という用語は古くからあった。Vgl. z. B. *Alexander Elster*, Euthanasie (Sterbehilfe), ZStW 36, 1915, S. 95 ff. なお，ドイツ連邦医師会も，1979 年に出した指針のタイトルに Sterbehilfe を用いている（Richtlinien der Bundesärztekammer für die Sterbehilfe (1979))。邦訳として，上田健二＝浅田和茂編訳・アルビン・エーザー『先端医療と刑法』(1990・成文堂) 332 頁以下〔松宮孝明訳〕参照。
3) 以上の点については，甲斐克則「末期医療における患者の自己決定と医師の刑事責任」刑法雑誌 29 巻 1 号 (1988) 131 頁以下〔甲斐克則『安楽死と刑法』(2003・成文堂) 65 頁以下〕参照。
4) 「自死への権利」をめぐる議論については，上田健二「臨死介助と自死への権利」刑法雑誌 29 巻 1 号 (1988) 95 頁以下〔同著『生命の刑法学』(2002・ミネルヴァ書房) 297 頁以下〕参照。また，当時の重要文献については，同編「臨死介助と自死への権利（一）～（八）」警察研究 59 巻 3 号～12 号 (1988) に的確な連載紹介がある。さらに，第 56 回ドイツ法曹大会の鑑定書（オットーによる）および記録として，vgl. Verhandlungen des 56. Deutschen Juristentages Berlin 1986, Bd. Ⅰ, Ⅱ (以下 DJT-Verhandlungen と略記)．
5) ドイツにおける最新の議論状況を伝えるものとして，1994 年 11 月 3 日―5 日にスペインのマラガで開催された「安楽死国際会議 (International Seminar on Legal Aspects of Euthanasia) において報告された *Hans-G. Koch*, Aid in Dying as Legal Problem: Report from Federal Republic of Germany がある。この文献は，ドイツのフライブルク大学に留学中の本間一也教授（新潟大学）がコッホ博士の了承を得て後出注(39)の文献（内容的に重複する部分有り）とともに送っていただいたものである。両氏にこの場を借りて謝意を表したい。なお，*Koch*, a.a.O. (Anm. 2), S. 33 ff. でも 1990 年頃までの議論を眺望できる。
6) 本判決の詳細については，甲斐克則・年報医事法学 1 (1986) 215 頁以下，同・海保大研究報告 32 巻 1 号 (1986) 63 頁以下，エーザー・前出注(2)『先端医療と刑法』347 頁以下〔甲斐克則要約〕参照。

7) Vgl. *Albin Eser*, Sterbewille und ärztliche Verantwortung, MedR 1985, S. 6 ff.；*Christoph Sowada*, Strafbares Unterlassen des behandelnden Arztes, der seinen Patient nach einem Selbstmordversuch bewustlos auffindet?, Jura 1985, S. 5 ff.；*Oliver C. Brändel*, Über das Recht, den Zeitpunkt des eigenen Todes selbst zu bestimmen, ZRP 1985, S. 85 ff.；*Michael Schultz*, Aufhebung von Garantenstellung und Beteiligung durch Unterlassen, JuS 1985, S. 270 ff.；*Rudolf Schmitt*, Der Arzt und sein lebensmüder Patient, JZ 1984. S. 866 ff.；*ders.*, Ärztliche Entscheidungen zwischen Leben und Tod in strafrechtlicher Sicht, JZ 1985, S. 365 ff.；*Walter Gropp*, Suizidbeteiligung und Sterbehilfe in der Rechtsprechung, NStZ 1985, S. 97 ff.
8) *Eser*, MedR 1985（a.a.O. Anm. 7), S. 13 u. S. 16 f.（エーザー・前出注(2)『先端医療と刑法』79頁以下〔甲斐克則訳〕参照）。
9) *Brändel*, ZRP 1985（a.a.O. Anm. 7), S. 86.
10) *Schmitt*, JZ 1985（a.a.O. Anm. 7), S. 365.
11) *Kraus Kutzer*, Strafrechtliche Überlegungen zum Selbstbestimmungsrecht des Patienten und zur Zulässigkeit der Sterbehilfe, MDR 1985, S. 710 ff. u. S. 714.
12) *Rolf D. Herzberg*, Zum strafrechtlichen Schutz des Selbstmordgefährdeten, JZ 1986, S. 1021 ff., bes. S. 1024 ff.
13) *Jürgen Baumann* u. a., Alternativentwurf eines Gesetzes über Sterbehilfe. 1986.（以下 AE-Sterbehilfe と略記）。邦訳として，エーザー・前出注(2)『先端医療と刑法』335頁以下〔松宮孝明訳〕参照。
14) AE-Sterbehilfe, S. 2 f.
15) AE-Sterbehilfe, S. 8. 以上の点につき，甲斐・前出注(3) 140-141頁〔同・前出注(3)『安楽死と刑法』73-74頁〕参照。「対案」全体については，松宮孝明「西ドイツの『臨死介助対案』とその基本思想」刑法雑誌29巻1号（1988）167頁以下参照。
16) 大会決議については，vgl. DJT-Verhandlungen, Bd. II (Sitzungsberichte), M. 191 ff. 邦訳として，エーザー・前出注(2)『先端医療と刑法』339頁以下〔松宮孝明訳〕参照。Vgl, auch NJW 1986, S. 3073.
17) Vgl. DJT-Verhandlungen, Bd. II (Sitzungsberichte), M. 192.
18) Vgl. DJT-Verhandlungen, Bd, II (Sitzungsberichte), M. 193. なお，ドイツ人道死協会（DGHS）も大会に独自の案を出していた (a.a.O., M. 55 f.)。
19) Vgl. *Albin Eser*, Freiheit zum Sterben-Kein Recht auf Tötung, JZ 1986, S. 786 ff, bes. S. 792 f.（邦訳としてエーザー・前出注(2)『先端医療と刑法』119頁以下〔松宮訳〕参照）；*Hans-L. Schreiber* Das Recht auf den eigenen Tod—zur gesetzlichen Neuregelung der Sterbehilfe, NStZ 1986,

S. 337 ff., bes. S. 344 ff.; ferner *Heinz Schöch*, Menschenwürdiges Sterben und Strafrecht, ZRP 1986. S. 236 ff.
20) *Rudolf Schmitt*, Das Recht auf den eigenen Tod, MDR 1986, S. 617 ff., bes. S. 621.
21) *Herbert Tröndle*, in : DJT-Verhandlungen, Bd. 11 (Sitzungsberichte), M. 29 ff., bes. M. 34 ff.; *ders*., Warum ist die Sterbehilfe ein rechtliches Problem?, ZStW 99, 1987 S. 25 ff., bes. S. 34 ff. 詳細については，甲斐・前出注(3) 143 頁以下〔同・前出注(3)『安楽死と刑法』74 頁以下〕参照。
22) この点について，甲斐・前出注(3) 147 頁〔同・前出注(3)『安楽死と刑法』79 頁〕参照。
23) *Eser*, JZ 1986 (a.a.O. Anm. 19), S. 794. トレンドレの考えは，大会決議でも賛成 35, 反対 48, 保留 12 で否決されている。Vgl. DJT-Verhandlungen, Bd. II (Sitzungsberichte), M. 192.
24) *Harro Otto*, Recht auf den eigenen Tod?, DJT-Verhandlungen, Bd. I (Gutachten), D. 91.
25) *Hans J. Hirsch*, Behandlungsabbruch und Sterbehilfe, in Festschrift für Karl Lackner, 1987, S. 619.
26) *Kutzer*, MDR 1985 (a.a.O. Anm. 11), S. 715 f.
27) Vgl. AE-Sterbehilfe, SS. 14-19.
28) この問題については，エーザー・前出注(2)『先端医療と刑法』295 頁以下〔上田健二訳〕，上田健二「いわゆる『早期安楽死』問題と刑法」犯罪と刑罰 9 号 (1993) 59 頁以下〔同・前出注(4)『生命の刑法学』153 頁以下〕，保条成宏「障害新生児の生命維持治療をめぐる刑法的問題（一）〜（六）」名大法政論集 140 号（1992）151 頁以下の連載参照。
29) この問題の詳細について，上田健二「末期医療と医師の生命維持義務の限界（一）〜（四・完）」同志社法学 207 号 (1989) 1 頁以下の連載〔同・前出注(4)『生命の刑法学』171 頁以下〕および甲斐克則「人工延命措置の差控え・中断の問題について（五）（六・完）」海保大研究報告 32 巻 2 号 (1987) 1 頁以下，33 巻 1 号 1 頁以下〔本書 71 頁以下〕参照。
30) 詳細については，甲斐・前出注(3) 156 頁以下，同・海保大研究報告 34 巻 1 号 (1988) 67 頁以下，エーザー・前出注(2)『先端医療と刑法』352 頁以下〔甲斐要約〕参照。
31) 詳細については，甲斐克則「末期医療と延命拒否」ジュリスト 945 号(1989) 45-46 頁〔本書 202 頁〕参照。
32) 詳細については，岩間康夫・愛媛法学会雑誌 17 巻 4 号 (1991) 59 頁以下の紹介参照。
33) Vgl. *Albin Eser*, in Schönke-Schröder StGB 22. Aufl. SS 211 f. Vorb. Rdnr. 32, S 216 Rdnr. 10.

34) *Claus Roxin*, Die Sterbehilfe im Spannungsfeld von Suizidteilnahme, erlaubten Behandlungsabbruch und Tötung auf Verlangen, NStZ 1987, S. 350.
35) *Rolf D. Herzberg*, Straffreie Beteiligung am Suizid und gerechtigte Tötung auf Verlangen, JZ 1988, S. 185 ff.
36) *Herbert Tröndle*, Strafrechtlicher Lebensschutz und Selbstbestimmungsrecht des Patienten—Betrachtungen zum „Ravensburg Fall", in Festschrift für Göppinger, 1990, S. 595 ff., bes. S. 603 ff. なお，岩間・前出注(32)65頁以下参照。
37) 甲斐・前出注(31)46頁〔本書203頁〕参照。
38) Vgl. auch *Koch*, Landesbericht (a.a.O. Anm. 2) S. 126 ff.
39) Vgl. *Hans-G. Koch*, Rechtsfragen der Entscheidung in Sterbehilfe-Fällen. "Patiententestament" und "Patientenanwalt" im deutschen Recht, in K. Hinrichsen u. a. (Hrsg.) ; Patientenverfügung und stellvertretende Entscheidung in rechtlicher, medizinischer und ethischer Sicht, Heft 93, 1994, S. 24.
40) *Koch*, a.a.O. (Anm 39), S. 24 f.
41) Vgl. *Koch*, Landesbericht (a.a.O. Anm. 2), S. 128 ff.
42) *Koch*, a.a.O. (Anm. 39), S. 25. なお，Koch, a.a.O. (Anm. 5)によれば，ごく最近，人工栄養補給の打切りに関する連邦通常裁判所判決が出たようであるが，資料を入手次第紹介・検討したい〔本書第5章参照〕。
43) このアメリカの議論については，甲斐・前出注(31)46頁以下〔本書204頁以下〕および同「リビング・ウィル」法学教室124号(1991) 6-7頁参照。
44) *Wilhelm Uhlenbruck*, Der Patientenbrief—die privatautonome Gestaltung des Rechtes auf einen menschenwürdigen Tod, NJW 1987, S. 566 ff., bes. S. 569 f. ; vgl. auch *ders.*, Zur Rechtsverbindlichkeit des Patiententestaments, MedR 1983, S. 16 ff. ドイツにおける「患者の遺言」の展開については，vgl. *Sabine Rickmann*, Zur Wirksamkeit von Patiententestamenten im Bereich des Strafrechts, 1987, S. 12 ff.
45) Vgl. *Rickmann*, a.a.O. (Anm. 44), Anhang I, II (1, 2). ; *Koch*, Landesbericht (a.a.O. Anm. 2), S. 170 ff.
46) Vgl. AE-Sterbehilfe, S. 18.
47) *Gunther Arzt*, Recht auf den eigenen Tod ?, JR 1986, S. 311.
48) Vgl. DJT-Verhandlungen, Bd. II (Sitzungsberichte), M. 193.
49) Vgl. *H.-D. Hiersche*, in DJT-Verhandlungen, Bd. II (Sitzungsberichte), M. 10 ff. ; *Tröndle*, DJT-Verhandlungen, Bd. II (Sitzungsberichte), M. 52. ; *Wolfgang Spann*, Das „Patiententestament", MedR 1983, S. 14.
50) Vgl. *Wilhelm Uhlenbruck*, Vorab-Einwilligung und Stellvertretung

bei der Einwilligung in einen Heileingriff, MedR 1992, S. 134 ff.；*Rickmann*, a.a.O. (Anm. 44), S. 207 ff.；*Lutz Schöllhammer*, Die Rechtsverbindlichkeit des Patiententestaments, 1993, S. 29 ff. (zit. nach *Koch*, a.a.O. (Anm. 39), S. 31), ;*Koch*, a.a.O. (Anm. 39), S. 33 ff. usw.
51) *Rickmann*, a.a.O. (Anm. 44), S. 208.
52) *Rickmann*, a.a.O. (Anm. 44), S. 210 f.
53) この点の詳細については，神谷遊「ドイツにおける無能力者制度および成年後見制度の新展開」ジュリスト967号（1990）82頁以下参照。
54) 神谷・前出注(53)84頁参照。
55) *Koch*, a.a.O. (Anm. 39), S. 33 f.
56) *Koch*, a.a.O. (Anm. 39), S. 34 f. なお，コッホは，「患者代弁者制度 (Patientenanwalt)」については消極的なように思われる。
57) BGBの新制度に着目して議論を展開するものとして，その他に，*Bernd-R. Kern*, Die Bedeutung des Betreuungsgesetzes für das Arztrecht, MedR 1991, S. 66 ff.；*ders.*, Arzt und Betreuungsrecht, MedR 1993, S. 245 ff.；*Uhlenbruck*, MedR 1992 (a.a.O. Anm. 50), 134 ff.；*Kraus Kutzer*, Strafrechtliche Grenzen der Sterbehilfe, NStZ 1994, S. 110 ff. がある。

# 第5章

## 続・ドイツ法における「尊厳死」論
――ケンプテン事件判決の検討――

## 1 序

　ドイツにおける「尊厳死」ないし「臨死介助」をめぐる議論および判例については，これまでも詳細に論究したことがあるが[1]，最近，連邦通常裁判所(BGH)第1刑事部が人工栄養補給中止に関する刑事事件で興味深い判決を下した。いわゆるケンプテン事件判決（*BGH,* Urt. v. 13.9. 1994-1 Str 357/94 (LG Kempten), *BGHSt.* 40, 257 (1994)；NJW 1995, 204；MedR 1995, 72）が，それである。本件は，これまでのドイツの判例に登場した事案と異なり，あるいはアメリカの大半の事案やイギリスの事案とも異なり，人工栄養補給を意思決定無能力者から打ち切ってよいか，という点が刑事事件として争われたものであり，連邦通常裁判所が推定的意思について言及している点でも興味深いものがある。しかも，ドイツでは，1990年の世話法（Betreuungsgesetz）を受けて民法典が改正されたが[2]，本判決は，とりわけ新民法1904条に言及している点でも興味深い。

　本章では，前章以後のドイツの「尊厳死」論をフォローすべく，まず，事実の概要を示し，つぎに，本判決を理解しやすいように訳出部分と要約部分を織りまぜながら詳細に紹介し，最後に，本判決に関するドイツでの反応および最近の理論動向に言及しつつ，若干の検討を加えることにする[3]。

## 2 事実の概要

　E夫人(当時70歳)は，アルツハイマー病の疑いのある前老人性痴呆症に罹患していたが，1990年9月はじめに鼓動停止となり，不可逆的な重度の大脳損傷を受け，飲食できなくなり，特別食による人工栄養補給が，まず鼻腔チューブから，やがて胃瘻チューブから行われた。E夫人は，同年末以来，話すことも歩くことも立つこともできず，ただ顔面をピクリとさせたりブツブツ言ったりすることだけはできた。リハビリの体操をしたにもかかわらず，手足は，いわゆる粗大拘縮（Grobkontrakturen）になった。生命諸機能は現存するが，疼痛を感じる徴候はなかった。

　被告人T医師は，毎週E夫人を診察し，軟膏と疼痛薬とで疾患を緩和する治療をしたが，患者の状態は胃瘻チューブを取り入れた後も変わらなかった。1993年初頭に，T医師はE夫人の息子であり後見人である被告人Sに，チューブによる栄養補給を打ち切り，紅茶の提供だけで患者の状態を終結させることを提案した。Sは，この処置が法的に保護されているというT医師の説明を信頼し，若干の友人や近親者に相談しただけで，1993年3月はじめころ，T医師に同意した。その決定に際しては，患者がSに対して，8年前から10年前にかけてテレビ放送で，関節が固くなり床擦れができた看護事例を見て以来，「自分はそのようにして死にたくない」旨の意思表示をしていた事情も，ひとつの役割を果たした。これに基づいて，T医師は，看護師との事前の対話がないまま指示書に，「私は，T医師の協力を得て，現在の人工栄養が切れ次第，あるいは1993年3月15日から，母には紅茶だけで栄養補給したい」という登録を書き，両被告人がこれに署名した。

　彼らは，看護職員がそれに依拠するであろうし，それゆえ，E夫人が数週間以内に栄養補給不足で死ぬであろうと考えていたが，この期待とは反対に，その措置の法的許容性に疑問を抱いた看護師長は，同年3月17日，ケンプテン後見裁判所（簡裁）にこの登録を知らせ，現在のチューブによる栄養補給を

同年3月22日まで与えるよう伝えた。同日，後見裁判所は，暫定的指示という方法で，計画された処置についての認可を拒否した。Sは，簡裁において，同年3月22日付の署名により，栄養補給を紅茶へと切り換えるための認可を申請した。その栄養補給は，専門家や関係者の意見を聴いたりした後，同年5月22日の決定によって拒否された。その後，T医師は，患者の治療を打ち切った。医療上のケアは，他の医師により継受されたが，同年12月29日，E夫人は肺水腫により死亡した。

ケンプテン地方裁判所は，故殺未遂で被告人らを有罪（罰金）としたが，連邦通常裁判所(BGH)は，被告人らの上告を認め，破棄差戻しの判決を下した。

## 3　連邦通常裁判所判決

1　a　臨死介助 (Sterbehilfe) は，患者の原苦痛が不可逆的であり致命的経過を辿っていて短期間内に死が生じるであろうことを前提とし，この段階においてはじめて，蘇生，輸血，あるいは人工栄養補給といったような延命措置の放棄が医師に許容される。

「本件においては，死にゆく過程は，まだ始まっていなかった。E夫人は──人工栄養補給の必要性を別とすれば──生存能力があった。実際上，彼女は人工栄養補給を中止すべきだとの被告人らの決定後も，9か月以上，──1993年12月29日まで──生きていたのである。それゆえ，本来的意味における臨死介助は，存在しなかった。むしろ，問題となったのは，個別的な生命維持措置の中断であった。たとえ，この事象が文献においてすでに広義の臨死介助（「臨死への介助 (Hilfe zum Sterben)」：*Eser* in：*Schönke/Schröder*, Vorb. 27 §§ 211 ff. Rdnr. 21およびそこに挙げられたその他の諸文献）とみなされ，そして相応の患者の意思がある場合のこのような治療中断が一般的な決定の自由および身体の不可侵性の権利（基本法2条2項2文）の顕現として基本的に承認可能だとしても（*Laufs-Uhlenbruck*, Hdb. des ArztR, § 132 Rdnr. 28），本来の意味での臨死介助と比較すると，推定的意思の承認を高める諸要件が設定さ

れるべきである。医師，近親者あるいは世話人（Betreuer）が，決定能力のない患者の意思とは無関係に自己の基準および表象に従って彼らに無意味な，生存の価値がない，あるいは無用とみなされる患者の現存在を終結させる危険性は，最初から防止されなければならない」。

　b　本件では，E夫人はもはや自己決定ができない状態だったので，推定的同意の承認が考慮されるにすぎないが，それは，十分に確実な手がかりを欠いており，後見人である被告人Sの同意は有効でなかったことから，問題にならない。

　aa　「決定的時点——1993年3月——の8年ないし10年前に，あるテレビを見た直接的な印象の下で行われたE夫人の意思表明は，『そのようには死にたくない』というものであったが，それは，治療中断についての推定的同意の確固たる基礎を何ら提供していない。その意見表明は，一時的な気分から出たといえる。E夫人は，文書でも口頭でも，裁判所の確認に対して，繰り返してこの宣言をしていない。1993年の彼女自身の状況は，それを予感したり評価したりするものではありえない。なるほど，彼女の現存在は，1990年9月以降，最も単純な諸機能に減じられ，彼女は人工栄養補給を必要とし，そして脳損傷により人間同士の接触がもはやできない状況にあったし，その結果，彼女の生命は，周囲の者にとっては無意味なものとみなされたほどであった。しかしながら，この事情は，それ自体のみで，即座により確実な死へと導く治療中断への，他の点では生命力ある患者の推定的同意があったと承認することを正当化しない」。

　bb　「被告人Sが息子として，また同時にその患者の後見人として治療中断に同意していたという事実すらも，この結論を何ら変更するものではない」。

　1990年9月12日成立の世話法（Betreuungsgesetz）を受けて改正された新民法1904条によれば，世話人は一定の医療措置への同意の有効性について後見裁判所の許可を必要とする。「いずれにせよ，その規定は，——致命的な経過を辿る——治療中断には直接適用できない。なぜなら，その文言によれば，

その規定は，検査，治療または医的侵襲といったような積極的医療措置だけしか包摂していないからである」。しかし，その意味および目的によれば，その規定は，死にゆく過程がまだ始まっていない場合にも適用されなければならない。

2 いずれにせよ，両被告人における禁止の錯誤の回避可能性についての地裁の見解は，大いに疑問である。地裁刑事部は，被告人らの禁止の錯誤を回避可能なものとみなし，そして許容された死にゆくにまかせること(zulässiges Sterbenlassen)は，本件のようなケースでは最初から問題とはならず，そのかぎりでは決定能力のない患者の推定的同意はそもそも問題にならない，という見解を前提としている。

a 「当刑事部の見解によれば，ここで与えられている限界事例の特殊な状況に鑑みると，医師による治療ないし措置の中断による，許容された死にゆくにまかせることは，患者が中断に推定的に同意している以上，最初から排除されるわけではない。なぜなら，この状況においても患者の自己決定権は尊重されるべきだからであり (*BGHSt* 32, 367 [379] ＝ NJW 1984, 2639；*BGHSt* 35, 246 [249] ＝ NJW 1988, 2310；*BGHSt* 37, 376 [378 f.] ＝ NJW 1991, 2357 参照)，原則として，患者の意思に反して医師の治療が開始されたり継続されたりしてはならないからである」。地裁の考えは，あまりにも狭く，本件の特殊な前提事実に必ずしも合致しない。

もちろん，決定能力のない患者のこのような推定的同意の諸要件は，厳格に設定されるべきである。「決定的なのは，患者が全事情の入念な衡量後に示すような行為時における患者の推定的意思である。これに関連して，宗教的確信，その他の人格的な価値表象，年齢に条件づけられた生の期待，あるいは苦痛を甘受していることと同様，患者の以前の口頭または文書による意思表示もまた，考慮されるべきである (*BGHSt* 35, 246 [249] ＝ NJW 1988, 2310)。客観的な諸基準，とりわけ措置を一般に『理性的』とか『通常のもの』と評価すること，ならびに賢明な患者の利益に通常合致するものと評価することは，独自の意義を有しない。すなわち，それらは，個人の仮定的意思の発見

の手がかりとなりうるにすぎないのである」。

「必要とされる入念な検討においても，患者の個々的な推定的意思の確認のための具体的諸条件が見いだされなければ，一般的な価値観に即応した諸基準が拠り所とされうるし，また，そうされなければならない。しかしながら，その際，留保が必要である。すなわち，疑わしい場合には，人間の生命の保護は，医師，近親者あるいは他の関係者の個人的考えよりも優先する。個別事例においては，その決定は，医療上の予後がいかに見込みがないか，また，患者がどれほど死に近づいているかということにも当然依存する。一般的観念によれば，人間の尊厳に満ちた生命の回復が期待できなければできないほど，そして死期が切迫していればいるほど，それだけいっそう治療中断は擁護可能なように思われるであろう（*BGHSt* 35, 246 [250] ＝NJW 1988, 2316 参照）」。

b Sは，T医師から，計画された意図は法的に保護され，したがって自分は処罰されないとの情報を照会されていたが，彼は，この回答だけを当てにしてはならなかった。なるほど，信頼できる人（専門家で偏見のない人）の法的情報は，禁止の錯誤の回避可能性をたいていは排除するし，SはT医師を信頼できるものとみなしえたであろう。しかし，Sの照会義務は，論じ尽くされていない。なぜなら，彼は，後見人としての立場に基づいて，意図された治療中断に同意する前に，後見裁判所の許可をもらう義務があったからである（民法1904条）。地裁は，それゆえ，いかなる理由でSが後見裁判所に照会しなかったのか，また，世話法の発効(1992年1月1日)以来妥当している民法1904条の新規定に関して彼が情報提供を受けたかどうかを確認しなければならなかった。

c 「被告人T医師は，その決定以前に，そもそも何らの助言も請わなかった。この点について，彼は，E夫人の状態および難解な法状態に鑑みると，義務はなかったといえよう。なるほど，医師は，限界事例において治療の終結か継続かに関する決定に際して，一定の判断裁量と評価裁量を有する（*Laufs*, ArtztR 5. Aufl., S. 161 Rdnr. 300 a. E）。しかしながら，呼吸，心活動および血液循環といったような本質的な生命諸機能がなお維持されていれば，

許容された治療中断は，それが決定能力のない患者の推定的意思に照応するときにのみ考慮されるにすぎない。それゆえに，このことが，地裁の見解とは反対に被告人Ｔ医師にとっても問題となったのである。地裁刑事部は，いかなる理由からＴ医師が1993年初頭に治療中断を申し出たのか，彼が患者の推定的同意を得て行為することを確信していたかどうか，そして彼が，その処置が法的に保障されているとの見解を何に基づいて基礎づけていたのか，という問題を調査しなければならなかったといえよう」。

当刑事部は，患者の推定的同意についても両被告人の禁止の錯誤の回避可能性についても，別様の評価可能性を排除することができない。それゆえ，地裁判決は破棄されるべきであり，事件は新たな審理と決定へと差し戻されることになった。「判決の任にあたる新たな事実審裁判官がその際に検討しなければならないのは，これまで知られている必ずしも十分でない諸事情を超えて——少なくとも被告人の視点から——Ｅ夫人の推定的同意のためのさらなる手がかりが出ていたかどうか，である。これに関連して，地裁刑事部は，連邦医師会の指針に取り上げられた諸条件だけを目指すべきではなかろう」。

3 ちなみに，判決を検討したところ，正当にも，地裁は，現在の保障人的義務における不作為による実行未遂（いわゆる不真正不作為犯）から出発している。

a 両被告人が非難された態度は，現在の栄養補給終了後，「もしくは」1993年3月15日から患者を紅茶だけで栄養補給するということを看護職員に指示した点にある。「したがって，看護職員は，被告人らの表象によれば，遅くとも1993年3月15日から，カロリー十分な栄養補給を終結させることになっていた。そのことは，看護職員の視点からすれば，不作為を表す。なぜなら，命じられた行為を行わない点にこそ，刑法上重要なできごとがあるからである（*Eser*, in *Schönke/Schröder*, Vorb. §13 Rdnr. 139）。被告人らの態度も，このような不作為によって刻印づけられた。すなわち，被告人Ｓは，彼の親族関係に基づいて，さらに後見人として，被告人Ｔ医師は診療契約に基づいて，看護職員の助けを借りてＥ夫人の基本看護を確保するよう義務づけ

られていた。ここから，保護命令に関する彼らの共通の保障人的地位が明らかとなった。このような義務づけに対する違反の中に，彼らの態度の本来的な無価値があった。文書による指示（したがって直列接続された積極的作為），ましてや必要とされるチューブによる栄養補給に代わる紅茶の提供が，目的のために手段となったのではなく，命じられた（人工）栄養補給の不実施がその手段となったのである」。

b しかし，以上のことによっては，被告人自身が間接正犯とみなされるべきか，それとも教唆者にすぎないとみなされるべきか，という問題は，まだ解決されてはいない。これと関連する数多くの法律問題には，地裁は立ち入っていない。このことは，しかし，結果的には害とはならない。なぜなら，間接正犯における不真正不作為犯の（不能）未遂の可罰性のための判例上要求される諸条件は，禁止の錯誤の問題は別として，両被告人の場合，充足されているからである。

aa 「地裁の確認によれば，看護職員は栄養補給の切換えの指示により被告人らによって追求された目的——短期間内のE夫人の死——を認識していたし，また——被告人らの表象によれば——それを意図的に惹起したであろう，ということが前提とされなければならない。それゆえ，外部的な行為事象からすると，被告人らの側が教唆，そして看護職員の側だけが正犯と想定されがちである。しかしながら，これは，現存の組織構造の内部での様々な役割分担には適合しないであろう」。

bb 「教唆と間接正犯の限界づけは，文献上，特に黒幕が『道具』の禁止の錯誤を利用し尽くす諸事例について争いがある（*BGHSt* 35, 346 [351 ff.]＝NJW 1988, 2310 および *Crammner*, in：*Schönke/Schröder*, §25 Rdnr. 38 に挙がっている諸文献参照）」。しかしながら，連邦通常裁判所の判例において承認されているのは，間接正犯は基本的には，黒幕がある特定の犯罪的態度の許容性に関して行為媒体者を欺くが，しかしそのようにして惹起された禁止の錯誤がその直接行為者にとっては回避可能であったときにも考慮される，というものである。この点に関して決定的なのは，上役の錯誤の回避可能性とか回避不可能

性ではなく，できごとを全体として評価して考えるにあたり，正犯意思によって支えられた客観的正犯性が黒幕に加わるかどうか，である (*BGHSt* 35, 346 [354] ＝ NJW 1988, 2310：さらに *BGH,* NJW 1994, 2703 [2706])。その限界づけは，個々の事案において（道具の）錯誤の態様と射程範囲および黒幕の影響の強さにかかっている。したがって，(企図された) 殺人罪の間接正犯は，いずれにせよ，彼によって意識的に喚起された錯誤の助けを借りてそのできごとを故意に呼び起こしかつ操縦するものであり，その結果，錯誤者は，評価的考察に際して，たとえ――錯誤の回避可能性のゆえに――(なお) 有責に行為していても『道具』とみなされることになる (*BGHSt* 35, 346 [354] ＝ NJW 1988, 2310：さらに *BGH,* NJW 1994, 2703 [2706])」。

cc 本件は，被告人 S および T 医師が自己の態度が禁止されていることに関する錯誤の状態にあった点で，*BGHSt* 35, 347 ＝ NJW 1988, 2310 とは事案が異なる。しかし，間接正犯と教唆犯との区別については，そのことは必ずしも決定的に重要ではない。「むしろ，ここでも決定的なのは，被告人らが正犯意思と行為支配をもって行為したかどうか，である。それは，肯定すべきである」。

「被告人らは，いかなる方法でどの時点で E 夫人の死を惹起しようと欲したかを相互に決めていた。両人により署名された 1993 年 3 月はじめの看護職員に対する文書による指示によって，彼らは，……事態の経過を進行させようとしたのである。一方では，息子および代理権限のある後見人としての地位あるいは担当医としての地位において彼らにより請求された指示権限に鑑み，また他方では，基本的に指示に拘束された，介在してきた臨時職員の副次的役割に鑑みると，両被告人の正犯意思という主観的基準および行為支配という客観的条件について，何ら疑念は存在しえない」。

c また，正当にも地裁は，未遂の存在を認めた。被告人 T 医師の上告趣意は，被告人らの態度は予備行為にすぎないというものであるが，それは当たっていない。「間接正犯の観点においても，また不真正不作為犯の特別な基準に従っても，本件では，未遂段階には達している」。

**aa** 間接正犯の場合，行為媒体者への黒幕の影響があれば，すでに未遂の開始がありうる。一部の文献は，「道具」への影響があればつねにこれを認めるが，一般的規則によれば，本件でも，未遂と予備の区別は行われるべきである。重要なのは，全体の中で個々の行為が保護法益への直接的攻撃をすでに含んでいるかどうか，である。

　「その行為についての表象に従って，構成要件の実現を直接に開始した者は，犯罪行為をしようとして未遂に終わった者である（刑法22条〔法曹界『ドイツ刑法典』11頁〕）。連邦通常裁判所の確定した判例によれば，この種の評価は，行為者が，行為計画後に妨害のない成り行きにおいて直接的に構成要件の充足に至ることになる行為を行うときに一般的にすでに存在する。行為者が主観的に『今まさに離れる（jetz geht es los）』まで敷居を踏み越えて，客観的に構成要件に該当する攻撃行為を試み，その結果，彼の作為が中間行為（Zwischenakte）なしで構成要件の実現へと移行する場合が，それである（*BGHSt* 37, 294 [297 f.] = NJW 1991, 1839 およびそこに挙がっているその他の文献：*BGHR* StGB§22 Ansetzen 4)。——本件のように——直接自らではなく，『道具』として投入する第三者を通して行為する場合，いずれにせよ，彼が，自己の表象によれば必要とされる行為媒体者への影響を遮断したときには，通常，未遂の開始がある（*BGHSt* 30, 363 [365] = NJW 1982, 1164；*BGHR* StGB§22 Ansetzen 4)。前述の連邦通常裁判所の諸判決において，黒幕が行為媒体者を『その影響領域から放逐する』かあるいは『その行為事象を手放して』いなければならないということが論じられているからといって，このことは，(間接)正犯がそれでもって上役に対するそのつどの影響可能性を断念しなければならないという具合に理解されるべきではない。そのかぎりで決定的な『今まさに離れる』という視点および直接的な法益危殆化という視点の下では，それは，正犯が自己の確信により今やその事象の成り行きにまかせる，ということを意味するにすぎない。なぜなら，彼は，そのかぎりで，『道具』に対して，さらなる影響がなくてもこのことがその行為を既遂にまで仕上げるであろうという影響を与えたからである」。

しかし，行為媒体者が黒幕の意思に従って一定の期間・時点後にはじめて活動せざるをえないときには，この原則の例外が必要である (*BGHSt* 4, 270[273] = NJW 1953)。「この場合，保護法益に対する危険は，正犯の視点からも，行為媒体者への彼の影響の終結によってではなく，行為媒体者の実行行為の開始によってはじめて，未遂の当罰性を基礎づける態様の中に具体化されているのである。つまり，その場合にはじめて正犯は，行為媒体者の助けを借りて，刑法 22 条の意味で『直接的に』その行為の実行をしているのである」。「以上のことからすると，本件においては，行為は，被告人らの表象に従えば，いずれにせよ 1993 年 3 月 15 日から未遂段階にあることが認められる。なぜなら，彼らの行動計画によれば，遅くともこの時点までに E 夫人にとって生存に必要なチューブによる栄養補給は最終的に打ち切られるはずであったし，その結果，患者の死を惹起するはずであったからである。上告趣意は，予備と未遂開始の区別にあたり，まず 1993 年 3 月 9 日の文書による指示の日付を目当てにしているが，それは誤解である。1993 年 3 月 15 日——地裁の確認によれば，両被告人が彼らの行為計画を失敗した日——までのさらなる時の経過は，被告人らの視点からすれば，妨害のない成り行きの中で直接的に E 夫人の死へと導いたであろうすべてのできごとを包摂するはずであった」。

bb 「この結論は，不真正不作為犯の法的特殊性によっても問題ないであろう」。不真正不作為犯の未遂の可罰性は，判例，通説により認められているが，その未遂開始時点については，最初の救助可能性時点 (ヘルツベルク)，最後の救助可能性時点 (ヴェルツェル)，最も期待の持てる救助可能性時点 (グリュンヴァルト) など，争いがあり，しかも，それぞれに明確な基準を獲得できないという難点があることから，当刑事部は，いずれかに従うわけにはいかない。「当刑事部の見解によれば，決定的な区別のメルクマールは，挙動犯のために展開された未遂開始確定のための諸原則の準用にこそ認められる」。決定的基準は，ここでも，少なくとも，正犯が自己の不作為の開始とともに行為についての自己の表象に従って実行行為を「直接試みる」かどうか，である。

「積極的作為と不作為のザッハリッヒな区別は，そのかぎりでは正当化されもしないし，必要でもない。僅かな量の毒薬を絶えず投与することによって他者を殺害しようと欲する正犯が行為の遂行をすでに最初の毒薬投与で開始するのと同様，保障人は，彼に義務づけられた生命維持措置を最終的に打ち切るや否や，彼にゆだねられた人の殺害を行うのである。他者に少量の毒薬を『毎月』投与する者は，すでに殺人の遂行を開始しており，単に予備行為を行っているわけではない。不作為の保障人にも，同じことが当てはまる。すなわち，命令された行為を長期にわたり怠ることにより要救助者の死を惹起しようとする者は，すでに自己の不作為の開始とともにこれを直接行うのであり，他者の生命を具体的に危殆化し，そして自己の表象に従い，法益の危殆化の程度に従い，そして部外観察者にとって認識可能なほどに，不可罰的な予備段階の限界を踏み越えてしまったのである。これらすべての条件は，被告人らの表象によれば，遅くとも 1993 年 3 月 15 日から，チューブによる栄養補給の中止によって充足された」。

cc 「看護職員が被告人らの期待に反して栄養補給の切換えの法的許容性に対する疑念を抱いていたということ，それゆえに被告人らの指示に反して人工栄養補給を 1993 年 3 月 15 日以降も継続し，結局は――被告人らが知らないままに――所轄の後見裁判所が介入してきたことは，故殺未遂による有罪宣告と抵触しない。それは，単に，被告人らが不能手段の行為遂行に役立ったのであり，それゆえ，彼らの未遂は最初から既遂には至りえなかったということを意味するにすぎないのである。この――不能――未遂の可罰性についても事情は同じである。なぜなら，そのかぎりでは，ある法益の具体的な危殆化が問題なのではなく，被告人らの態度において明らかとなった意思およびこれによって惹起された法秩序の（抽象的な）侵害だけが問題となるにすぎないからである（通説：例えば，*BGHSt*, 30, 363 [366]＝NJW 1982, 1164；*Eser*,, in：*Schönke/Schröder*, §22 Rdnrn. 60 ff.；*Jescheck*, S. 478 参照）」。

## 4 本判決の位置づけと若干の検討

[1] 以上のように，本件は，末期とはいえない，しかも意思決定能力がない患者から人工栄養補給を打ち切って死にゆくにまかせた行為が刑事事件となったものであり，これについて連邦通常裁判所が，破棄差戻しにしたとはいえ，推定的同意による打切りの正当化の余地を認めた点で意義がある。しかも，安易な推定には警戒をしつつ，かなり厳格な要件を設定したうえで事前の意思表示を正当化根拠の中心に据えている点で，その基本的態度は私見[4]に近いものであり，評価できる（なお，差戻審判決では，ケンプテン地裁は，1995年5月17日，患者の推定的同意を根拠に無罪とした）。そして，このような傾向は，ドイツでも有力になりつつある。しかし，かの有名なヴィティヒ事件連邦通常裁判所判決（*BGHSt* 32, 367＝NJW 1984, 2639）の直後には多くの批判的論評が出されたのと比較すると[5]，本判決に関する論評は，それほど多くない。しかも，人工呼吸器の取外しとは異なり，栄養補給の打切りについては，基本看護との関係で日本でも議論があるように[6]，その許容性については，慎重な検討が必要である。そこで，若干ながらドイツで公刊されている本判決に関する医と法の両方の代表的な論評を手懸かりにして，その後の判例の動向も射程に入れつつ，本判決の位置づけと若干の検討を加えておきたい。

[2] 本判決にいち早く詳細な論評を加えたのは，2人の法医学者，ヴァルター・ヴァイスザウアーとハンス・ヴォルフガング・オプダーベッケ，そして刑法学者のハインツ・シェヒであった[7]。前者が医療実務の観点からの問題提起，そして後者が(刑)法理論的観点からの問題提起であるだけに，実に興味深いものがある。

まず，ヴァイスザウアー＝オプダーベッケは，前提問題として，本判決が(旧)「臨死介助のための連邦医師会指針(Richtlinien der Bundesärztekammer für die Sterbehilfe)」[8]の「臨死介助 (Sterbehilfe)」の厳格な定義，すなわち，「死にゆく者 (Sterbender)」とは，「死の発生が短期間に予測される，ひとつまたは

複数の生命機能の不可逆的機能停止を伴う傷病者」という定義に依拠して論理を展開している点を批判的に考察し，これでは，患者が予後が悪く自発呼吸が不可逆的に停止しつつも，濃厚治療により短期間にはその死が予測できない場合のような，問題の核心領域を解決することにならない，と批判する[9]。本件でも，患者は，脳死には至っていないものの，不可逆的意識喪失状態で永続的に知覚および外界との積極的・消極的コミュニケーションを奪われていたので，苦痛緩和という観点からは正当化ができない。したがって，学説は，このような場合，例えば，期待可能性の欠如という客観的理由から延命措置の継続義務が終了すると解しているが，理由の詳細は異なれ，結局は，このような患者の生命機能を可能なかぎり長く維持することが医師の救助履行の核心ではないという事実は考慮している。かくして，ヴァイスザウアー＝オプダーベッケは，「これら2つの事案グループは，臨死介助の厳格な定義に賛同する決定が，同時に必然的に，厳密な解釈の外にある患者における治療中断について，例えば，臨死介助に関する諸原則の意味に適った適用および客観的な正当化事由の承認によって事態に適った解決策を見いださざるをえないことを示すものである」，と述べ，さらに，「第1刑事部は，臨死介助の厳密な定義の下には組み込めないすべての問題事案を，疾患像および決定能力に応じては決して限定できないきわめて異質の，『もはや決定能力のない不治の疾患患者』の集団へとはめ込んでいる」と「同時に，この集団の治療中断の許容性のために，患者の推定的同意を目指している」が，「それによって，不可逆的に意識を喪失した者の場合の治療中断という特殊な問題を詳細に分析することを省略している」，と批判し，「この方法が事態に適った解決策に導きうるかどうか，法的および事実的観点から疑問が残る」[10]，と批判する。本書第1章および第2章でのアメリカの判例分析からも明らかなように，事案の多様性を考慮すると，確かに，この批判は，前提の重要部分に向けられているだけに，傾聴に値するし，受け入れざるをえないであろう。では，これを克服するには，どのような論理が妥当であろうか。

 3 ここでむしろ興味深いのは，ヴァイスザウアー＝オプダーベッケが，判

決が持ち出す患者の推定的意思に着目して、これを分析的に考察している点である。とりわけ、次のように3つの基本的状況を区別して議論を展開しているのは[11]、参考になる。

第1に、意思能力ある患者の場合、患者が意思決定能力喪失以前に彼にとって重要な事情を知って、正確に定義された状況で延命措置を拒否する明確な宣言をすれば、医師は、それに拘束されるが、「患者遺言(Patiententestament)」でなされた健常時での延命拒否の意思表示は変化しうるので、患者が具体的状況下で適切な表象をしていたかを吟味しなければならない、と説く。患者の意思の流動性は、本書でも随所で指摘してきたところであり、彼らの指摘も、妥当なものである。

第2に、世話人による決定能力のない患者の代理については、次のように指摘する。すなわち、「第1刑事部は、民法1904条の範囲におけるその法的活動において延命措置を懈怠することは積極的作為と同置され、それゆえに具体的事案においては後見裁判所によって選任された世話人の同意は後見裁判所の許可を必要とするということから出発した。刑事部は、例えば、延命措置の中断への同意に際してはきわめて人格的な決定が問題となり、その場合には第三者による代理が除外される、という見解を主張しなかった。このような解釈は、法規の意味にも明らかに矛盾するであろう。世話人の選任と重大な侵襲に際しての後見裁判所の許可の要件とは、患者の生命および健康の保護に資するものである。患者がもはや決定能力がなければ、世話人は、法定代理人の地位を取得する」、と。これも、安易な代理に対して慎重な態度を示す指摘として、傾聴に値する。

第3に、推定的意思に基づく医師の決定については、「推定的同意は、治療措置が延期できない場合にのみ治療侵襲のための独自の正当化事由として考慮されるにすぎ」ず（この点で判例・学説は一致しているとする）、「その前提となるのは、その治療措置の緊急性のゆえに世話人がもはや選任されないか、すでに選任されている世話人が時期を失しないうちに到着できず、民法1846条に基づく後見裁判所の直接的決定すらももはやしえない、ということである。

その場合にのみ，医師は，患者の推定的意思に基づいて，治療措置の可否を決定することが許されるし，また決定しなければならない」(民法1902条，1904条参照)，と指摘し，判例や連邦医師会指針を分析しつつ，次のように説く。すなわち，「判決が目指した患者の推定的意思は，不可逆的意識喪失患者の場合の治療中断ないし個別的な延命措置の中断の独自の正当化事由として法律上および事実上考慮されない。それどころか，世話人は，治療中断における同意に関する決定に際して，『被世話人の福祉に反しないで世話人に期待できるかぎりで』，被世話人の願望を考慮すべきである (民法1901条2項)」，と。

かくして，ヴァイスザウアー＝オプダーベッケは，「第1刑事部の演繹的推論に従えば，もはや決定能力のない患者の場合の治療中断については，将来，相互に競合する2つの途が存在することになろう。すなわち，医師は，治療中断の諸事案において，民法1904条の許可の留保の下にある世話人の同意を求めることができるであろう。しかし，医師は，差し迫っていない措置の場合も，単に患者の推定的同意に基づいて単独で治療中断に関して同様に決定することができるであろうが，一方，世話人および後見裁判所は，その決定に際して，客観的な患者の幸福および期待可能性の問題を考慮すべきことになる」，と指摘する[12]。そして，「この考えが，世話人の介在によって……専断的な治療侵襲に対して決定能力のない患者を保護するという立法者の目的設定といかに調和すべきか，想像するのはまさに困難である。医師が患者の推定的意思のみに基づいて決定しうるとすれば，第三者にはコントロール機能がなくなる」，と疑問を呈している[13]。もっとも，第1刑事部は，法的および事実的視点において治療中断における患者の推定的同意の承認のための厳格な諸条件を要求することによって，この欠陥を補おうと試みるが，このような試みに対しても，「内在的矛盾で破綻している」と批判し，要するに，「決定能力ある患者の推定的意思が重要であるならば，治療の中断は例外的に顧慮されるのみならず，その治療は中断されなければならなくなる。その継続は，違法とされるであろう」し，また，「推定的意思が十分な確実性をもって確認されないときには，治療中断が禁止されるという帰結にならざるをえな

い」，と説くのである[14]。

[4] ヴァイスザウアー＝オプダーベッケの批判は，一面において，正鵠を射ている。第1刑事部も，推定的意思について，もう少し立ち入った判断をすべきではなかったか。もちろん，第1刑事部も，治療中断を正当化する客観的理由も存在することを認めている。もしそうであるならば，結局のところ，客観的な医師の治療義務の限界を設定すべきなのであろうか。ヴァイスザウアー＝オプダーベッケは，第1刑事部が示唆する「一般的な価値観」といったようなものは，濫用の懸念があるとして退け，「医師は，患者に対して保障人的地位に立ち，そしてそれゆえに，それが生命救助のためであれ，延命のためであれ，あるいは苦痛緩和のためであれ，患者に対して最善にして最も有効なことを行う義務がある」という認識の下に，次のように述べる。すなわち，「現下の予後が悪いと判明し，かつ濃厚治療の開始または継続，そしてそれによって達成可能な延命が患者にとってもはや救助を意味しないのならば，医師の治療義務の内在的限界が来ているのである。人工呼吸の終了は，このような状況において，医学上の治療方法の価値または無価値に関する医的決定であり，生と死の限界領域における人間の現存在の価値に関する判断ではない。[原文改行]理解された患者の利益の良心的衡量に際してその意味を失ってしまった濃厚治療に，医師は拘束されない。そのような治療は，もはや医学的適応性がない」[15]，と。そして，彼らの帰結は，かつてローマ教皇ピオ11世が持ち出した「通常の治療」と「通常外の治療」との区別に向かう。すなわち，「患者があらゆる状況において請求権を有する通常の治療に属するのは，身体看護，自然な栄養補給および必要な疼痛治療であり，通常外の治療に属するのは，人工呼吸，血液循環援助，人工透析等のような濃厚治療の方法である。われわれの考えでは，人工栄養補給は，この2つの領域の中間に位置する。……医学的処置が細分化されればされるほど，それだけいっそう強く医学的適応性の問題が表面に出てくる。主治医にとっては，それは，……予後不良な状況において，人工栄養補給を継続すべきかどうか，あるいは人工呼吸になお適応性があるかどうか，という問題の前に立たされるとき，

ある質的区別を意味する」として，最終的には，「人工的栄養補給を通常外の医学的手段に組み入れるか否かは，個人的見解の問題である」[16]，と結論づけるのである。

　人工的栄養補給を通常外の医学的手段に組み入れるか否かに関するヴァイスザウアー＝オプダーベッケの苦悩は，理解できる。患者の病状との関係でそれを判断しなければならない場合もあろう。その意味では，医師に一定の裁量を認めざるをえない。しかし，その裁量は，アルビン・エーザーがすでに指摘しているように，医師が自らその作為・不作為の内容と程度についての基準自体をも裁量で決定する「行為裁量」ではなく，ある特定の事実がその基準に該当するかどうかの判断を医師に委ねるという意味での「判断裁量」でなければならない[17]。「通常の治療」と「通常外の治療」との区別を安易に一律に規範的基準として用いてはならないように思われる。1997年5月に出された「医師による臨死の介添えおよび期待可能な治療の限界についての指針草案 (Entwurf der Richtlinien zur ärztlichen Sterbebegleitung und den Grenzen zumutbarer Behandlung」（これは，1998年9月11日には新指針として成立）では，大脳機能の脱落により不可逆的な意識喪失状態にあり，行動能力およびコミュニケーション能力の回復が期待できない患者の場合も，自然栄養・水分の補給は，基本看護であって放棄できないものとされているが[18]，人工栄養補給については明示していないため，ヴァイスザウアー＝オプダーベッケは，技術的な観点から，経管栄養は自然栄養（腸管内補給）として中止の対象とならない基本看護に属するが，中心静脈カテーテルを経由した点滴（腸管外補給）は人工呼吸器と同じく中止の対象となる，と論じる[19]。これは，妥当なものと思われる。自然栄養や水分の補給は，やはり基本看護として考えるべきであろう。

　5　これに対して，刑法学者のハインツ・シェヒは，連邦通常裁判所が示した推定的同意に関する基準（(1)予後の見込みのなさ，(2)死期が近いこと，(3)「一般的観念に従った人間の尊厳に満ちた生命の回復」の僅かな見込み，(4)年齢に条件づけられた生の期待，(5)苦痛を被っていること）について，失外套症候群 (apallisches Syndrom) の事例で消極的臨死介助を許容するには厳格すぎると批判し[20]，次の7つの

## 4 本判決の位置づけと若干の検討　251

問題点を指摘する[21]。

　第1に, 展開された決定基準を, 具体的に取り扱われた人工栄養の中止からその他の生命終結措置へと転用することは, 比較的容易なように思われる。議論の余地のある栄養補給の放棄が許容されるべきだとすれば, このことは, 何よりもまず, 人工呼吸, 血液循環援助あるいは血液透析の終結といったような人工的ないし技術的な措置にもあてはまる。連邦通常裁判所は, 連邦医師会ガイドラインに従って, 人工栄養とその他の延命措置とを同視する医療倫理の支配的見解に賛同し, これらをひとまとめに「個々の生命維持措置の中断」と呼んだ。

　第2に, 自律原理の限界に関して, アメリカのカレン・クィンラン事件〔本書第1章参照〕やイギリスのアンソニー・ブランド事件〔本書終章参照〕のように, 推定的意思を知る手懸かりがないとき, どのように決定すべきか。連邦通常裁判所の説く「一般的価値観」では, その判断が可能か, 疑わしい。「一般的価値観」が適切な解決策を導かない場合, 刑法34条の正当化的緊急避難を類推した諸利益の客観的衡量, または推定的同意と「許された危険」との結合が考慮されるか否かが吟味されざるをえないであろう。このような諸原理の結合は, 患者の自律という思想を相当に修正することになるであろうが, それが解釈論上, 法秩序にとって可能かどうか, あるいは立法者がこのことを決定せざるをえないのかどうかは, 未解決である。

　第3に, 過度の延命に至る患者の治療願望または医師の治療観を同意原理においてどのように扱うべきかも, 不明確である。ここでは, 患者の治療の限られた資源との衝突, あるいは治療の見込みのある他の患者との衝突が生じうる。様々な動機が考慮される。すなわち, 患者が, いわゆる患者遺言（Patiententestament）において, 宗教的理由から, あるいは移植外科の誤った評価のゆえに, 場合によっては「もっと治療をして欲しい」と指示していたり, 近親者が, 患者の以前の意思表明に応じて高値を付けたりする。子供の早い死を諦めきれない両親もいる。医療技術に限界を設定されたくない医師たちもいる。

第4に，近年，いわゆる患者遺言が再評価されている（ケンプテン事件連邦通常裁判所判決参照）。文書による意思表示は，不可逆的な意識喪失の場合，事後的な見解の変更が実際上ないので，場合によっては，口頭の意思表示よりも重みがある。「近親者に対する反問によって」見解の変更を窺わせる手懸かりがないとき，医師の治療の権利および義務は終了する。協会，ホスピス，介護施設によるモデル書式の普及によっても，患者遺言の意義は高まっているが，臨床実務において成果が上がるかどうか，特に，不可逆的意識喪失の場合，このような事前の指示書が，その他の患者の場合よりも重みを持つかどうか，現在のところ不明確である。

　第5に，文書による患者の指示書との関係で，もっぱら高齢者に，同意無能力になった場合に世話人が代理人として権限賦与者に代わって法律行為上の宣言を行うことを保障する，いわゆる「高齢に備えた代理権（Altervorsorgevollmacht）」が賦与されている。こうした代理権は，しばしば，ヘルスケア業務における代理をも中心にしている。これに対して，刑法上の文献は，一部では，人格的法益の侵害への同意における代理を無効だとし，一部では，身体の完全性の侵害への同意を無効だとする。さらに，生存に必要な治療に関する決定についての代理の可能性を明確に否定する説もある。しかし，1991年の世話法により，刑法上の同意の問題性が新たな評価に向かう可能性がある。なぜなら，民法上の文献および判例においては，民法1896条2項2文は，ヘルスケア業務における当事者間の任意の代理を可能にしているという見解が有力だからである。1998年6月25日の改正世話法では，この見解は，今後は新民法1904条に従って，ヘルスケア業務における代理人の決定にも後見裁判所の許可を必要とするということによって確認されている。民法1904条は治療中止の諸事案においても類推適用できるとするケンプテン事件連邦通常裁判所第1刑事部判決との関係では，代理人による同意の刑法上の重要性を詳細に吟味する必要がある。

　第6に，同意無能力の患者の場合の世話人の選任の必要性は，民法1896条1項から発生する。世話人にとって，治療の同意の際の法定代理の許容性は，

刑法上の文献および判例においても異論がない。それは，民法1904条では自明のものとされている。刑法上および民法上の文献では，これが被世話人の死をもたらしうる場合でも，治療行為への同意を拒否する世話人の基本的権限については，ほとんど争いがない。世話人は，決定の際に，これが患者の客観的福祉に反しないかぎり，被世話人の願望に従うべきである(民法1901条2項)。世話人は，最終的に，推定的意思の具現化について権限を有しているのである。この法律状態では，患者が意識を喪失しているか決定無能力であるという通常の事案において，世話人の決定が推定的同意に優先する。治療措置が緊急であって時間がない場合にのみ，後見裁判所で職権により世話人の選任を提案することが，医師による推定的意思の考慮の余地を残すのである。

第7に，延命措置を終了させることへの世話人の同意について後見裁判所の許可が必要であることに関する，連邦通常裁判所による民法1904条の類推適用も，さらなる明確化を必要とする。医師の治療による患者の生命危殆化が［後見裁判所の］許可を要するものだとすれば，これは，生命維持措置の終了にもあてはまる。独立の裁判所による患者の推定的意思の明確化は，医師の診断と予後を治療に参加していない専門医に審査させたり（非訟事件手続法69条d2項)，近親者に発言の機会を提供する（同68条a第3文）ことにもなり，決定の客観性と受入可能性を高めることになる。主治医と近親者は，決定に直接関与し，また，とりわけ一般的価値観の考慮が問題となれば，世話人も，責任を引き受けるのに，しばしば過大な要求のみを求められる。主治医と医学専門家の態度決定によって，医療的視点の支配性が保障される。緊急事態では，世話人の一時的選任が考慮され(非訟事件手続法69条1項1号)，さらに，後見裁判所の独自の緊急決定（民法1908条）も考慮される。すべての関係者にとって，後見裁判所による許可は，あらゆる処罰のリスクを排除する最も安全な方法である。しかし，現在，後見裁判所が，連邦通常裁判所刑事部によって賦与された権限を一般に受け入れているかどうかは，なお不明確である。後見裁判所の最初の判決において，ハナウ簡裁（*AG Hanau*, BTPrax 1997）は，民法1904条の類推適用を否定し，同条およびドイツ法秩序に従っ

て裁判所には生死に関する決定権能はない、と指摘した。民法上の文献においても、むしろ否定的見解が優勢である。他方、本連邦通常裁判所判決以来、後見裁判所が、人工栄養の中止への世話人の同意に許可を与えるようにとの申請の問題に取り組んでいるという報告がなされている。法的および事実的状況は、現在、不明確だといわざるをえない。

[6] 以上のシェヒの指摘は、いずれも本判決の射程範囲と理論的および実践的課題を正確に捉えていて、正鵠を射たものであり、賛同せざるをえない。とりわけシェヒが、以上の点を踏まえて、これら未解決の問題は、刑法を超えて、民法および行政法の観点、ならびに医療倫理の問題にも関係するが、多様な評価問題を適切に判断するには、医療専門職のガイドラインで十分かは中間期の経験によっては疑わしいと述べ、また、連邦医師会の最新の草案は問題への解答を含んでいないと指摘し、むしろ、医師、法律家、神学者、哲学者から成る倫理委員会に着目し、「その権限が民法1904条2項に従って、将来、高齢に備えた代理人の治療の決定にも広げられる後見裁判所の手続においては、この委員会の勧告は、外部の医師の鑑定書(非訟事件手続法68条d2項)に取って代わることができる[22]、と説いているのは、参考になる。世話人の権限をめぐる議論も、ますます重要性を帯びてくるであろう[23]。さらに、後見裁判所の役割も再検討されるであろう。日本でも、近い将来、もっと詰めて検討しておくべき制度である。また、推定的意思ないし推定的同意についても、もっと掘り下げた議論を展開する必要性を感じる[24]。

[7] なお、ドイツではその後、1998年7月15日にフランクフルト・アム・マイン高裁が、1997年末以来不可逆的昏睡状態で行動能力とコミュニケーション能力を完全に喪失した女性患者(85歳)が壊死で左大腿部の切断を余儀なくされた際に、世話人たる娘が当該手術の許可と同時に、患者の推定的意思に応じた経管栄養の打切り(これは医師の勧めによるもの)の許可を求めた事案につき、濫用防止の観点からこれを認めた[25]。すなわち、「この場合、一般的な決定の自由および身体の不可侵性(基本法2条2項第1文)の表出としての患者の自己決定権は、基本的に承認できるが、しかしながら、医師、近親者、ある

いは世話人が自己の考えに照らして患者の生命が意味がないものとしてこれを終結させようとする危険に対抗しなければならないという理由から，事前に宣言されたあるいは推定的な同意意思に代わり，高次の諸要件を設定すべきである。したがって，生命の尊重という高次の要求と人格の自己決定権および人格の尊厳の尊重といういずれにせよ高次の要求との間の葛藤を解決することが妥当であるが……，その際，立法者は，延命措置に関して本人の推定的拒否を認めさせる権能を世話人に賦与する意思を示した……。そのかぎりで，世話人がきわめて人格に関わる事柄のゆえに（民法1903条2項）治療中断に同意できるはずがないという議論には，従うことができない」，と。かくして，同高裁は，本人に同意能力がない場合に世話人の同意が後見裁判所の許可を必要とするかどうかという問題に際して（治療中断の場合には致命的結果を伴う医師の不作為が存在するにすぎないとの観点から）民法1904条の類推適用を認めた連邦通常裁判所判決を支持し，これに批判的な判例（*AG Hanau*, BtPrax 1997, 82 等）および学説（*Deichmann*, MDR 1995, 983 等）を退けた。

　ところが，1999年2月18日にミュンヘン地裁は，1998年8月5日に脳梗塞に罹患して重度の脳組織精神症候群で苦しみ，痰の吸引のために気管挿管が必要であった患者から栄養補給チューブを打ち切るよう世話人たる息子から許可を求められた事案で，民法1904条の直接適用ないし類推適用を否定した[26]。理由として，第1に，本来的目的として本人を「死にゆくにまかせること」は，健康の監護と何ら関わりがないとし，本人の推定的意思に従えばさらなる治療は傷害罪になるとの異議を退け，「栄養の打切りは本人の死の目的を有する積極的措置であって，単なる不作為ではない」，とした。第2に，死にたいという決定の場合，世話人には委ねることのできないきわめて人格的な事柄が問題となり，本件は，臓器提供の宣言に比肩しうるものであり，1998年に民法1904条が改正された際に，許可条項が削除されたことからしても，同条は適用できず，類推適用もできない，と述べる。かくして，延命措置に関する決定は，世話人に委ねることのできない事柄であり，また，それゆえに後見裁判所の決定を必要とする事柄でもない，と説く。

このように，この種の事案における世話人および後見裁判所の役割に関しては，ドイツでも必ずしも見解が一致しているわけではなく，判例の集積および学説の議論の深化が待たれる。

[8] 最後に，本判決の後半部分は，「なお書き」のようなものであるが，間接正犯および不真正不作為犯の未遂の問題についても言及している。これは，刑事事件として考えた場合，医師と看護職員の刑事責任を考えるうえで重要である。特に正犯を誰にするのかは，例えば，日本で起きたいわゆる東海大学病院「安楽死」事件で，もし看護婦〔現・看護師〕が医師の指示に従って塩化カリウム製剤を注射して患者を死亡させていた場合の刑事責任を考えると，重要な論点となりうるであろう。この点については，共犯論の一般的理解を踏まえ，別途詳細に検討したいと思う。

かくして，本判決は，いわゆる「尊厳死」論議をめぐる刑法上および民法上の理論的課題のみならず，実践的課題ないし制度的課題を呈示したという意味で，きわめて重要な判決として位置づけることができる。今後も，この問題に関するドイツの動向には目が離せない。

1) 甲斐克則「末期医療における患者の自己決定権と医師の刑事責任」刑法雑誌29巻1号 (1988) 131頁以下 [同著『安楽死と刑法 [医事刑法研究第1巻]』(2003・成文堂) 65頁以下]，同「末期医療と延命拒否」ジュリスト945号 (1989) 44頁以下 [本書第3章]，同「ドイツ法における『尊厳死』論」ジュリスト1061号 (1995) 61頁以下 [本書第4章] 参照。

2) この点の詳細については，神谷遊「ドイツにおける無能力者制度および成年後見制度の新展開」ジュリスト967号 (1990) 82頁以下，同「成年後見制度をめぐる立法上の課題——いわゆる身上監護を中心として——」中川淳先生古稀祝賀論集『新世紀へ向かう家族法』(1998・日本加除出版) 337頁以下，新井誠「ドイツ成年者世話法の運用状態」ジュリスト1011号 (1992) 60頁以下，岩志和一郎「ドイツの世話制度と医療上の処置に対する同意」唄孝一＝石川稔編『家族と医療』(1995・弘文堂) 211頁以下，同「ドイツにおける意思決定の代行——ドイツ世話法の動向を中心として」法律時報67巻10号 (1995) 17頁以下，田山輝明『成年後見法制の研究・下巻』(2000・成文堂)，神野礼斉「医療における意思決定代行——ドイツ世話法の動向を中心として——」九州国際大学法学論集8巻1＝2号 (2001) 89頁以下参照。

3) 本判決の概略については，甲斐克則「安楽死・尊厳死に関する世界の動き ドイツ，アメリカ，オーストラリア 」年報医事法学11（1996）190頁以下でも紹介しておいたので，参照されたい。なお，本判決は，公刊直後に，当時ドイツ留学中の本間一也教授（新潟大学法学部）よりいち早く送っていただいていたものである。この場を借りて本間教授に謝意を表したい。なお，文中の傍点は，原文では原則としてイタリック体である。また，本章の基礎資料としては，主としてNJW 1995, 204を用いた。
4) 甲斐・前出注（1）の諸文献参照。
5) この点については，甲斐・前出注（1）ジュリスト1061号61頁以下［本書第4章213頁以下］参照。
6) この点については，『特集・尊厳死』ジュリスト1061号（1995）掲載の諸文献参照。
7) *Walther Weißauer und Hans Wolfgang Opderbecke*, Behandlungsabbruch bei unheilbarer Krankheit aus medikolegaler Sicht, MedR 1995, 456 ; *Heinz Schöch*, Offene Fragen zur Begrenzung lebensverlängernder Maßnahamen, in Festschrift für Hans Joachim Hirsch zum 70. Geburtstag, 1999, S. 693 ff. 後者の紹介として，山下邦也・立命館法学270号（2000）138頁以下がある。
8) この指針は，1979年4月に公表されたものであり，DABl. 76/1979, S. 957に掲載されているほか，MedR. 1985, S. 38 f. にも掲載されている。邦訳として，アルビン・エーザー『先端医療と刑法』上田健二＝浅田和茂編訳（1990・成文堂）332頁以下［松宮孝明訳］および町野朔ほか編『安楽死・尊厳死・末期医療』（1997・信山社）260頁以下［臼木豊訳］がある。
9) *Weißauer/Opderbecke*, a.a.O. (Anm. 7), S. 457.
10) *Weißauer/Opderbecke*, a.a.O. (Anm. 7), S. 458.
11) *Weißauer/Opderbecke*, a.a.O. (Anm. 7), S. 459. なお，代表的刑法学者のクラウス・ロクシンも本判決の推定的意思の論理に言及しているが，総じて好意的に本判決を受けとめている。Vgl. *Claus Roxin*, Zur strafrechtlichen Beurteilung der Sterbehilfe, in : Roxin/Schroth (Hrsg.), Medizinstrafrecht. Im Spannungsfeld von Medizin, Ethik und Strafrecht, 2. Aufl. 2001, S. 104 ff.
12) *Weißauer/Opderbecke*, a.a.O. (Anm. 7), S. 460.
13) *Weißauer/Opderbecke*, a.a.O. (Anm. 7), S. 460.
14) *Weißauer/Opderbecke*, a.a.O. (Anm. 7), S. 460.
15) *Weißauer/Opderbecke*, a.a.O. (Anm. 7), S. 461. 医学者のハンス＝ディーター・ヒエルシェも，「一般的価値観」を持ち出す連邦通常裁判所判決に対して，医師に混乱をもたらすとして批判する。Vgl. *Hans-Dieter Hiersche*, Der „Kemptener Fall" cui bono? Aus der Sicht eines Arztes, in Festschrift für Ernst-Walter Hanack zum 70. Geburtstag. 1999, S. 697

ff., bes. S. 706 ff. 刑法学者のハンス=ルートヴィヒ・シュライバーも、「一般的価値観」の不明確さを指摘する。Vgl. *Hans-Ludwig Schreiber*, Sterbehilfe und Therapieabbruch, in Festschrift für Hanack, S. 742.
16) *Weißauer/Opderbecke*, a.a.O. (Anm. 7), S. 461. 彼ら両名も、この点について見解が異なる、とも述べている。
17) *Albin Eser*, Lebenserhaltungspflicht und Behandlungabbruch in rechtlicher Sicht, in : Alfons Auer/Haltmut Menzel/Albin Eser, Zwischen Heilauftrag und Sterbehilfe. Zum Behandlungabbruch aus ethischer, medizinischer und rechtlicher Sicht, 1976, S. 81 ff. 詳細については、本書29頁以下参照。
18) この草案については、vgl. *Oliver Tolmein*, Der Entwurf der Richtlinien zur Sterbehilfe der Bundesärztekammer—Absage an die Rechtsprechung des Bundesgerichtshofes oder Rückzug aus der Auseinandersetzung ?, MedR 1997, S. 534 ff. ; *Hans Wolfgang Opderbecke und Walther Weißauer*, Ein Vorschlag für Richtlinien—Grenzen der Inzensivmedizinischen Behandlungspflicht, MedR 1998, S 395 ff. また、新指針については、vgl. NJW 1998, S. 3406 f.
19) *Opderbecke/Weißauer*, a.a.O. (Anm. 18), S. 397 f. ただし、この部分は、山下・前出注(7) 139頁による。これに親近性を示すものとして、vgl. *Peter Schmidt/Burkhard Madea*, Grenzen ärztlicher Behandlungspflicht am Ende des Lebens, MedR 1998, S. 406 ff., bes. S. 408. また、これに批判的なものとして、vgl. *Ernst Ankermann*, Verlängerung sinnlos gewordenen Lebens? Zur rechtlichen Situation von Koma-Patienten, MedR 1999, S. 387 ff.
20) *Schöch*, a.a.O. (Anm. 7), S. 697 f.
21) *Schöch*, a.a.O. (Anm. 7), SS. 704-711. なお、山下・前出注 (7) 143-145頁参照。
22) *Schöch*, a.a.O. (Anm. 7), S. 711.
23) *Johannes Heyers*, Passive Sterbehilfe bei entscheidungsunfähigen Patienten und das Betreuungsrecht. 2001 は、この問題について最も詳細に論じている。Vgl. auch *Bernd-Rüdiger Kern*, Die Bedeutung des Betreuungsgesetzes für das Arztrecht. MerdR 1991, S. 66 ff. ; *ders*, Arzt und Betreuungsrecht. MedR 1993, S. 245 ff.
24) これに関連する文献として、前章で掲げたもの以外に、*Luise Saueracker*, Die Patiententestamentes in der Bundesrepublik Deutschland aus ethischer, medizinischer und juristischer Sicht, 1990 ; *Lutz Schöllhammer*, Die Rechtsverbindlichkeit des Patiententestaments. Eine Untersuchung aus zivilrechtlicher Sicht, 1993 ; *Kathrin Reusser*, Patientenwille und Sterbebeistand. Eine zivilrechtliche Beurteilung der Patientenver-

fügung, 1994 ; *Gregor Rieger*, Die Mutmaßliche Einwilligung in den Behandlungabbruch, 1998 ; *Klaus Kutzer*, Sterbehilfeproblematik in Deutschland : Rechtsprechung und Folgen für die klinische Praxis, MedR 2001, S. 77 ff. ; *Meinolfus Strätling / Volker Erwin Scharf / Claudia Wedel / Frank Oehmichen / Bettina Eisenbart*, Möglichkeiten zur Verminderung rechtlicher und ethischer Probleme bei der Behandlung nicht einwilligungsfähiger oder von Entscheidungsunfähigkeit bedrohter Patienten, MedR 2001, S. 385 ff. ; *Mattias Conradi*, Der Arzt an den Grenzen seines Behandlungsauftrages. Eine Untersuchung zu Fragen der Sterbehilfe im Zeitalter der Intensivmedizin, 2002 ; *Harro Otto*, Sterbehilfe und Patientenautonomie, ZfL 2/2002, S. 42 ff. 等があるが，本書ではこれらを十分に分析する余裕がなかった。他日を期したい。なお，2000年9月にライプチヒで開催された第63回ドイツ法曹大会の民事法部会では，「終末期における自己決定」について興味深い議論がなされた。これを伝えるものとして，浦川道太郎「終末期における自己決定——ドイツ法曹大会における議論」年報医事法学16（2001）101頁以下がある。

25) *OLG Frankfurt* a. M., Beschl. v. 15.7. 1998, MedR 1998, S. 519 ff. mit Anmerkung von Lars Christoph Nickel. なお，山下・前出注 (7) 139-140頁参照。なお，娘は，後にこの許可の申請を取り下げたという。

26) *LG München* 1, Beschl. v. 18.2. 1999, MedR 2000, S. 89 ff. なお，山下・前出注(7) 140頁参照。

## 終章

# 尊厳死問題の行方

## 1 序

　以上，本書においては，アメリカおよびドイツの議論を中心素材とし，一定程度日本の議論をも射程に入れて「尊厳死」の問題を検討してきた。しかし，ドイツの議論についてはある程度フォローできたものの，アメリカについては，最近10年余りの議論状況を十分にフォローできていないし，イギリスの動向，さらには日本の最近の動向についても十分にフォローできていない。そこで，最後に，必要な範囲で簡潔にそれらを補いつつ，21世紀における尊厳死問題の行方を探ってみたい。

## 2 アメリカの最近の動向

　[1] アメリカでは，本書第1章および第2章（部分的ながら第3章）で取り上げた1980年代後半まで，人工延命治療拒否の対象が人工呼吸器や人工透析から人工栄養補給にまで拡大したり，「代行判断の法理」をめぐり，その拡大傾向と限定傾向の微妙な綱引きが行われたが[1]，その後，1990年代に入り，一定の方向がみられるようになる。

　象徴的な事件として，1990年のナンシー・クルーザン事件連邦最高裁判決（Cruzan v. Director, Missouri Dept. of Health, 110 S. Ct. 2841 (1990)）をまずは取り上げておく必要がある[2]。ナンシー・クルーザン事件とは，次のような事件

である。ミズーリ州在住のナンシー・クルーザン（Nancy Cruzan）という若い女性（当時25歳）が，1983年1月11日，運転を誤り，交通事故を起こした。救急隊の救急措置により，呼吸と心拍は回復したものの，意識喪失状態で公立病院に運ばれた。しかし，酸欠状態のために脳に損傷を受け，意識を喪失した持続的植物状態になり，胃瘻チューブを付けられた。ところが，彼女は認識能力を回復する見込みがなかったので，両親が栄養分・水分の人工的な補給の打切りを病院に求めたが，病院が，打切りには裁判所の許可が必要だというので，両親がその許可を求めてミズーリ州の巡回裁判所に宣言的判決訴訟を起こした。

　第1審の同巡回裁判所は，延命拒否権を憲法上の権利として捉え，友人との会話の内容を考慮してこの請求を認めた。しかし，同州最高裁は，1998年11月16日，コモンロー上の治療拒否権を認めつつも，同州の憲法上のプライバシー権としての治療拒否権については認めず，連邦憲法上の治療拒否権についても疑問を呈し，患者に意思決定能力がない場合には，生命に対する州の強い利益に照らすと，患者本人の治療拒否の意思が州の自然死法の要件を満たした形で示されているか，または「明白かつ説得力ある証拠（clear and convincing evidence）」によって証明されていないかぎり，本人以外の者が治療中断の代行決定をすることは許されないという立場から，4対3で，本件ではそのいずれも存在しないので請求は認められない，と判示した（Cruzan, By Cruzan v. Harmon, 760 S. W. 2 d 408 (1998)）。

　これに対して，両親から裁量上告(certiorari)がなされたが，連邦最高裁は，1990年6月25日，5対4で原判決を支持する判決を下した(supra)。レーンキスト（Rehnquist）主席裁判官による法廷意見（ホワイト（White），オコーナー（O'Connor），スカリア（Scalia），ケネディー（Kennedy）の各裁判官が同調）は，「合衆国憲法は能力者に生命維持のための水分と栄養を拒否する憲法上保障された権利を認めているものととりあえず仮定しておく」という前提から，次のような論理を展開した。

　「無能力者は，治療を拒否する仮定的な権利やその他の権利を実行するため

の，熟慮に基づいた自発的な選択をなしえない。そのような『権利』は，その者のために何らかの種類の代理人が行使せざるをえない。本件でミズーリ州は，一定の状況下で代理人が患者のために死につながることになる方法で水分と栄養を打ち切ることを事実上認めたが，同州は，代理人の行動が患者が能力のあったときに表明していた願望と最もよく合致することを確保するためにひとつの手続的防護手段 (a procedural safegurd) を設けたのである。ミズーリ州は，治療の打切りに関する無能力者の願望の証明が明白かつ説得力ある証拠 (clear and convincing evidence) でなければならないことを要求する。そこで，問題は，合衆国憲法が，同州によるこのような手続的要件を禁止しているかどうか，である。われわれは，合衆国憲法がそのことを禁止していないと考える」。かくして，法廷意見は，生命に関する州の利益を認めつつ，「生か死かの選択は，明らかにまさに最終的なきわめて一身的な決定である。われわれは，ミズーリ州が立証要件を高めることによってこの選択の一身的要素を防護しようとしたことを正当なものと考える。適正手続条項が生命維持治療を拒否する利益と同じように生命という利益を保護することは，異論の余地がない」，と説き，「要するに，われわれは，遷延性植物状態 (persistent vegetative) であると診断された者について後見人が栄養と水分の打切りを求める手続において，州が明白で説得力ある証拠基準を採用することは許される」，と結論づけた[3]。

[2] 本判決は，丸山英二教授が指摘されたように，「ミズーリ州の要件は合衆国憲法に違反していない，ということを述べるにとどまるものであり，その要件に賛成したり，他州にもその要件を課そうとしたりするものではない」が，「維持治療の継続・中止に関する意思表示の形式的要件を強調し，リビング・ウィルがそれを充足する，と述べたミズーリ州最高裁判決を合衆国最高裁が肯認したことは，リビング・ウィルないしは自然死法に対する関心を高めた」し，「さらに本判決に影響を及ぼした動きとしては，1990年10月に連邦議会が『患者の自己決定法 (Patient Self-Determination Act)』を制定したことが挙げられる」[4]。アメリカ判例法においては，その後もこの種のケースが

争われているが[5]，本連邦最高裁判決が判例，立法および学説における潮流のターニングポイントになっていることは，間違いないように思われる[6]。とりわけ立法への影響は，重要である。総じて言えば，患者の延命拒否の意思を可能なかぎり探ろうという方向にあるように思われる。

本書第1章で論じたように，アメリカ諸州では，1976年のカリフォルニア州の「自然死法」を嚆矢として，「自然死法」ないし「尊厳死法」が続々誕生したが，その内容をある程度統一すべく1985年に制定された「統一末期病者権利法 (Uniform Rights of the Terminally Ill Act, 1985)」，およびそれを改正して，末期状態になったときに事前に指名しておいた者に意思決定を代行してもらうことを認めるようにした（有効な宣言書がない場合には家族等の代行決定を認める）1989年の新しい「統一末期病者権利法 (Uniform Rights of the Terminally Ill Act, 1989)」[7]，さらには1990年の「患者の自己決定法(Patient Self-Determination Act, 1990)」[8]により，全米的に，原則として患者の事前の意思表明を尊重しつつも，それがない場合には家族等の代行決定を尊重するという潮流にあるといえる。ここには，本書第5章で若干ながら取り上げたドイツの成年後見制度と，ある種の共通点がみられる。

## 3　イギリスの最近の動向

[1] つぎに，イギリスの最近の動向を，若干の理論史的考察を踏まえつつみておこう。イギリスでは，「尊厳死」という呼称ではないが，アメリカの影響もあってか，1970年代後半から1980年代に入ると，人工呼吸器の打切りの問題が議論され始めた。先陣を切って本格的議論を展開したのは，イアン・ケネディーとP. D. G. スケッグであった。

まず，ケネディーは，自己決定原理にある種の疑念を抱きつつ，自己決定権と同様に強力な哲学的前提として，パターナリズムが存在し，これが自己決定権と衝突するが，実際はパターナリズムこそが有力な哲学であるという基本的立場から，緊急避難の法理に依拠して議論を展開した[9]。ケネディーの

見解の基本的スタンスおよび議論の詳細，ならびに問題点の検討については，すでに前著で論じたので[10]，ここでは，前著で取り上げなかった生命維持装置の打切りの問題について簡潔にケネディーの見解をみておこう。

　ケネディーは，(a)レスピレーターに接続された意識のない死にゆく患者の場合，(b)その病状が安定している意識のある患者（例えば，ポリオ罹患者）の場合，(c)一時的に生命維持装置に頼っている緊急の患者の場合に分けて考察した[11]。ケネディーによれば，(a)の場合，ジョージ・フレッチャーが説くように[12]，患者を死にゆくにまかせるのであるから不作為であり，刑事責任を負わない，というものではなく，刑事責任の問題を医学的コンセンサスの問題に移すことはできないのであって，そのような解釈は，日常の英語の用法に対する暴力であり，理屈を捏ねることによって問題を解決しようとする試みである[13]。そこで，ケネディーは，「重大な医事法上の決定は，レスピレーターのスイッチを切ることではなく，最初からか一旦切られたレスピレーターのスイッチを入れることである」[14]として，議論を展開する。すなわち，(1)患者が脳死の基準を満たしていて，脳幹活動の徴候もなく，自発呼吸もない場合，患者が死亡しているという診断が確認され，「器械に再びスイッチを入れる必要はない」[15]。これに対して，(2)患者が弱々しいながらも呼吸をし，脳幹の活動の徴候が多少とも示されている場合は，スイッチを再び入れるべきかどうか，また，どの程度の期間さらなる治療が継続されるべきか，という問題が生じるが，基本的には，患者の回復の見込みの程度を考慮せざるをえない[16]。さらに，(3)もし患者が自発呼吸をしていれば，レスピレーターは必要ないし，また，再びスイッチを入れる必要はない。もちろん，呼吸が衰弱して再びレスピレーターに接続すべきかどうかの決定をせざるをえないような困難な問題も残されているし，患者が自発呼吸はできても不可逆的な深昏睡のままであるような事態もありうる（例えば，レスピレーターを取り外された後のカレン・クィンランのような場合）[17]。これらの場合，ケネディーによれば，レスピレーターのスイッチを切ることに特に問題はないという[18]。

　つぎに，(b)疾患のために永続的にレスピレーターに接続されている慢性患

者の場合，「生命維持装置を外す」ことは，医事法的観点からも重要なものとなる。ケネディーは，これを，(i)患者が打切りを要求する場合と，(ii)患者の同意がない場合に分けて検討する。まず，(i)患者が打切りを要求する場合は，患者が刃物で突き刺されることを要求するのと異なり，刑事責任を負わない，と説くが，作為か不作為かかという議論については排除している[19]。要するに，成人で，頭脳明晰で，情報を十分に提供された患者は，さらなる治療への同意を留保することができ，それ以上の治療をすれば違法であるが，これに対して，治療の差控えの要求に応じる医師等は，良心的に行為すれば刑事責任を問われない，というのが彼の基本的スタンスである。そして，「人工透析等の治療に甘んじることを拒否したり，そのような治療の継続を拒否する腎臓疾患者と，レスピレーターに接続されたポリオ患者がそれを拒否することとの間には，原理的区別はない」，とも述べ，しかも，患者が法的に無能力の場合は，要求があっても治療を継続すべきである[20]，としている点は，評価できる。これに対して，(ii)患者の同意がない場合は，レスピレーターのスイッチを切れば，当然ながら謀殺になる[21]。

　最後に，(c)一時的に生命維持装置に頼っている緊急の患者の場合は，患者は治療打切りの願望を表明できないことが推測されるが，予後がある場合には，レスピレーターのスイッチを医師等が切れば，謀殺になり，これに対して，予後が見込まれなくなると，その回復の可能性の程度に応じて判断し，ある時点以降は打ち切られるべきだ，と説く[22]。

[2] 以上のケネディーの議論は，医療の実態を考慮した見解であり，傾聴に値するが，理論的にみると，許容限界が必ずしも明確でない。これに対して，スケッグは，脳死状態で人工呼吸器を打ち切ることは「患者を死にゆくにまかせること（allowing the patient to die）」というよりもむしろ「死体に空気を送ることをやめること（ceasing to ventilate a corps）」であるが，まだ脳死に至っていない患者の人工呼吸器を打ち切った場合（実態としてはこのような状況がすでにある）に医師が謀殺罪に問われるかというと，刑事訴追自体がありそうもないし，ましてや陪審員が医師を有罪とすることはないであろうと述べつつ[23]，

刑法理論的観点から検討を加える。その前提として，第1に，例えば，患者がアレルギー性反応によって呼吸障害に罹患しつつも生き続けたいと望み，しかも回復可能性がある場合に，医師が人工呼吸器のスイッチを切れば，疑いなく謀殺罪で有罪であろうこと，第2に，医師が人工呼吸器を提供し続けるべき法的義務下に置かれていなければ彼の不作為は死因とはみなされないこと，逆に，法的義務がある場合に人工呼吸器を元に戻すことを懈怠すれば殺人法の目的に照らして死因とみなされること，以上を確認する[24]。

そのうえでスケッグは，そうすることが良き医療慣行とみなされうる状況において，人工呼吸器に依存している患者から医師がスイッチを切る行為が死因であるとする結論を裁判所が回避できる2つの方法を検討する。第1に，医師による人工呼吸器打切り行為を作為と認めつつも，法の目的に照らせばそれが死因であることを否定すること（いわゆる死因転換論）であり，第2は，医師の行為を，さらなる人工呼吸の提供の懈怠（不作為）とみなすことである[25]。

まず第1に，死因転換論について，スケッグは，医師による人工呼吸器の打切り行為は，表面上は作為であり，「それなかりせば(but for)」の原因であるが，その行為は帰責可能な原因(imputable cause)とみなすべきかと問い，次のように答える。すなわち，「多くの状況において，人工呼吸を打ち切ることは疑いなく不適当であろうし，また，もし医師がそうすれば，彼の行為は死の原因とみなされるであろう。しかし，もしその医師が，そうすることが適切であると裁判所が承認する状況において人工呼吸を打ち切れば，その医師の行為は，死の原因とはなされないであろう」[26]，と。要するに，医療慣行が法的因果関係において役割を果たさない，という。問題は，「そうすることが適切であると裁判所が承認する状況」とは何か，である。スケッグは，過去の判例において，重度の脳損傷を受けた患者（ただし，人工呼吸が打ち切られたときにはまだ生きていたと裁判官が推認した）について因果関係が否定されたことを引合いに出しつつそれを論証しようとする[27]。しかし，「それは言葉の遊戯である」という批判を自覚し，「しかし，裁判所が，望ましい結果を獲得する

ために因果関係の概念を操作することは通常でないとはいえないし，そうすることは，もし医師がそれを続けることを自発的に懈怠したという状況において人工呼吸を打ち切れば，その医師を謀殺で有罪とするより好ましいであろう」，と述べ，この論理を擁護する[28]。また，広範な賛同を得ないであろうという状況で実施される拡大の懸念については，「裁判所は，特殊な慣行が適切な慣行であるかどうかの最終的判断者であるけれども，特殊な慣行の適正さに関する独立した判断を行うのに気が進まないとかその能力がないことを示してもよい」とし，「ある原理の承認が承認不可能な反響を有するかもしれないという事実は，必ずしもそれを必然的に拒否する理由にはならない」，と交わす[29]。ここには，医療への信頼と同時に，陪審制度から来る柔軟な法的対応の姿勢が看取される。しかし，論理として，このような因果関係の操作を認めるべきではない。

③ つぎに，スケッグは，処罰回避のもうひとつの途として，人工呼吸器の打切りを不作為と解する可能性について検討する。人工呼吸に依存している患者が，ある病棟から他の病棟へと移動させられる場合，人工呼吸は自動アンビュ・バッグ（self-inflating ambu bag）により行われるが，医師がそのバッグに圧力を加えること，酸素を患者に送ることを止めれば，それは口移しで蘇生措置を施すことを止めるのと同様に不作為であり，この状況下で人工呼吸を提供し続ける法的義務がある場合にのみ医師の行為＝不作為は死因とみなされるにすぎない。このことを前提としつつ，スケッグは，もし重要な筋肉の収縮の存否が作為か否かをつねに決定するとすれば，法的にこの問題を検討する意義はないであろうが，「身体的動作テスト（the physical movement test）は必ずしもつねに決定的ではない」という立場から，「たとえその行為が一定の意欲された筋肉収縮を含むとしても，それが通常不作為とみなされる状況がある」[30]，と説く。しかも，陪審員との関係を意識して，さらに2つのアプローチを検討する。

第1のアプローチは，日常言語の用法にウェイトを置いたジョージ・フレッチャーによるアプローチである。フレッチャーは，一定の不作為は死を惹起

すると言ってよく，それゆえに「死を惹起すること（causing death）」と「死にゆくにまかせること（permitting die）」との区別は作為と不作為との区別の基礎としては役立ちえないことを承認しつつ，次のように説く。すなわち，「侵害が生じるにまかせることは不作為としての分類にとって十分とすべきだ」として，「『生命の引延ばし（prolongation of life)』という言葉の使用は，人工呼吸器のスイッチを切ることが死を惹起するというよりもむしろ死が生じるにまかせる行為であると言うようにわれわれに迫る現実の同じ認識作用に基づいている。そして，その基本的認識作用は，人工呼吸器を用いることが一定の事象に人工的に介入するということである。もちろん，自然的なるものと人工的なるものとの認識（作用）は，時代と文化の関数である。今日人工的と思えるものが，10年経つと決まり切ったことになるかもしれない。それにもかかわらず，人は今日，人工呼吸器の多くの使用を生命の人工的引延ばしと認識する。そして，その人工的なるものの認識は，そのケースの法的分類を決定するのに十分と言うべきである。われわれは，人工呼吸器のスイッチを切る行為を，死を惹起する行為というよりもむしろ死が生じるにまかせる行為とみなさざるをえないがゆえに，そのケースを作為というよりもむしろ不作為として分類する方がよい」[31]，と。

　スケッグは，「自然的」と「人工的」との区別にフレッチャーが依拠することに不満を抱きつつも，「死を惹起すること」と「死にゆくにまかせること」との区別には賛同するが，正当にも問題点として，誰の人工呼吸器が打ち切られるかによって取扱いが異なりうる点，また，そのスイッチを誰が切るかによっても取扱いが異なりうる点を指摘し，「もし，患者の人工呼吸器のスイッチが，財政を支えていた近親者によって切られたならば，患者がより早く死んだ場合，そのような言葉（「死にゆくにまかせること」）が用いられることはない」[32]，と説く。これは，本書で私が展開した論理と共通する理解である[33]。フレッチャーの論理も，このような脈絡で理解すべきである。

　しかし，裁判官はこのような不安定なテストを採用しないかもしれないとの懸念から，スケッグは，もうひとつのグランヴィル・ウィリアムズのアプ

ローチを検討する。ウィリアムズは言う。「もし『作為』というものが，意欲された動作（声帯組織の動作を含む）として定義されるならば，すべてこれらは作為となる。しかし，それらは，道徳的および法的ルールの目的に照らせば，作為とみなされる必要はない。なぜなら，実質上それらは，単にそれ以上の措置を採らないような決定を実行しているにすぎないからである。道徳的および法的ルール……は，事柄の実体に即して解釈されなければならない」[34]，と。これを受けて，スケッグも，「もし裁判所が人工呼吸器のスイッチを切る行為に際しての医師の行為を不作為とみなせば，裁判所は，人工呼吸を提供する義務があるかどうかという倫理的に重要な問題に焦点を合わせることができるであろう。さらなる人工呼吸を差し控えるのと同様に人工呼吸器の撤去を取り扱うことによって，裁判所は，常識が同列に置こうとしているものを個別的に回避することができるであろう」[35]，と説く。また，スケッグは，ウィリアムズのアプローチを評価しつつも，患者と行為主体との間に適切な義務関係がある場合には満足できても，両者に義務関係がない場合には困難をもたらしうるので，裁判官に警戒感を抱かせうるという欠点があると指摘し，仕事の競争相手に関する次の例を呈示する。すなわち，「もし人工呼吸の打切りが不作為とみなされることになれば，彼は，そのライバルが死ぬべきだとの意図をもってそのライバルの人工呼吸器のスイッチを切っても謀殺を犯したことにならないであろう。彼は明確に謀殺の故意を有するであろうが，もし彼の行為が不作為とみなされれば，それは，彼が人工呼吸を提供する義務がないがゆえに，法律上死因とはみなされないであろう」[36]，と。もちろん，ウィリアムズ自身も，権限なき侵入者の介入はほとんどありそうもないとして，この種の批判をかわそうとするが[37]，スケッグは，このアプローチに修正を加え，「人工呼吸器の撤去は，当事者間に殺人法によって承認された義務関係がある場合には不作為とみなされるであろうが，義務関係がない場合には作為とみなされるであろう」し，外部からの侵入者との区別を意識しつつ，「医師の行為は患者を蘇生させない全体的な不作為の一部とみなされるべきである」[38]，と説く。

確かに，スケッグの主張は，義務論一辺倒であって理論的裏付けになお弱い部分を残すものであるが，結論的に支持できるものである。

4 イギリスでは以上のような議論が下地としてあったが，実際上の問題解決を迫り議論の契機となったのは，1993年2月4日のかの有名なアンソニー・ブランド事件（あるいはトニー・ブランド事件ともいう）貴族院判決であった[39]。本件については，すでに日本でも詳細な紹介がなされているので[40]，ここでは必要な範囲で扱うことにする。

リバプール・フットボールクラブのサポーターであったアンソニー（愛称トニー）・ブランド（Anthony Bland：事件当時17歳6か月，貴族院判決当時21歳）は，1989年4月15日，ヒルズボローのサッカー場で惨事に巻き込まれ，肺が押しつぶされ，脳への酸素供給ができなくなり，エアデール病院(Airedale General Hospital)での濃厚治療にもかかわらず意識がなく，遷延性植物状態(persistent vegetative state-＝PVS)が続いた。大脳皮質は機能していないが，脳幹は機能しており，自発呼吸や消化機能はある。また，鼻腔チューブを通じて人工栄養補給がなされている。しかし，主治医のホウ（Howe）医師は，神経学の専門家らの意見を参考に，1989年8月には，患者の回復の見込みはないと診断し，それ以上の治療を中止することが適当であると考えた。もしこの治療を中止すれば，遅くとも14日以内に患者は死ぬことが予測された。ホウ医師がシェフィールドのコロナー（検死官）と接触したところ，コロナーは，同医師の行為に伴う刑事訴追のリスクについて指摘・警告し，リーガル・アドバイザーに相談するよう提案した。それを受けて同医師は，同病院の管理責任を負っているエアデールNHS Trustに相談したところ，同NHS Trustは，患者を被告として，合法的に治療を打ち切ることのできる宣言を求めて高等法院家事部（the Family Division of the High Court）に，①患者をPVS状態のまま生かし続けている人工呼吸，人工栄養補給，水分補給を含むすべての生命維持治療および医的援助措置を合法的に中止しうること，②最大限の尊厳と最も少ない痛みしか伴わない安らかな死を迎えさせること以外の治療行為を合法的に中止でき，かつそれを提供する必要がないこと等の確認判決を申

し立てた。同家事部は，1992年11月19日，この主張を認め，同年12月9日，控訴院（the Court of Appeal）によってもこれは維持された。ところが，患者の訴訟後見人である最高法院付ソリシタ（Official Solicitor）は，医師たちは鼻腔チューブにより患者に食物を与える義務を有しており，もしこの義務に違反すれば故殺罪になるとして貴族院に上訴した。

貴族院は，1993年2月4日，5人の裁判官全員一致で上訴を棄却した。代表的意見としてゴフ裁判官（Lord Goff of Chieveley）は，患者の意思の尊重（自己決定の原則）を強調し，「この原則は，患者が意識を喪失するか意思を伝えることが不可能になる以前に同意に拒否することを表明している場合にも，その事前の指示が事後に生じた状況においても適用可能なものであるとみなすことがなお適切であることを条件として適用される。加えて，このような場合には，患者が自殺をしたことは問題にならないし，それゆえに医師が自殺教唆ないし幇助を行ったことも問題とならない。患者は……延命効果のある処置に同意することを拒否する権利があり，また医師は患者の願望に従う義務が存在するにすぎない」，という前提に立脚して，本件のような患者の場合について主として8点にわたり次のように述べている[41]。

①「多くの場合に患者は，当該治療やケアに同意するか否かを言うことができない状態にないのみならず，それに関する自己の願望の事前の指示を与えてもいない。裁判所の被後見人である子どもの場合，裁判所は自ら，医学上の意見を考慮しつつ，治療が子どもの最善の利益において提供されるべきか否かを決定するであろう。しかし，裁判所は，治療に同意するか否かを自ら決定することのできない成人患者に成り代わってその同意を与えることはできない。それにもかかわらず，患者のケアを担当している医師には，いかなる場合にも延命義務が絶対的に課せられるわけではない，というのが私の意見である」。

②「強調しなければならないのは，患者の生命を延長することのできる治療やケアを提供し続けるか否かを医師が決定する場合と，例えば致死薬を与えることによって積極的に患者を死に至らしめる場合とを，法が厳格に区別

している点である。……前者は，医師が治療ないしケアを差し控えることによって患者の願望どおりにしているか，あるいは……患者が同意するか否かを表明できない状態にあるのであるから，合法である。しかし，医師が患者に致死薬を投与することは，たとえそれが苦痛を取り除くという人道主義的願望によるものであれ，しかも苦痛がどんなに大きいものであれ，合法とはいえない」。

③［ここで，前述のグランヴィル・ウィリアムズの不作為説に言及しつつ，］「生命維持措置を打ち切る医師の行為が適切にも不作為として範疇づけられうることに私も賛同する。なるほど，例えば生命維持措置を終了させる積極的手段を医師が採る場合，医師が実際上不作為をなしていると記述することは，困難かもしれない。しかし，生命維持措置の打切りは，当面の目的に照らせば，最初から生命維持措置を施さないことと何ら異なるところはない。いずれの場合も，一定の条件で，事前に存在する条件の結果として患者が死ぬことを防止する手段を採ることを断念するという意味において，患者を死にゆくにまかせているにすぎないのである。そして，このような不作為の一般原則からして，それが患者に対する義務違反を構成しないかぎり，違法とはならないであろう」。［ここで，悪意の第三者がスイッチを切ることと医師による治療中止の差異も強調している］。

④［ここで，精神異常だとか意識喪失により治療ないしケアに同意できない患者の場合には「患者の最善の利益 (best interests)」であれば治療ないしケアは合法であり義務でもあるとする判例法上の確認をしつつ，延命治療の開始ないし継続の決定をめぐる事案でもこの原則が妥当するとの立場から，］「本件の核心にある問題は，その原則によれば，アンソニー・ブランドの治療とケアに対して責任を有する医師が，彼の延命が依拠する人工栄養補給処置を正当に打ち切ることができるか否か，という点にある」。［原文改行］「この問題の理解にとって重要なことは，問題自体が正確に定式化されるべきだということである。問題は，医師が患者を殺害するとか死期を早める結果をもたらすというコースを採るべきか否か，ということではない。問題は，医師

が，もし続ければ患者の生命を延長するであろう治療やケアを患者に提供し続けるべきか否か，ということである。……［ここで，ときおり問題が，誤解を招きかねないような人目を引くあるいは情緒的な言葉で表現されることを戒めつつ］……問題は，このような形態の治療ないしケアを継続することによって患者の生命を延長することが患者の最善の利益となるか否か，である」。

⑤「本件のように患者が完全に意識を喪失していて状況の改善の見込みが何らない場合には，問題の正確な定式化が特に重要である。このような状況においては，治療を終わらせることが患者の最善の利益になると言うことは困難かもしれない。しかし，人工的延命効果を有する治療を継続することが患者の最善の利益となるか否かという問題が問われるならば，私見では，その問題は，そうすることが患者の最善の利益ではないと解答するのが賢明である」。

「もっとも，(1)すべての状況(例えば治療の侵襲的性質，それに含まれる危険性，および治療が成功しても引き延ばされる生命の質が患者にとってきわめて低いものであるということを含む)を考慮しつつ，延命治療を開始または継続することが患者の最善の利益とは判断しがたい場合と，(2)本件のように患者には完全に意識がない状況において何ら改善の見込みがないがゆえにその生存患者に関するかぎり治療が何ら利益とならない場合とで区別できる。両者とも，治療を差し控えるべきか否かという決定が患者の最善の利益においてなされなければならない点では一致している。しかしながら，前者は，当該諸事情を比較衡量することによって決定されることになる。［原文改行］これに対して，……本件のような後者の場合には，実際上比較衡量は行われない。本件のように，患者が完全に意識を喪失して何ら改善の見込みもない状況では，延命治療は，医学用語においてはまさに無益な(useless)ものとみなされる。……結局，本件のような場合に治療を終了することを正当化するものは，治療の無益さ(futility)である。本件のような状況において，患者の最善の利益という点において延命治療ないしケアを開始もしくは継続することが医師に要求されて

いるとは考えられない」。

⑥「後者の行為の途 [人工栄養補給の打切り] に対しては，それによってアンソニーが餓死するし，またこのことが食物を与えるという他人のケアをしているまさにその者の義務の本質的な部分に違反するという理由から異議を唱えることができる。しかしここで再び，アンソニーのケースにおいてこれが何を意味するかを正確に分析する必要がある。アンソニーは，ひとりで食べることができないだけではない。彼は，飲み込むこともできない，それゆえに通常の言語の意味における飲食ができないのである。医プロフェッションにおいては，人工栄養補給を治療行為の一形態とみなすのが一般的であり，たとえ厳密に治療行為でなくとも，患者のメディカル・ケアの一部を形成するものである。実際，アンソニーのケースにおける鼻腔チューブによる人工栄養補給の機能は，生命維持の一形態を提供することであり，それは……ベンチレーターに類似している。いずれの場合も，担当医が合法的に生命維持治療ないしケアを打ち切ることができるか否かが問題とされるときには，同じ原理が適用されなければならない」。

⑦「治療に同意すべきか否かについて言う能力がない者のために治療を提供する場合，治療の形態を決定するに際して，医師は責任ある適格な関連専門家集団の見解に従って行為しなければならないことは，F v West Berkshire Health Authority [1989] 2 All ER 545, [1990] 2 AC 1 において述べられたところである……。私見によれば，この原理は，他の治療形態の場合と同様に，生命維持を開始または打ち切ることを決定する場合にも等しく適用されなければならない。しかしながら，このような重要かつセンシティヴな問題の場合には，専門家のためのガイダンスが与えられるべきであり，本件のような場合のガイダンスは，英国医師会 (the British Medical Association) の医療倫理委員会によって1992年9月に出された遷延性植物状態患者の治療に関するディスカッション・ペーパー[42]の中に見いだされる」。

⑧「以上の関係証拠の検討から，PVS 患者を治療する医師が英国医師会の医療倫理委員会によっていまや発展させられた医療慣行に従って行為してい

れば，……責任ある適格な関連専門家集団からガイダンスを受けて行為していることになるであろう。……医師は，その職業上しばしば患者の生存に影響を及ぼす決定をしなければならないし，この種の事案においては裁判官よりも実際上多くの経験を積んでいる。他方，裁判官の任務は，医師の行為の合法性の基礎となる法原理を述べることにあるが，最終的には，個々の事案においてなされる決定は，医師自身に委ねられなければならない。ここで要求されることは，裁判官と医師による相互の任務のセンシティヴな理解であり，とりわけ裁判官が判決する際に重要なことは，この種の事案において医プロフェッションの直面している諸問題を理解することのみならず，彼らのプロフェッショナル・スタンダードを尊重することでもある。医師と裁判官の相互理解こそが，健全な倫理的基盤に基づきつつ患者自身の利益ともなる，治療とケアに関するセンシティヴで賢明な法的枠組みを発展させる最善の方法である」。［なお，アメリカのように「代行判断（substituted judgement）の法理」を採用せず，「最善の利益」テストを採用することを再度強調している］。

5 以上のゴフ裁判官の意見は，キンケル裁判官（Lord Keith of Kinkel）およびローリー裁判官（Lord Lowry）の賛同を得たのみならず，イギリスにおいて大方の承認を得ているように思われる[43]。一般論としては患者の自己決定権の尊重を説きながらも，本件事案のような場合にはアメリカのように患者の意思の手がかりを探る方向での「代行判断の法理」を採用せずに，あくまで医師と裁判官の相互理解に基づいて「最善の利益」テストに固執して解決を図ろうとする点は，イギリスの考えを代表しているといえる。

　しかし，イギリスでも，ジョン・キオンのように批判的見解も出されている[44]。すなわち，キオンは，第1に，「なぜチューブによる栄養補給は，病院およびその医療・看護スタッフが行うべき義務のある基本ケアではないのだろうか」と疑問を呈し，「ある侵襲が医的なものであるかどうかは，医的意見，あるいは通常それが医師によって実施されているという単なる事実に基づいて決まるわけではない」[45]，と批判する。しかし，この点に関しては本書で示したように，侵襲という要因を考えると，鼻腔チューブ等による人工栄養補

給と人工呼吸器の使用とはいずれも人工延命治療として同視してよいと思われる。第 2 に，キオンは，諸裁判官が説いた二元論（身体と人格を分け，身体は人格の媒介として単なる手段的価値しか有さないとする考え）に基づく生命の神聖性についての誤解を指摘し，伝統的に形成され理解されてきた神聖性の原則と一致しないし，不作為による殺人を特別扱いしている[46]，と批判する。この点は，傾聴に値する。本判決は，「生命の質」論に傾斜しているように思われ，警戒すべき論理を内在しているように思われる。ただ，不作為による殺人を特別扱いしているとする点は，やや誇張しすぎのように思われる。いずれにせよ，イギリスにおける医プロフェッションへの信頼は理解できるとしても，論理として，自己決定権の尊重を一般論として説く割には，本件のような場合に，アメリカの判例の有力な潮流あるいはドイツの判例が可能なかぎり患者本人の事前の願望を探り出す理論的努力をしているのと対比すると，本判決は安易に人工栄養補給の打切りを認めたように思われる。

　本判決後，イギリスでは，この種の事案に関するいくつかの判例が出されている[47]。本書でそれらをフォローする余裕はなく，詳細は別途検討することにしたいが，ブランド判決の影響は大きい。貴族院は，この判決後，問題点を検討すべき特別委員会を作り，1994 年 2 月に『報告書』を作成し[48]，一方で，「法は作為による意図的殺人の禁止を許容するまで緩和されるべきではない」と勧告しつつ，他方で，キオンによれば，「遷延性植物状態患者に対するチューブによる栄養補給の中止の問題については，特別委員会内ではそれを継続すべき基本的ケアであるとする者と，当然に中止できる治療であるとする者とに分かれた。それにもかかわらず，同委員会は，そのような患者に対する抗生物質投与を含む治療を中止することは正当であるため，上記の問題は通常は提起される必要はないし，また実際にも提起すべきではないという点で一致した」[49]という。そこで，キオンは，「しかしながら特別委員会は，その検討対象を作為による殺人に限定し不作為による意図的殺人を無視したため，ブランド判決から生じた法的矛盾をほとんど解決しなかった」[50]，と『報告書』を批判するが，この批判は，やや短絡的なように思われる。なぜなら，

『報告書』は,「患者が意思無能力になった時の医的治療に関し,事前に患者自身の選択と最も重視されるべきことを表明できるようにする」「事前の指示の制度」が進展することを勧告しており,しかも,「事前の指示においては,意思能力のある患者の同意を必要とするすべての治療もしくは処置につきこれを拒否することはできるが,違法な作為または不作為を要求することはできない。また,ヘルスケア・チームの判断によれば臨床的に不適当である治療を要求することもできない」し,あるいは「事前の指示を患者による希望の正式な表明として尊重するということが必要である。そうした希望は,臨床的な状況が患者の予想していたものと著しく異なる場合もしくは患者自身の意見が変更された場合にのみ,無効となる」[51],と述べ,一定の枠を設定しているからである。ただ,『報告書』がさらに,事前の指示の要求している治療が違法な行為を要求している場合に無効としている点は妥当だとしても,それが「医師の判断によって臨床的に不必要である」場合にも無効としているのは[52],前述のように,栄養補給について意見が分かれるなど不安定な要因もあるので,問題を残しているといえる。

なお,『報告書』が,「代理人による決定」については「多くの点で魅力的ではあるが事前の指示と同様,またそれ以上に欠点もある」,と慎重な姿勢を採り,「人的関係というものは変わりやすく,患者による代理人の選択は短期間のうちに不適切なものになるかもしれない。それゆえ,事前の選択が繰り返し見直されないかぎり,すでに患者との親密な関係を失っている者あるいは関係が変化したことにより代理されることを患者がもはや望んでいない者によって,決定がなされる危険性がある」[53],と指摘しているのは,傾聴に値する。これは,成年後見制度をこの問題に導入する場合にも付きまとう課題である。この課題をクリアーしてはじめて成年後見制度を「尊厳死」の問題とリンクさせることができるであろう。

6 イギリスでは,その後,1994 年に上記『報告書』に依拠した 4 箇条から成る「治療打切り法案(Withdrawal of Treatment Bill)」[54]が提出されたが,すぐに撤回された。また,英国医師会(British Medical Association=BMA)は,

1999年にやはり上記『報告書』を参照しつつ,『延命治療の差控えおよび打切り——方針決定のためのガイドライン——』(原題はWithholding and Withdrawing Life-prolonging Medical Treatment ; Guidance for decision making, 1999) を発表し,「生命の質 (quality of life)」を顧慮しつつ患者の真の利益に適う延命治療 (人工栄養補給と水分補給を含む) を打ち切ることの正当性, 患者の治療拒否権と事前の意思表示の相対的有効性 (事前の意思表示は必ずしも絶対的でない), 意思決定能力がなく事前の意思表示もない患者の延命治療の打切りについては医プロフェッションの判断を尊重すること (代行判断は認めない) 等を提言している[55]。しかし,「BMA ガイドラインは, 不安定な法的状態に置かれていた医師たちに好意的に迎えられたが, 一部では, 医療主導による弱者切り捨てが生じているとの指摘がなされている」[56]とのことである。なお, 1999年には, 患者の治療または栄養・水分補給措置を開始しなかったり中止して患者を死亡させる行為を違法とする趣旨の3箇条から成る「治療(安楽死防止)法案 (Medical Treatment (Orevention of Euthanasie) Bill)」が下院に提出されたが, かなり議論が行われたものの, 審議未了で廃案になった[57]。

このように, 問題解決のひとつの方向性を示し, 一見すると, この種の問題で落ちついた対応を見せていると思われるイギリスにおいても,「解決策」はなお流動的であり, また, 安楽死の法整備をして積極的安楽死を合法化したオランダでも状況は同様であり, この種の問題の深刻さと難渋さが看取される[58]。

## 4 日本の最近の動向——尊厳死問題の行方——

[1] では, 日本ではこの問題は, どのような方向にあり, また今後どのような方向を目指すべきであろうか。本書第1章でも論じたように, 日本でも議論それ自体は1970年代からあったが, 法学界と医学界で具体的議論が展開され始めたのは, 1980年代に入ってからであり, さらに医療現場も含めて実践的議論が始まったのは, 1990年代に入ってからであって, 1992年 (平成4年)

3月9日には，日本医師会第Ⅲ次生命倫理懇談会の「『末期医療に臨む医師の在り方』についての報告」が公表されるに至っている[59]。これを受けて，特に1994年（平成6年）5月26日付けの日本学術会議「死と医療特別委員会報告『尊厳死について』」という『報告書』[60]と1995年の東海大学病院「安楽死」事件判決（横浜地判平成7・3・28判例時報1530号28頁，判例タイムズ877号148頁）以降，議論が本格化した。

2 まず，日本学術会議「死と医療特別委員会報告『尊厳死について』」の報告書（以下『報告書』という）は，「尊厳死を認めることは，生命の保護という『ダム』の決壊作用をもたらし，生命軽視という『滑りやすい坂道』(slippery slope arguments) へと第一歩を踏み出すものとして倫理上問題があるばかりでなく，尊厳死は人の生命を短縮する措置と考えることもでき，刑法上の殺人罪や自殺関与罪に該当する疑いも否定できない。そこで，尊厳死の是非を議論する場合には，尊厳死が問題となる背景を明らかにしたうえで，医学，倫理，宗教，法律等の総合的な観点から解決策を導き，人命の尊重と患者の意思の尊重との両面を考慮し，生命の保護にクサビを打ち込むようなことのないように，慎重に配慮しなければならない」という基本的スタンスから，延命医療中止の意義と条件について述べる。『報告書』は，患者の意思を無視して延命医療を施せば過剰医療のそしりを免れないとして，「患者の求めがある以上，延命医療を中止することは，何ら医師の倫理にもとるものではないことを，改めて確認すべきである」との観点から，「延命医療の中止は，同意殺人罪ないし自殺関与罪に当たるという学説もあるが，延命医療の中止は自然の死を迎えさせるための措置であり，その場合の死は，自殺でもなければ，医師の手による殺人でもないというべきであろう」，と説く。その理論的根拠は必ずしも明確ではないが，「延命医療を中止して苦痛の緩和のための措置や精神的ケアに切り替え，その結果として（延命医療を施している場合より早い）死を招いたとしても，それを殺人であると考える人はいないであろう」と続き，しかも「患者の求めがあれば，医師は，治療の一環として，苦痛の緩和措置を実施する義務がある」という表現からすれば，また，有力メンバーの1人

である大谷實博士の見解[61]から推察すると，私見と同様，患者の意思に基づく治療義務解除論が論拠となっているように思われる。したがって，この点に問題はないといえよう。

　問題は，患者が正常な意思を表明できない場合である。『報告書』は，(旧)厚生省報告書に依拠して，「自分自身が植物状態になった場合に延命医療の中止を希望する者は八〇パーセントであり，近親者が植物状態になった場合は六八パーセントというように，かなり高い割合を占めている」という実態を考慮しつつ，「延命医療を拒否する書面による事前の意思表明（リビングウィル）に基づいて患者の診療方針を決め，それを患者の意思の確認手段として延命医療の中止を行うべきであろう」，と説く。しかも，「このリビングウィルについては，事前の意思表明を再確認できない状態でそのまま有効としてよいかという疑問もある。確かに，患者の同意は医師が治療を行う時点で存在していなければならないが，決定的な時点で意思を表明することができない場合に，事前にそのことを予想して作られた意思表明の文書を有効とすることは，患者の自己決定を尊重する所以であり，インフォームドコンセントの趣旨にも即すると考える。そうとすれば，文書の形式を採らなくても，近親者等の証言によって事前の意思が確認できれば，それを本人の意思ないし希望として扱ってよいようにも思われる」，と提言する。

　この方向性は，私見からしても基本的に妥当だと思われる。だが，ここで，「『この患者の意思の確認手段』としては，『延命医療を拒否する書面による事前の意思表明』による他ないとすることは諒とするが，問題はその根拠である」として問題を提起される唄孝一教授の次の鋭い言葉に耳を傾ける必要がある。すなわち，「リビング・ウィルを含む事前指示の有効性をつきとめる必要がある。『医療においてはインフォームドコンセントの法理が支配すべきである』ことだけからはリビング・ウィルを十分に説明することができない。インフォームドコンセントは，その対象の療法の内容，結果，長所短所，代替手段の有無につき十分の説明を受け，それらの情報が通じてはじめて成り立つべきものである。然るに，リビング・ウィルを作成する際，その病状も

療法もまったく未来的・仮定的・想像的なものであり，インフォームドコンセントとは前提を異にする。だからこそ，この意思が尊重されるためには，インフォームドコンセントと異なる観点からの論理化が必要である。つまりそれは，主治医＝患者間の『対話性』と『同時性』に欠ける意思表明であることを認識するとともに，それはそれで自己の身体の処分として有効なものか，それとも現に植物状態になってからの現場の工夫と配慮とにより補強されることによるのかなどなお熟考を必要とする。……随所に登場する近親者・後見人の位置づけ・役割につき，その一貫性を含めて，警戒し検討する必要があるが，その法学的検討を含めて別に期する」[62]，と。これは，まさに正鵠を射た指摘である。この課題を明確に認識しておく必要がある。この点に関して，新美育文教授が，「尊厳死を含め，医療における意思決定に関しては，患者の自律性ないし自己決定にその正当化根拠を求める場面と，患者の最善の利益(best interest)の追求，すなわちパターナリズムを正当化根拠とする場面とが存在することが従来承認されてきたが，学術会議報告が後者をまったく視野から除外したことの理由を明らかにしていないのはなぜだろうか」と疑問を呈示され，「患者の意思の尊重という理念が現実においてどこまで維持できるのかに関しては限界も感じられることを併せ考えるならば，パターナリズムに基づく延命医療の中止の是非は，もっと徹底して論じられる必要がある」し，「延命医療の中止が問題となる場面において，インフォームド・コンセントに関するのと同じ議論をするだけで充分なのかは，もう少し慎重な議論が必要であろう」[63]と指摘されるのも，同じ脈絡で理解することができる。これと関連して，本書第5章でのドイツの議論の分析からも看取できるように，最近議論が活性化している成年後見制度が日本においてこの問題と具体的にどのように関係してくるのかも，理論的・実践的に煮詰める必要がある[64]。

　また，『報告書』は，「延命医療中止の条件」として3点を挙げる。第1に，「医学的に見て，患者が回復不能の状態(助かる見込みがない状態)に陥っていること」が挙げられている。だが，医学者の指摘にもあるように，「回復不能の

状態」の判定基準が医学的に明確とならないかぎり，安易にこれを条件のひとつとして持ち出すことには危惧の念がある[65]。第2に，「意思能力を有している状態において患者が尊厳死を希望する旨の意思を表明していることが必要である」（ただし撤回可能）としつつ，「患者の意思を確認しえない場合には，近親者又は後見人など信頼しうる適当な者の証言に基づいて中止を決定すべきである。患者の意思が不明であるときは，延命医療の中止は認めるべきではなく，それゆえ，近親者等が本人の意思を代行するという考え方を採るべきではない」，と説く。これ自体は妥当としても，第3に，「延命医療の中止は，医学的判断に基づく措置として担当医がこれを行うべきであって，近親者等がこれを行うことを認めるべきではない。しかし，末期医療は近親者を抜きにしては成り立ちえないのであるから，医師と近親者との間で充分な話し合いが行われ，近親者が納得したうえで延命医療を中止することが望ましい」，と説いている点との整合性が明確でない。「近親者等による患者の意思の代行を認めないとする一方，他方では近親者等の証言によって患者の意思を探ることを認めることに対する疑問」[66]は残る。

　もうひとつの課題は，拒否の対象となる延命医療の内容・範囲についてである。『報告書』は，「人工呼吸器の装着，人工透析，化学療法，輸血などの積極的な治療」については当然にその対象に入れていると思われるが，「静脈注射などによる栄養補給等」については，「生命の基本となる栄養補給は自然の死を迎えさせる基本的な条件であるが，鼻孔カテーテル及び静脈注射等による栄養補給は，その方法が人為的である点にかんがみれば，病状等を充分に考慮して，中止してもよい場合があると思われる」という具合に，微妙な表現をしている。厳密には，「人工延命治療」が尊厳死の対象であると考えられ，したがって，栄養分や水分は，本人が明確にこれらを含めて拒否していないかぎり，基本的に提供され続けるべきである。ただ，特に栄養補給が侵襲の程度の強い方法で行われる場合は，これを「人工延命治療」の拒否の対象としてよいものと考える。

　いずれにせよ，この『報告書』は，日本における尊厳死の問題について重

要な問題提起をしているものとして位置づけることができる。

3 つぎに，東海大学病院「安楽死」事件判決では，安楽死の要件のほかに，治療行為の中止の要件についても言及された[67]。すなわち，治療行為の中止（いわゆる尊厳死）は，意味のない治療を打ち切って人間としての尊厳性を保って自然な死を迎えたいという患者の自己決定権の理論と，そうした意味のない治療行為までを行うことはもはや義務ではないとの医師の治療義務の限界を根拠に，一定の要件の下に許容される，として，次の3つの要件を挙げた。

① 患者が治癒不可能な病気に冒され回復の見込みがなく死が避けられない末期状態にあること。治療中止が患者の自己決定権に由来するとはいえ，その権利は「死ぬ権利」を認めたものではなく，死の迎え方ないし死に至る過程についての選択権を認めたにすぎず，早すぎる治療中止を認めることは生命軽視の一般的風潮をもたらす危険がある。「死の回避不可能の状態に至ったか否かは，医学的にも判断に困難を伴うと考えられるので，複数の医師による反復した診断によるのが望ましい」。また，この状態は，当該対象行為の死期への影響の程度によって相対的に決してよい。

② 治療行為の中止を求める患者の意思表示が中止の時点で存在すること。この「意思表示は，患者自身が自己の病状や治療内容，将来の予想される事態等について，十分な情報を得て正確に認識し，真摯な持続的な考慮に基づいて行われることが必要」であり，そのためには，病名告知やいわゆるインフォームド・コンセントが重要である。しかし，現実の医療現場においては治療行為中止の検討段階で患者の明確な意思表示が存在しないことがはるかに多く，一方では家族から中止を求められたり家族に意向を確認したりすることも少なくない。「こうした現実を踏まえ，今日国民の多くが意味のない治療行為の中止を容認していることや，将来国民の間にいわゆるリビング・ウィルによる意思表示が普及してゆくことを予想し，その有効性を確保することも必要であることなどを考慮すると，中止を検討する段階で患者の明確な意思表示が存在しないときには，患者の推定的意思によることを是認してよい」。

まず，事前の文書による意思表示（リビング・ウィル等）あるいは口頭による意思表示は，推定的意思認定の有力な証拠となる。かかる意思表示も，中止検討段階で改めて本人により再表明されれば，その段階での意思表示となるが，一方，中止の意思表示は，自己の病状，治療内容，予後等についての十分な情報と正確な認識に基づいてなされる必要があるので，事前の意思表示が中止検討時点と余りにかけ離れた時点でのものであるとかその内容が漠然としたものに過ぎないときには，家族の意思表示により補って推定的意思認定を行う必要がある。

　つぎに，事前の意思表示が何ら存在しない場合，医療現場での現実や，国民の大多数が延命医療中止を容認しつつも具体的には事前の意思表示がある場合が圧倒的に少ないという現実間のギャップの存在，中止に際しては医師による医学的観点からの適正さの判断がなされ，家族の意思だけで全措置が中止されるわけではないこと，さらに，患者の過去の日常生活上の断片的言動からよりもむしろ家族の意思表示による方がはるかに中止検討段階での患者の意思を推定できることなどを考慮すると，家族の意思表示から患者の意思を推定することが許される。これを推定するには，家族が患者の性格，価値観，人生観等を十分に知り，その意思を適確に推定しうる立場にあること，患者の病状，治療内容，予後等について十分な情報と正確な認識を持っていることが必要である。そして，患者の立場に立った上での真摯な考慮に基づいた意思表示でなければならない。また，医師側も，患者及び家族との接触や意思疎通に努めることによって，患者自身の病気や治療方針に関する考えや態度，患者と家族の関係の程度や密接さなどについて必要な情報を収集し，患者及び家族をよく認識し理解する立場にあることが必要である。

　③ 治療行為中止の対象となる措置は，薬物療法，人工透析，人工呼吸器，輸血，栄養・水分補給など，疾病を治療するための治療措置及び対症療法である治療措置，さらには生命維持のための治療措置など，すべてが対象となる。「しかし，どのような措置を何時どの時点で中止するかは，死期の切迫の程度，当該措置の中止による死期への影響の程度等を考慮して，医学的にも

はや無意味であるとの適正さを判断し，自然の死を迎えさせるという目的に沿って決定されるべきである」。

④ では，判旨に即して，治療行為中止（尊厳死）の要件について考察してみよう。本判決は，傍論ながら，日本の判例史上はじめて「尊厳死」という語を用いている点（しかし必ずしもこれを振りかざしているわけではない）のみならず，その具体的内容として許容要件を呈示している点で重要な意義を有する。

第1に，判決は患者の自己決定権と医師の治療義務の限界を根拠に許容要件を考えているが，内容的に多少曖昧である。第1要件の箇所で述べているように，判決が，自己決定権は「死ぬ権利」を認めたものでなく，死の迎え方ないし死に至る過程についての選択権を認めたにすぎないとする点は妥当としても，治療義務の限界がそれとどのように関係するのか，あるいはその限界がどこから導かれるのかは，不明である。もし，「意味のある治療」と「意味のない治療」の区別を医師の裁量にまかせ，それを根拠に治療義務の限界を画するとするのであれば，裁量濫用の懸念を払拭できず，問題である。また，このような自己決定権を認めるにしても，解釈論上，延命拒否と自殺および自殺関与罪との関係をどう捉えるか，不明である。

私見によれば，自殺関与罪(刑法202条)がある現行法下では，一般的自殺への幇助行為と治療拒否に応じる医師の行為（不作為）はいずれも自殺幇助罪の構成要件に該当するであろうが，違法論のレベルで，「治療行為という場」を設定したうえで，そこに生命維持利益のほかに治療に直接関係する対抗利益（主として苦痛除去利益ないし必要以上に干渉を受けたくない利益）が生じる場合が治療拒否の範疇であり，発生している作為義務（治療義務）が患者の延命拒否により解除され（緊急状況下で生命維持利益より対抗利益が優越），正当化が導かれる[68]。それ以外は，正当化困難な可罰的自殺幇助の範疇と解される。このように解することにより，医師による一方的な治療中断の危険性を排除できると思われる。また，判決が「早すぎる治療中止」に懸念を示し，対象を原則として「末期状態」に限定しつつ，「複数の医師による反復した診断」を条件に当該対象となる行為の死期への影響の程度によって相対的に決してよいとし

ているのも，遷延性植物状態患者の場合を考えれば当然である点を別としても，前述のような患者の延命拒否を前提としてのみ理解可能である。

　第2に，判決が，患者の意思表示が中止時点で存在することを原則としつつ，事前の文書による意思表示（リビング・ウィル等）あるいは口頭による意思表示がある場合はこれを有力な証拠として推定的意思でも足りるとする点は，それが「明白かつ説得力ある証拠」として認められるかぎりで基本的に妥当であり，前述の日本学術会議の「死と医療特別委員会」もこの旨を認めている。しかし，問題は，事前の意思表示が何ら存在しない場合にも判決が家族の意思表示から患者の意思を推定してよいとする点にある。判決は，(i)事前の意思表示がある場合が圧倒的に少ない現実，(ii)医師による適正さの判断がなされ家族の意思だけで全措置が中止されるわけではないこと，(iii)患者の過去の日常生活上の断片的言動からよりもむしろ家族の意思表示による方がはるかに中止検討段階での患者の意思を推定できること，これらを根拠に「代行判断」（判決が直接この言葉を用いているわけではない）を許容する。しかし，ここには患者の意思よりも家族の意思を優先する姿勢が看取される。本書第1章，第2章および第3章で示したように，アメリカでも一時期，判例上この傾向が広まったが，やがて患者の事前の意思表示の具体的手懸りを要求する方向に向かった。いずれにせよ，この場合，安易な代行判断を認めると，家族や関係者にとって不要な人間には何らの治療も施さずに死にゆくにまかせてよいとする他者処分に途を譲ることにもなりかねない。この点で，判決は，インフォームド・コンセントさえ十分でない医療の現状に過度の信頼を置きすぎているように思われる。やはり，代行決定方式としては，本書第2章および第3章でみたように，アメリカ・ニュージャージー州のコンロイ事件判決（In re Conroy, 486 A 2 d 1209（1985））が示す3つのテストのうちの2つのテスト，すなわち，主観的テスト（代行決定者が患者の願望を十分に知ったうえで明確な証拠に基づいて決定する）と制限的・客観的テスト（患者の治療拒否を推定せしめるある程度信頼に値する証拠があるとき，および患者の生命保持の負担が生存利益より明らかに重いと決定者が判断するとき，差控え・撤去を認める）の範囲に限定すべきものと

思われる。そして，これが充足された場合にのみ正当化（違法性阻却）が認められ，かつそれが正当化の限界であると思われる。それ以外は，医師であれ家族の者であれ，やむにやまれぬ心情ないし良心的葛藤から人工延命治療を中断させれば，せいぜい義務衝突（医師の場合）ないし期待可能性の不存在（特に家族の場合）による免責（責任阻却）がありうるにとどまる。

なお，安楽死と異なり，尊厳死の場合には，将来的にリビング・ウィルを中心とした立法化の可能性も考えれるが，前述のように，成年後見制度との関係も含め，課題は多く，立法化には極力慎重な態度で臨まなければならない。

第3に，判決は，治療行為中止の対象として，薬物療法，人工透析，人工呼吸器，輸血，栄養・水分補給など，疾病を治療するための治療措置及び対症療法である治療措置，さらには生命維持のための治療措置など，すべてを挙げているが，とりわけ栄養・水分補給については争いがある。本書第1章，第2章および第3章でみたように，アメリカの判例では人工栄養補給や水分補給も中止対象に入れているし，日本学術会議報告書も，前述のように，「生命の基本となる栄養補給は自然の死を迎えさせる基本的な条件であるが，鼻孔カテーテル及び静脈注射等による栄養補給は，その方法が人為的である点にかんがみれば，病状等を充分に考慮して，中止してもよい場合がある」という具合に微妙な表現ながらこれを肯定する。これに対して，「少なくとも植物状態患者の場合は，意識の回復可能性がある場合は，たとえリビング・ウィルがあっても人工的な水分や栄養の補給をすべきだ」[69]との見解，あるいは「看護の立場からは，打ち切るということは考えられ」ない[70]との見解もある。重要な問題だけに慎重な検討を要するが，前述のように，詳細について本人の明示の拒否表明があれば，輸血拒否と同様に考えて，判決と同様，すべての治療措置を中止対象と考えてよいと思われる。これに対して，本人の意思が部分的に曖昧な場合（例えば人工延命治療だけを明示的に拒否している場合）は，少なくとも侵襲の程度の軽い手段による栄養分ないし水分の補給を続けるべきである。また，これと関連して，治療の打切りも，本書第1章で論じたよ

うに，段階的解除が望ましい。それができてこそ，「尊厳死」の内実を備えたものといえる。

なお，人工延命治療の打切りがどの時点から許されるかという問題があるが，患者の延命拒否の意思が明確な場合には，必ずしも死期の切迫時点に固執する必要はないであろう。なぜなら，人工延命装置の使用により，どの時点から死期が切迫しはじめるかが予測しえない事態も考えられるからである。この場合は，むしろ医師と患者に判断を委ねてよいと思われる。これに対して，患者の意思が十分に明確とはいえないか，あるいは完全に不明確な場合は，前者では患者の延命拒否の意思がある程度推測できるかぎりで死期が切迫した時点(人工呼吸器使用の場合は切迫脳死の時点)，後者では少なくとも死亡時点（人工呼吸器使用の場合は脳死の時点）までは治療を打ち切るべきでないと思われる。

本件自体は，直接的に「尊厳死」が正面から争われた事案ではなかったので，法実務上，これ以上の争点は出なかったが，実際に裁判で争われるとすれば，本書の随所で示された諸問題が関係してくるに相違ない。

## 5 結　語

以上，アメリカ，イギリスおよび日本の最近の動向を分析しつつ，尊厳死問題の行方を探ってみたが，なお未解決の問題が多い。とりわけこの問題は，法律解釈論だけで解決がつく問題ではなく，医療費の問題や福祉・介護の問題，カウンセリング体制の問題等，制度的問題とも深く関わるものであり，多方面からアプローチして対処すべきものである。本書は，あくまで刑法的観点から論じたものであり，ひとつの契機を提供するにすぎない。論じ足りない部分も多々あるが，それらについては今後の研究で補足したい。

医療現場では，安楽死よりもむしろこの尊厳死の問題の深刻さが指摘されている[71]。高齢化社会を迎えた現在，この問題は，国民皆で考えていかなければならない重要な課題である。その際，生存権の保障を十分に考慮したうえ

で議論をすべきである。安易な生命切捨てにならないよう配慮すべきことを改めて強調しておきたい。最後に，唄孝一教授の含蓄深い言葉で本書を締めくくりたい。

「『謙譲とためらい』はこの問題を論ずる者すべてに要求されるべきである」[72]。

1) この点については，*Joanne Lynn* (ed.), By No Extraordinary Means. The Choice to Forgo Life-Sustaining Food and Water, 1986 および丸山英二「アメリカにおける生命維持治療拒否権」自由と正義40巻2号 (1989) 56頁以下参照。なお，他方で，延命拒否権行使に対する医療者の良心的拒否が争われたケースもある。塚本泰司「患者の自己決定権と医療者の良心的拒否——レクェナ事件を参考にして——」年報医事法学9 (1994) 22頁以下 [同著『医療と法——臨床医のみた法規範——』(1999・尚学社) 208頁以下所収] 参照。

2) 本判決の詳細については，丸山英二・[1991―1] アメリカ法 (1991) 121頁以下，同「生命維持治療の中止をめぐる法律問題」法学セミナー436号 (1991) 10頁以下，早川武夫「植物人間と『死ぬ権利』(一) (二)」法学セミナー423号 (1990) 8頁以下，424号10頁以下 [同著『続・アメリカ法の最前線』(1993・日本評論社) 42頁以下所収]，樋口範雄「植物状態患者と『死ぬ権利』」ジュリスト975号 (1991) 102頁以下，カール・E・シュナイダー (木南敦訳)「命の終焉における医療の決定について——クルーザン事件，事前の指示および個人の自己決定——」ジュリスト1076号 (1995) 130頁以下，町野朔ほか編著『安楽死・尊厳死・末期医療』(1997・信山社) 194頁以下 [清水一成訳]，宮野彬「尊厳死と『明白で納得のゆく証拠』の規準」佐藤司先生古稀祝賀『日本刑事法の理論と展望 (下巻)』(2002・信山社) 41頁以下参照。判決原文は，公刊後に丸山英二教授よりいち早く送っていただいたが，十分に活用できないまま現在に至った。本書で簡潔ながら取り上げることにより，丸山教授の学恩に報いたい。

なお，*Bonie Steinbock and Alastair Norcross*, Killing and Letting Die, 2nd ed., 1994 は，ナンシー・クルーザン事件連邦最高裁判決の多数意見およびカレン・クィンラン事件ニュージャージー州最高裁判決といった重要判例のほか，*George P. Fletcher*, Prolonging Life: Some Legal Considerations, 42 Wash. L. Rev. pp. 999-1016 (1967) (フレッチャーのこの論文は pp. 88-102 に収録されており，本書ではこれによる) をはじめとするアメリカのこの種の問題に関連する重要論文を収録しているので参照されたい。

3) なお，差戻し後，1990年12月14日の同州の裁判では，ナンシーの友人が

提出した彼女の延命拒否の意思に関する新たな証拠が採用され，人工栄養補給チューブの抜去が認められた。その結果，ナンシーは，1990年12月26日に死亡した。丸山・前出注（2）［1991－1］アメリカ法129頁参照。
4) 丸山・前出注（2）［1991－1］アメリカ法128頁。
5) 例えば，1996年のニュージャージー州のダニエル・ヨセフ・フィオリ事件判決（In re Fiori, 673 A. 2 d 905 (Pa. 1996)）が挙げられる。本判決（第1審および第2審判決を含む）の詳細な分析については，唄孝一「生命維持治療の打切りをめぐる家族と司法——フィオリ事件判決（アメリカ）の研究ノートから——」『現代民事法学の理論——西原道雄先生古稀記念——』（2002・信山社）353頁以下参照。その他，1991年のインディアナ州のローレンス事件判決（In re Lawrence, 579 N. E. 2 d 32 (Ind. 1991)）については，富田清美［1994－1］アメリカ法（1994）216頁以下参照。なお，最近の論稿として，古川原明子「生命維持治療と患者の自己決定権——米判例を素材に——」一橋法学2巻1号（2003）145頁以下がある。
6) 判例については，*Steinbock and Norcross*, op. cit.(n.2) が，また，立法については，*Norman L. Cantor*, Advance Directives and the Pursuit of Death with Dignity, 1993 が，さらに，学説については，*Hazel Biggs*, Euthanasia, Death with Dignity and the Law, 2001, especially pp. 115-144 ; *Raphael Cohen-Almagor*, The Right to Die with Dignity. An Argument in Ethics, Medicine, and Law, 2001 ; *Deryck Beyleveld and Roger Brownsword*, Human Dignity in Bioethics and Biolaw, 2001, especially pp. 233-266（イギリスを含む）が，それぞれ参考になる。本書では，これらを十分に分析する余裕がなかった。後日の検討課題である。
7) 本法の邦訳として，中山研一＝石原明編著『資料に見る尊厳死問題』（1993・日本評論社）191頁以下［石原明訳］，町野ほか・前出注（2）158頁以下［清水一成訳］参照。
8) 本法については，丸山英二「患者の自己決定法」年報医事法学6（1991）64頁以下参照。
9) *Ian Kennedy*, The Legal Effect of Requests by the Terminally Ill and Aged not to Receive Further Treatment from Doctors, [1976] Crim. L. R. pp. 217-232.
10) 甲斐克則『安楽死と刑法』（2003・成文堂）139頁以下参照。
11) *Ian McCall Kennedy*, Switching Off Life Support Machines : The Legal Implications, [1977] Crim. L. R. pp. 443-452.
12) *Fletcher*, op. cit.(n.2), pp. 92-100.
13) *Kennedy*, op. cit.(n.11), pp. 444-445.
14) *Kennedy*, op. cit.(n.11), p. 445. なお，議論の前提が，イギリスで一般的に採られている脳幹脳死説であることに注意しておく必要がある。
15) *Kennedy*, op. cit.(n.11), pp. 446-447.

16) *Kennedy*, op. cit.(n.11), p. 447. ケネディーは，ここで，アメリカのカレン・クィンラン事件判決を参照している。
17) *Kennedy*, op. cit.(n.11), pp. 447-448.
18) *Kennedy*, op. cit.(n.11), p. 448.
19) *Kennedy*, op. cit.(n.11), p. 449. なお，甲斐・前出注（10）参照。
20) *Kennedy*, op. cit.(n.11), p. 450.
21) *Kennedy*, op. cit.(n.11), p. 451.
22) *Kennedy*, op. cit.(n.11), p. 452.
23) *P. D. G. Skegg*, Law, Ethics, and Medicine. Studies in Medical Law. 1984 (Revised Edition 1988), pp. 161-163. なお，患者を死にゆくにまかせる行為についてのスケッグの見解については，甲斐・前出注（10）129-139頁参照。
24) *Skegg*, op. cit.(n.23), pp. 164-165.
25) *Skegg*, op. cit.(n.23), p. 165.
26) *Skegg*, op. cit.(n.23), pp. 165-166.
27) *Skegg*, op. cit.(n.23), pp. 166-167.
28) *Skegg*, op. cit.(n.23), p. 167.
29) *Skegg*, op. cit.(n.23), p. 168. もっとも，同所でスケッグは，イギリスの裁判官は適切な医療慣行が法律上の因果関係において何の役割も果たさないであろうという原理を承認することにはおそらく慎重であろう，とも述べている。
30) *Skegg*, op. cit.(n.23), pp. 169-170.「例えば，医師が患者のカルテに『ナーシングケアのみ』と書くか，子どもの生命がさもなくば引き延ばされえたけれども重度の脳損傷の子どもを蘇生させようとするいっさいの試みを差し控えるよう看護婦に指示しても，死を惹起する作為を犯すものとはみなされない」，と説く。
31) *Fletcher*, op. cit.(n.2), pp. 94-95.
32) *Skegg*, op. cit.(n.23), pp. 173-174.
33) 本書第1章100頁以下参照。
34) *Glanville Williams*, 'Euthanasia', 41 Med.-Leg. J. 14 (1973), pp. 20-21. See also *Williams*, Texstbook of Criminal Law, 1978, pp. 236-237 ; 2 nd edn, 1983, p. 282.
35) *Skegg*, op. cit.(n.23), p. 176.
36) *Skegg*, op. cit.(n.23), p. 176.
37) *Williams*, Texstbook, Suppl. 1979, p. 9.
38) *Skegg*, op. cit.(n.23), pp. 177-179. このような考えは，イギリスにおいて大方の支持を得ているように思われる。See *JK Mason/RA McCall Smith/GT Laurie*, Law and Medical Ethics, Sixth Edition, 2002 pp. 504-527, 547-568.

39) Airedale NHS Trust v. Bland, [1993] 1 All ER 821.
40) 本判決の詳細については，三木妙子「イギリスの植物状態患者トニー・ブランド事件」ジュリスト1061号（1995）50頁以下，町野ほか・前出注（2）201頁以下［西村秀二執筆］，ジョン・キオン（城下裕二訳）「イギリスにおける生命維持治療の中止──ブランド判決の道徳的・理性的再検討──」札幌学院法学15巻2号（1999）123頁以下等参照。私も，判決直後の1993年に新潟大学法学部の鯰越溢弘教授より判決要旨を送っていただいていたが（その後，判決全文を入手），紹介の機会を逸してしまっていた。鯰越教授には，本書において本判決に言及することでそのご好意に報いたい。
41) 以下の叙述では，特に三木・前出注（40）および町野ほか・前出注（2）202頁以下［西村執筆］を参照したが，表現は一部修正した。［　］部分は，筆者の補足である。
42) このうち，被告側弁護人が挙げているのは，以下の4点である。「(1)損傷後，少なくとも6か月間，リハビリのためにあらゆる努力がなされるべきこと。(2)不可逆的なPVSであるとの診断は，損傷後，少なくとも12か月までは確認されたものと考えられるべきではなく，その結果，延命治療を差し控えるという決定もその期間は延長されること。(3)その診断は，他の2人の独立した医師によって合意が得られるべきこと。そして(4)一般的に，患者の直近の家族の希望が重視されること」。
43) See *Mason/McCall Smith/Laurie*, op. cit.(n.38), pp. 507-515.
44) *John Keown*, Restoring Moral and Intellectual Shape to the Law after Bland, 113 Law Quarterly Review（1997）, pp. 481-503. これは，貴重な論稿である。邦訳として，キオン（城下訳）・前出注（40）がある。本書では，城下訳による。
45) キオン（城下訳）・前出注（40）136-137頁。
46) キオン（城下訳）・前出注（40）138-142頁。その他，「すべりやすい坂道」論等についても指摘しているが，ここでは割愛する。
47) 例えば，Frenchay Healthcare NHS Trust v. S, [1994] 2 All ER 403, [1994] BMLR 156, CA.; Swindon and Marlborough NHS Trust v. S, [1995]Med LR 84等数件が挙げられる。この点については，*Mason/McCall Smith/Laurie*, op. cit.(n.38), pp. 510-515が参考になる。なお，千葉葉月「医的処置に対する事前の意思表明──その有効性と適用可能性に関するイギリスの議論から──」生命倫理 Vol. 11, No. 1（2001）143頁以下および五十子敬子「英国における精神的無能力者の治療の中止と差し控えについて」同誌154頁以下をも参照。
48) *House of Lords Select Committee*, Report of the House of Lords Select Committee on Medical Ethics, H. L. Paper 21-1 of 1993-1994（1994）．この『報告書』の抄訳として，町野ほか・前出注（2）209頁以下［西村秀二執筆］がある。

49) キオン（城下訳）・前出注（40）150-151頁。なお，町野ほか・前出注（2）212頁［西村執筆］参照。
50) キオン（城下訳）・前出注（40）151頁。
51) 町野ほか・前出注（2）213-214頁［西村執筆］参照。
52) 町野ほか・前出注（2）214頁［西村執筆］参照。
53) 町野ほか・前出注（2）214頁［西村執筆］参照。
54) この法案の邦訳として，町野ほか・前出注（7）215-217頁［西村執筆］がある。
55) このガイドラインについては，http：//www.bmjpg.com/withwith/contents.htm で原文を見ることができる。なお，谷直之「イギリスにおける安楽死・尊厳死をめぐる現代的展開」産大法学34巻3号（2000）185-186頁，五十子敬子「英国における治療の中止と差し控えについて」生命倫理 Vol. 9 No. 1 (1999) 130頁以下，および *Mason/McCall Smith/Laurie*, op. cit.(n.38), p. 509 and 515 参照。
56) 谷・前出注(55)186-187頁。治療の継続を求める訴訟も提起されたり，NHSが高齢者に対して差別的に治療を打ち切っている実態報告がなされたり，問題が上院で取り上げられて捜査当局が調査しているとのことである(187-188頁)。
57) この法案については，谷・前出注（55）188-189頁参照。当時（特に2000年1月28日）の下院の議事録については，http：//www.parliament.the-stationery-office.co.uk/pa/cm/cmhansrd.htm で詳細に見ることができる。
58) 尊厳死の問題の医療的側面については，東京医科歯科大学大学院心療・緩和医療教室の松島英介助教授が代表を務める平成15年度厚生労働省特別研究事業「国内外の悪性腫瘍を中心とした尊厳死に関する研究」に参加し，多くのことを学んだ。近いうちに研究班の『報告書』に掲載されるであろうが，イギリスにおける終末期医療の現状については野口海＝松島英介「英国における終末期医療および尊厳死の現状」が参考になるし，アメリカについては，岸泰宏「米国における終末期医療および尊厳死の実態」，オランダについては高島敦子「オランダにおける終末期医療および尊厳死の実態」，オーストラリアについては松下年子＝松島英介「オーストラリアにおける終末期医療および尊厳死の実態」がそれぞれ参考になる。なお，オランダについては，山下邦也「持続的植物状態患者と人工栄養の問題——オランダにおける議論を中心に——」香川法学17巻3号（1997）1頁以下がオランダにおけるこの種の唯一の判例であるスティニッセン事件アーネム高裁判決（1989年10月31日：Nr.909. hoh Arnem 31 oktober 1989. Levensbeeindiging van irrevesibel comateuze patiente? Nederlamde Jurisprudentie 1989, pp. 3592-3595）やオランダ医師会報告書『意思無能力の患者の生命終焉をめぐる医療行為』（1997年）等を分析していて興味深い。参照されたい。

59) この間の動向については，中山＝石原編著・前出注（7）3頁以下，88頁以下，128頁以下，中山研一『安楽死と尊厳死――その展開状況を追って――』（2000・成文堂）50頁以下，町野ほか・前出注（2）132頁以下〔西村秀二・山本輝之執筆〕参照。
60) この『報告書』は，ジュリスト1061号（1995）70頁以下および町野ほか・前出注（2）146頁以下に掲載されている。
61) 大谷實「解決が急がれる尊厳死問題」研修541号（1993）3頁以下〔同著『刑事司法の展望〔刑事法学研究第五巻〕』（1998・成文堂）92頁以下所収〕にこの『報告書』とほぼ同じ内容が収録されているので参照されたい。なお，この『報告書』をめぐる興味深い議論として，大嶋一泰＝大谷實＝紙屋克子＝神野哲夫＝唄孝一「〔座談会〕『尊厳死論議の光と影――植物状態を中心として」ジュリスト1061号（1995）7頁以下参照。
62) 唄孝一「『尊厳死』論議に加えたい視点」生命の科学 Vol 3 No. 8（1994）4頁。
63) 新美育文「日本学術会議・死と医療特別委員会報告『尊厳死について』の問題点」ジュリスト1061号（1995）44-45頁。
64) この問題の関連文献として，「【特集】意思決定の代行」法律時報67巻10号（1995）6頁以下所収の諸論稿，神谷遊「ドイツにおける無能力者制度および成年後見制度の新展開」ジュリスト967号（1990）82頁以下，同「成年後見制度をめぐる立法上の課題――いわゆる身上監護を中心として――」中川淳先生古稀祝賀論集『新世紀へ向かう家族法』（1998・日本加除出版）337頁以下，新井誠「ドイツ成年者世話法の運用状態」ジュリスト1011号（1992）60頁以下，同編『成年後見――法律の解説と活用の方法――』（2000・有斐閣），岩志和一郎「ドイツの世話制度と医療上の処置に対する同意」唄孝一＝石川稔編『家族と医療』（1995・弘文堂）211頁以下，田山輝明『成年後見法制の研究 上巻・下巻』（2000・成文堂），神野礼斉「医療における意思決定代行――ドイツ世話法の動向を中心として――」九州国際大学法学論集8巻1＝2号（2001）89頁以下，五十子敬子「末期患者の人権と成年後見制度――刑事法および民事法よりの考察――」中谷瑾子先生傘寿祝賀『21世紀における刑事規制のゆくえ』（2003・現代法律出版）153頁以下がある。本書では，これらの分析・検討をなしえなかった。今後の課題である。
65) 前出注（61）「座談会」14頁〔神野発言〕および太田富雄「尊厳死をこう見る――遷延性植物状態患者の主治医の立場から」ジュリスト1061号（1995）35頁以下参照。
66) 新美・前出注（63）46頁。
67) これらに関しては，甲斐・前出注（10）157頁以下で論じておいた。ここでの叙述と重複する部分もあるが，若干の補足をしている。
68) 私見の前提となる不作為説（本書第1章参照）に対しては，「エネルギー傾注の有無によって作為・不作為が区別しうるとしても，このエネルギーが（生

命維持)治療に向けられているものを意味するとすれば,医師も第三者もこのようなエネルギーの傾注はないことになり,これに対し,エネルギー傾注の対象が限定されていないとすれば,単なる生命維持装置の差し控えにとどまらず,装着されているものを取り外す行為においては医師も第三者もエネルギーの傾注が行われていることになるのではなかろうか」との批判が出されている(武藤眞朗「生命維持装置の取り外し——わが国の学説の分析——」『西原春夫先生古稀祝賀論文集 第一巻』(1998・成文堂) 367 頁——この武藤論文は,他の説も含め,生命維持装置の取外しに関する日本の学説を丹念に分析した文献である)。しかし,医師—患者間における因果系列と第三者—患者間の因果系列との相違から来るエネルギーの流れの質的相違を考えざるをえず,したがって,現在でも不作為説を堅持したい。

なお,井田良「生命維持治療の限界と刑法」法曹時報 51 巻 2 号 (1999) 1 頁以下は,臓器移植との関係を射程に入れて問題点を考察したものであるが,14 頁以下で作為(犯)か不作為(犯)かを検討し,「解決の糸口は,刑法規範の内容を分析することによってはじめて与えられる」という観点から,「……人工呼吸器の取り外しのケースについては,規範の内容が本質的であり,作為か不作為かは決定的な問題ではないといえるかもしれない。ただ,救命の可能性があるのに人工呼吸器を取り外したとき,作為義務を負う者じしん(=医師)がそれを行ったとすると,主たる規範は命令規範であり,その作為を禁止する禁止規範は二次的・非独立的なものにすぎないと考えられるから,不作為犯が成立すると考えるべきであろう。そうであるとすると,前者の『作為による不作為犯』の理論構成の方がより妥当といわざるを得ないように思われる」,と説く (18 頁)。しかし,このような回り道をして「作為による不作為犯」という理論構成を採るまでもなく,治療行為の社会的実体に即した理解から,端的に不作為説を説くべきではなかろうか。上田健二『生命の刑法学——中絶・安楽死・自死の権利と法理論——』(2002・ミネルヴァ書房) 244 頁が,「『作為による不作為』という法形象も,結局のところ,あとから取り出すつもりのものをはじめにこっそりと忍ばせておく手品師の帽子としての役割しか演じさせられていない,ということになろう」と指摘しているのは,的確な比喩と思われる。ちなみに,上田教授は,作為か不作為かに固執せずに,「人間の尊厳」を正当化事由に据えた問題解決を志向される(同書 244 頁以下,特に 248 頁以下)。問題関心は私と共通のものがあるり,傾聴に値するが,上田説に対しては,「『自己決定=患者の意思(事前に与えておいた承諾でも現実の意思とする)』と人間の尊厳がどのような形で結びつくのかが不明確であ」り,また,「基本的には自死への自己決定が通常の自殺とは区別され,その範囲で尊重されるとされているが,これらがどのように区別されるのか,あるいは,いかなる段階において死への自己決定権が尊重されることになるかについては,必ずしも明確に示されてはいないと思われる」という批判が出されている(武藤・前出「生命維持装置の取り外し」370 頁,379 頁)。

「人間の尊厳」については，本書第1章のほかに，甲斐克則「『人間の尊厳』と生命倫理・医事法——具現化の試み——」三島淑臣教授古稀祝賀論集『自由と正義の法理念』(2003・成文堂) 489頁以下参照。また，石原明『医療と法と生命倫理』(1997・日本評論社) 301頁以下は，患者の意思の扱いについて私見とほぼ同じ見解と思われるが，義務衝突論を正当化根拠に据える点(特に315頁以下) や作為・不作為の区別に重きを置かない点（特に319頁以下）で私見と異なる。

69) 前出注 (61)「座談会」29頁［大嶋発言］。なお，同「末期医療と保護責任者遺棄罪」荘子邦雄先生古稀祝賀『刑事法の思想と理論』(1991・第一法規出版) 357頁および同「安楽死をめぐる義務衝突論と緊急避難論——ヴィティッヒ事件BGH判決と東海大学事件横浜地裁判決——」法学59巻5号 (1996) 64頁参照。

70) 前出注 (61)「座談会」30頁［紙屋発言］。

71) この点の近年の状況については，前出注 (58) の松島英介助教授の研究班（「国内外の悪性腫瘍を中心とした尊厳死に関する研究」）で多くのことを学んだ。なお，この点について，塚本泰司「遷延性植物の不可逆性について」同著・前出注 (1)『医療と法』255頁以下も有益である。

72) 唄・前出注 (62) 5頁。

**著者略歴**
甲斐克則（かい かつのり）
| | |
|---|---|
| 1954年10月 | 大分県朝地町〔現・豊後大野市〕に生まれる |
| 1977年3月 | 九州大学法学部卒業 |
| 1982年3月 | 九州大学大学院法学研究科博士課程単位取得 |
| 1982年4月 | 九州大学法学部助手 |
| 1984年4月 | 海上保安大学校専任講師 |
| 1987年4月 | 海上保安大学校助教授 |
| 1991年4月 | 広島大学法学部助教授 |
| 1993年4月 | 広島大学法学部教授 |
| 2002年10月 | 法学博士（広島大学） |
| 2004年4月 | 早稲田大学大学院法務研究科教授 |
| | 現在に至る |

主要著書・訳書
アルトゥール・カウフマン『責任原理——刑法的・法哲学的研究——』（2000年・九州大学出版会）
『海上交通犯罪の研究』（2001年・成文堂）
『安楽死と刑法』（2003年・成文堂）
『責任原理と過失犯論』（2005年・成文堂）
『被験者保護と刑法』（2005年・成文堂）
『医事刑法への旅Ⅰ〔新版〕』（2006年・イウス出版）

尊厳死と刑法
医事刑法研究第2巻
2004年7月10日　初版第1刷発行
2006年7月10日　初版第2刷発行

著　者　甲　斐　克　則
発行者　阿　部　耕　一
〒162-0041　東京都新宿区早稲田鶴巻町514番地
発行所　株式会社　成文堂
電話 03(3203)9201(代) Fax(3203)9206
http://www.seibundoh.co.jp

製版・印刷　三報社印刷　　　製本　佐抜製本
☆乱丁・落丁はおとりかえいたします☆　検印省略
© 2004 K. Kai Printed in Japan
ISBN 4-7923-1651-0 C3032

定価（本体2800円＋税）

甲斐克則著　医事刑法研究シリーズ

第1巻　安楽死と刑法　　　　　　　　　定価2,625円
第2巻　尊厳死と刑法　　　　　　　　　定価2,940円
第3巻　被験者保護と刑法　　　　　　　定価2,625円